Im deutschen Gesundheitssystem kann man nur mit Glück gesund werden. Dieses Fazit steht am Ende eines mehrmonatigen Leidenswegs, der die renommierte Journalistin Sonia Mikich in lebensgefährliche Situationen bringt. Auf der Basis dieser Erfahrung unterzieht sie die Prozesse im Krankenhaus, die Kommunikationsstrukturen, die Arbeitsverhältnisse und das Selbstverständnis des medizinischen Personals einer vorbehaltlosen Analyse. Warum werden Patienten auch heute noch entmündigt, warum hören Ärzte so wenig zu, warum weiß der eine nicht, was der andere tut, warum werden Patienten mit gedankenlos hingeworfenen Szenarien geängstigt? Warum hat sich nach jahrelangen Debatten über den Medizinbetrieb, der Milliarden Euro verschlingt, so erschreckend wenig verändert? Antworten sucht sie in Gesprächen mit Insidern, die nicht mehr schweigen wollen und die Ursachen der Misere klar benennen. Ein ernüchternder Report aus dem Innern eines kranken Systems, in dem der Notrufknopf längst überall rot leuchtet.

SONIA SEYMOUR MIKICH wuchs in London auf, studierte Politologie, Soziologie und Philosophie in Aachen und war für den WDR ab 1992 als Korrespondentin tätig, zunächst in Moskau, ab 1998 in Paris als Leiterin des dortigen ARD-Studios. Von 2002 bis 2012 war sie Redaktionsleiterin von MONITOR, danach Leiterin der Programmgruppe Inland des WDR. Seit Mai 2014 ist sie WDR-Chefredakteurin. Ihr Buch »Planet Moskau. Geschichten aus dem neuen Rußland« erschien 1998.

JAN SCHMITT ist MONITOR-Autor sowie Autor großer TV-Dokumentationen mit Schwerpunkt Gesundheit, Pflege.

URSEL SIEBER ist MONITOR-Autorin und Autorin von TV-Dokumentationen sowie des preisgekrönten Buches »Gesunde Zweifel«.

Sonia Mikich

in Zusammenarbeit mit
Jan Schmitt und Ursel Sieber

WARUM UNS DER MEDIZINBETRIEB KRANK MACHT

btb

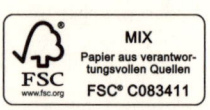

Verlagsgruppe Random House FSC® N001967
Das für dieses Buch verwendete FSC®-zertifizierte
Papier *Lux Cream* liefert Stora Enso, Finnland.

1. Auflage
Genehmigte Taschenbuchausgabe September 2014
btb in der Verlagsgruppe Random House, München
Copyright © 2013 by C. Bertelsmann Verlag, München,
in der Verlagsgruppe Random House GmbH
Umschlaggestaltung: semper smile, München
Umschlagmotiv: © Shutterstock / Blablo101
Druck und Einband: CPI – Clausen & Bosse, Leck
SK · Herstellung: sc
Printed in Germany
ISBN 978-3-442-74870-9

www.btb-verlag.de
www.facebook.com/btbverlag
Besuchen Sie auch unseren LiteraturBlog www.transatlantik.de

Inhalt

Vorwort 9

Enteignet – Chronik eines Krankenhausaufenthalts 15

Die Kämpferin – Oberärztin Dr. M. R., Chirurgin 38
    Alle arbeiten bis zum Anschlag, wir müssen dagegen
    kämpfen – Protokoll einer Ernüchterung

Mal schnell noch einen Katheter schieben –
Produktionsstätte Krankenhaus *(Ursel Sieber)* 52

Boni für Chefärzte: unsittlich und gefährlich –
Bonusverträge und Grenzverletzungen *(Ursel Sieber)* 77

Der Chef – Professor Ulrich Joos, Deutsche Chirurgiestiftung 94
    Heute haben Ärzte in Kliniken nichts mehr zu melden –
    Protokoll einer Entfremdung

Der Partner – Oberarzt Dr. N. N., Chirurg 107
    Meine Motivation ist allein der Patient –
    Protokoll einer Überzeugung

Der Aussteiger – Dr. Paul Brandenburg, Notfallarzt 114
    Selbstverleugnung brauchen wir nicht, um gute Ärzte
    zu sein – Protokoll eines Aufbegehrens

Gefährliche Pflege – Personalnotstand und Sterblichkeit
bedingen sich *(Ursel Sieber)* 120

Die Helfer – N. N., zwei Pfleger 133
    Irgendwo hapert es immer –Protokoll eines Notstands

Die Freiwilligen – Erfahrungsberichte eines Zivis und
eines Bufdis *(Jan Schmitt)* 147

Operation Geldsegen – Wirtschaftliche Anreize regieren
die Medizin *(Ursel Sieber)* 167

Die Verletzte – K. D., Patientin 189
    Man kann dieser Ärzteschaft keinen Menschen
    überlassen – Protokoll eines Übergriffs

Die Geschichte vom erloschenen Leuchtturm –
Zur Privatisierung des Universitätsklinikums
Gießen-Marburg *(Jan Schmitt)* 197

Sterben erster Klasse – Lukrative letzte Lebenszeit
(Jan Schmitt) 232

Das Recht auf würdevolles Sterben – Palliativmedizin
in Deutschland *(Jan Schmitt)* 255

Der Sozialethiker – Friedhelm Hengsbach SJ 266
    Zwischen Arzt und Patient kann es keine Marktbeziehung
    geben – Protokoll einer Rebellion

Was uns stärker machen könnte – Ein Plädoyer 274

Der Tröster – N. N., Klinikpfarrer 276
    Ich biete Beziehung, Zeit und Zuwendung –
    Protokoll eines Zuhörenden

Der Selbsthelfer – Siegfried Ibsch 284
    Selbsthilfegruppen als Libero – das wäre eine tolle
    Sache – Protokoll des Begleitens

Der Erfahrene – Dr. Martin Friedrichs,
Patientenfürsprecher 290
   Der Patient ist krank, nicht sein Organ –
   Protokoll einer Weichenstellung

Der Anwalt – Dr. Boris Meinecke 297
   Das Schweigekartell funktioniert weiter –
   Protokoll einer falschen Kollegialität

Der Veränderer – Professor Peter Sawicki 307
   Wir brauchen einen Aufstand der Patienten und der
   Gesunden – Protokoll einer Fehlersuche

»Menge gekloppt« – Politik und Krankenkassen:
keine Ideen *(Ursel Sieber)* 322

Verändern, nicht verharren – Eine Ermutigung 333

Dank 339
Anmerkungen 341
Namens- und Sachregister 348

(Alle nicht namentlich gekennzeichneten Beiträge sind von
Sonia Mikich)

Vorwort

Nicht weinen, nicht zürnen. Sondern begreifen.
(Baruch de Spinoza)

Jeder von uns hat eine Krankenhausgeschichte zu erzählen, selbst erlebt oder bei den Liebsten, den Kollegen, den Nachbarn beobachtet. Der Blinddarm, der gebrochene Fuß, die neue Hüfte, der Infarkt, der Tumor. Vielleicht konnten auch Sie nicht fassen, wie man innerhalb eines Augenblicks von einer Person zum »Fall« wird. Vielleicht sind auch Sie verzweifelt gewesen oder irritiert oder stocksauer. Vielleicht wundern Sie sich ebenfalls, wie lange das Verarbeiten währt.

Gleich werden Sie eine solche Geschichte lesen: Eine Frau hat diffuse Beschwerden im Bauch, sie gerät in eine Maschinerie namens Krankenhaus, sie wird mehrfach operiert, zum Teil mit schlimmen Folgen, sie ist körperlich und seelisch am Ende, sie überlebt. Und seitdem gilt für sie die Zeitrechnung VOR dem Sommer 2011 und NACH dem Sommer 2011, ihre Familie und Freunde sehen das so, und im Beruf kennen ihre Kollegen diese Zäsur.

Zeit ist seit diesem Sommer gleichzusetzen mit Sterblichkeit, was ich inzwischen in Ordnung finde. Über den Rest des Lebens, den Countdown zum Tod nachzudenken – war zuvor nie meins. Das nennt man wohl den Erfahrungsschatz vergrößern.

Man stelle sich diesen Sommer als einen privaten *ground zero* vor. Nicht, weil ich die physischen Ereignisse um diesen meinen Bauch herum überschätze, nein. Sondern weil für etwa fünf Monate eine Gewissheit außer Kraft gesetzt wurde: als aufgeklärter, abgesicherter Mensch in Deutschland das eigene Leben gestalten und verantworten zu können. Obwohl ich mich gut ausdrücken kann und es mir nicht schwerfällt, zu fragen oder zu fordern. Obwohl ich Menschen an meiner Seite hatte, die klaglos für mich da waren, mich praktisch und emotional stützten. Obwohl ich in meinem vertrauten Heimatland krank war und eine teure Versicherung hatte. Obwohl ich nicht sonderlich ängstlich oder misstrauisch bin.

Wie mag es anderen gehen, die nicht solche Voraussetzungen mitbringen? Den Fremden, die ein Unfall in eine Klinik fern der Heimat katapultiert? Den Alten oder Armen, die ratlos und sprachlos vor dem Herrn Doktor stehen?

Viele kennen die Entmündigung, die man im Krankenhaus erleben kann. Ich bevorzuge das harte Wort Enteignung. Genommen wurde mir – zum Vorteil des Wirtschaftsakteurs Klinik – die Verfügung über meinen Körper. Der Zugriff war nicht verhältnismäßig und diente auch keinem Gemeinwohl. Genommen wurde mir zudem das Urvertrauen in andere. Ich »besaß« mein eigenes Leben nicht mehr. Ein Jahr danach, und ich sehe die zweite Agenda: die »Werte« des Marktes, die völlige Kommerzialisierung aller Lebensbereiche. Beziehungen als Ware. Das war vorher bloß Papierwissen, Talkshow-Geräusch.

Dieses Buch wird nicht fragen: Wie konnte mir das passieren? Sondern: Warum passiert so etwas? Warum passiert es weiterhin? Welche Faktoren greifen ineinander und machen aus Menschen... Fälle?

Seitdem ich meine Erlebnisse mit anderen besprochen und dann, nach langem Zögern, zunächst als Zeitungsreportage veröffentlicht habe, weiß ich, dass sie nicht außergewöhnlich waren, und diese Durchschnittlichkeit macht mir zu schaffen, als Expatientin und als Journalistin. Alle Gespräche und Korrespondenzen hatten denselben Kammerton: Im Krankenhaussystem läuft etwas gewaltig schief. Die Sache fährt in einigen Jahren vor die Wand, wenn sich die Gesellschaft der Komplexität der Probleme beugt. Obwohl die Deutschen Milliarden für das Gesundheitssystem ausgeben, vergeht kaum ein Monat, in dem nicht von einem Skandal – oder von unnötig Gestorbenen die Rede ist. Insbesondere die Krankenhäuser geraten ins Visier. Wie unter einem Vergrößerungsglas bilden sich hier die Vorzüge und Defizite unseres Gesundheitssystems ab. Hier ist der Ort, wo Menschsein elementar stattfindet. Gebären, gesunden, heilen, dahinsiechen, leiden, sterben. Ein Krisenort. Ein Hoffnungsort.

In der Sendung »Monitor«, die ich fast elf Jahre verantwortete und moderierte, war fehlerhafte Gesundheitspolitik ein Muss-Thema. Und am Ende jedes Missstands, den wir aufdeckten und kritisierten, stand die bittere Erkenntnis: Die Politik müsste in unzähligen Bereichen reingrätschen, lässt sich aber von Lobby- und Verbandsinteressen lähmen oder sogar leiten. Wo mit einer patientenfreundlichen Revolution beginnen? Beim Krankenkassenverband? Bei der Ärztevereinigung? Bei den Krankenhausträgern? Und dann noch die Demografie, und dann noch das Berufsethos, und dann noch die Privatisierung. Der Blick auf Alternativen? Verstellt vom schieren Ausmaß der Defizite. Da veröffentlicht im September 2012 der MDS (Medizinischer Dienst des Spitzenverbandes der Krankenkassen) eine erschreckende Statistik: 12 686 Patienten warfen ihren Ärzten oder Pflegern Behandlungsfehler vor und wandten sich an ihre Krankenkasse, in fast jedem dritten Fall waren die Vorwürfe berechtigt, wie Gutachter bestätigten. Dürre Zahlen, die nur einen kleinen Ausschnitt der Wirklichkeit zeigen. Die allermeisten Patienten beschweren sich erst gar nicht, möchten vergessen. *Denn man kann ja doch nichts ändern*...Wen wundert es, dass viele Menschen in Deutschland allein bei dem Gedanken, ins Krankenhaus zu müssen, Angstzustände bekommen. Sie haben Angst vor unnützen Operationen, verstehen Diagnosen und Therapien nicht, leiden unter schlechter Kommunikation. Groß ist die Furcht vor dem Alleingelassenwerden. Was für ein trauriges Zeugnis für eine moderne, wohlhabende Gesellschaft!

Duldungsstarre angesichts großer Probleme habe ich noch nie gut ertragen, Kopf und Herz lehnen sich dagegen auf. Ich glaube zutiefst an Aufklärung. Es darf nicht sein, dass sich nichts bessern lässt. Mails, Briefe, Anrufe von vielen fremden Menschen haben mich in dieser Überzeugung bestärkt. Und tatsächlich waren all die fremden Menschen Auslöser für dieses Buchprojekt. Denn es schwang in den Zuschriften eine leise Aufforderung mit, das Thema nicht einschlafen zu lassen. Zu einer öffentlichen Diskussion beizutragen. Vertrauen gegen Vertrauen: Unbekannte Menschen teilten mit mir ihre Erfahrungen und ihre Expertise. Schickten sogar Gedichte und Bilder. Mit einigen traf ich mich, und die langen Gespräche taten der Expatientin gut, und der Journalistin halfen die später entstandenen Protokolle durchzublicken. Einige Informanten wollten anonym bleiben, weil sie keinen Ärger am Arbeitsplatz gebrauchen konnten. Andere brauchten nur eine kleine Unkenntlichmachung, und manche wollten Stellung beziehen. Niemand machte die Kollegen schlecht.

Die »Protokolle aus dem Leben« sind der Kitt, der die Analysen festigt. Und ich weiß seitdem, dass meine Erlebnisse kein Einzelfall waren, sondern systembedingt, dass ich meinem Urteil vertrauen darf.

Ich habe zwei Medizinjournalisten gebeten, zu prüfen und zu erklären, warum wir zu Recht von der Ware Gesundheit sprechen. Jan Schmitt und Ursel Sieber haben schon oft kritische Fernsehberichte und Dokumentationen zu diesen Themen gemacht. Sie kennen die wissenschaftlichen Studien, sie haben Leidende, Wütende, Sterbende begleitet. Und haben schon lange ein Netz an Informanten und Experten. Sie erkennen an, dass das Gesundheitssystem in Deutschland große Vorteile hat. Aber sie wollen die öffentliche Diskussion weitertreiben in der unerschütterlichen Hoffnung, dass das Bessere der Feind des Guten ist.

Darum ist dieses Buch ein Hybrid geworden – intim und investigativ, persönlich und politisch. Das passt zu unserem Anliegen. Nämlich Ihnen, den Leserinnen und Lesern, Erlebnisse und Fakten aus der Krankenhauswelt nahe zu bringen, um die Entmündigung hoffentlich zu überwinden. Um eine Situation, die viele als Krise erleben, transparenter zu machen. Um Ängste abzubauen, indem wir Missstände klar benennen. Um zu zeigen, wie und wo Stärke zu holen ist. Ich stelle mir manchmal vor, dass Patienten, Medizinstudenten, ein paar Lobbyisten, ein paar Aktivisten die Schilderungen miteinander bereden und sich vornehmen, die Dinge anders zu gestalten. Wir können nicht hinnehmen, dass sich nichts bessern lässt.

Etwas Selbstverständliches will ich aussprechen: Viele Krankenhausärzte, Pflegerinnen und Pfleger sind wunderbare, sensible Profis, die an ihre Grenzen gehen, um anderen zu helfen. Sie arbeiten mehr, als sie müssen. Sie retten Leben, sie heilen Sieche, sie lindern Schmerzen. Ich erlebe es in diesen Monaten, in Echtzeit sozusagen, denn meine 82-jährige Mutter hat überraschend einen Speiseröhrenkrebs diagnostiziert bekommen und wird sehr warmherzig im Evangelischen Krankenhaus in Herne behandelt. Sie hat gütige Menschen um sich herum und weiß über jeden Schritt der Behandlung Bescheid.

Ich selbst bin immer wieder während jenes Sommers 2011 von einem (nichtbeteiligten) Arzt aufgeklärt und getröstet worden. Er nahm sich Zeit, befreite mich von der Ratlosigkeit. Er wurde ein Freund. Es ist ein Glück, an solche Menschen zu geraten.

Nur: Es darf nicht Glückssache sein.

Sonia Mikich

ENTEIGNET

Chronik eines Krankenhausaufenthaltes

11. Juni 2011. Der tiefschwarze Moment: Angst, Verdruss, Misstrauen türmen sich auf. Wut auf ein Gesundheitssystem, das mich nicht gesunden lässt. Ein weiterer Eingriff wird nötig, denn meine Venen machen nicht mehr mit. Sie rutschen, sie rollen, sie sind schlapp. Nirgendwo kann gestochen werden, die Medikamente und Nährlösungen gelangen nicht mehr in die Blutbahn, die täglichen Blutentnahmen klappen nicht.

Der diensthabende Arzt wird informiert, hat keine Zeit. Nach ein paar Stunden Warterei entscheiden andere Ärzte: Runter in den Aufwachraum, dort wartet der Halskatheter, mit ihm werden Infusionen und Blutentnahmen besser funktionieren. Zum zweiten Mal erlebe ich diesen Eingriff, dieses Mal aber nicht – gnädig – nach einer OP mit Vollnarkose. Der diensthabende Anästhesist warnt:

Ich werde örtlich betäuben, aber es wird wehtun.

Der Raum ist leer, die Krankenschwester ist eine »Springerin«, kommt aus einer anderen Abteilung, kennt sich nicht gut aus mit dem Zubehör. Sie sucht und sucht und fragt und macht nervös.

Seitlich liegen und absolut stillhalten, sagt der Arzt, der am Bildschirm verfolgt, was meine Gefäße treiben. Eine Maske bedeckt mein Gesicht, mit dünnerem Gewebe vor dem Mund. Wachsende Atemnot, bin schweißnass. Dann die örtliche Betäubung. Stochern fürs Gelingen.

Seitlich liegen und stillhalten.

Das Stochern ist wie Folter, nur dass dieser Arzt Gutes will. Er schimpft ein wenig, denn auch diese Vene will zunächst nicht.

Als er murmelt, dass er eine andere Stelle suchen, von Neuem stochern müsse, weine ich los. Ich hyperventiliere und bin überzeugt, dass ich aus diesem Krankenhaus nie wieder herauskomme. Dass mein Körper sich ergeben hat. Das System gewinnt. Der Patient ist die Münze, die in den Apparat geworfen wurde. Unten kommt eine Krankenakte heraus.

Zurück in den Mai 2011: Nach einer Woche vager, aber beharrlicher Bauchschmerzen raffe ich mich am 20. Mai zum Arztbesuch auf. Blut wird entnommen, Rezepte werden ausgefüllt. Zu behaupten, dass der Doktor mein Vertrauter ist, wäre übertrieben. Praxen meide ich bis auf Vorsorgeuntersuchungen, Erkältungen sollen ausgesessen werden, bin sehr selten krank oder unpässlich. Als am Tag drauf die Blutwerte aufgelistet sind, erzählt Dr. G. etwas von Anämie und erhöhten Cholesterinwerten und mehr Sport. Diagnose: Blähbauch. Kein Rat, keine Schlussfolgerung. Aber viel auf dem Rezept – Dimetican, Omeprazol, MCP.

Die Bauchschmerzen nehmen zu. Unruhe, Ratlosigkeit. Eine zweite Meinung? Der Internist Dr. B. ist erschrocken über die hohen Entzündungswerte auf dem Laborbefund, die Dr. G. ignoriert hat. Er sucht den Bauch Millimeter für Millimeter ab, der Ultraschall zeigt auffällige Stellen dort, wo Dünndarm und Dickdarm zusammenkommen.

Kann es Krebs sein?

Unwahrscheinlich, die Bilder sind untypisch. Aber doch bitte sofort ins Krankenhaus, heute noch, da ist auf jeden Fall eine schwere Entzündung.

In welches? SOFORT heißt doch, keine Zeit für eine Recherche zu haben, keine Zeit, nach Rankinglisten zu schauen, Empfehlungen und Erfahrungsberichte einzuholen. Und außerdem: Wie kann ich, als Laie, Qualitätskriterien haben und die richtigen Fragen stellen? Aber Krankenhäuser haben Apparate, und ohne Apparate kein Durchblick. Denkt man.

Es wird die Klinik P. Ein großes, städtisches Haus mit einer guten Bauchchirurgie. Tüchtige Handwerker, jedenfalls hoffe ich das.

Noch am Abend des 25. Mai werden zwei Ärzte der Notaufnahme nacheinander zwei Ultraschalluntersuchungen meines Bauchs machen. Sie stellen kaum Fragen, sie interessieren sich nicht sonderlich für die mitgebrachten Befunde von Dr. B. Keine Ahnung, ob sie voneinander wissen. Keine Ahnung, ob die Sonografie Nummer zwei sich unterscheidet von Nummer eins, der Bauch ist derselbe. Aber meine Akte bekommt Papiere.

Zwei Tage im Zweibettzimmer, von hier aus werden die Untersuchungen erfolgen. Ich wundere mich, wie viel Essen und wie viele Getränke meine Bettnachbarin gebunkert hat. Doch dann kommen um 8 Uhr, 13 Uhr und 17 Uhr die ersten Kostproben einer Versorgung bei mir an, die bestenfalls als Nahrungsmittelzufuhr bezeichnet werden kann. Ich wundere mich weniger.

Als Privatpatientin habe ich freie Arztwahl. Das bedeutet, ich mutiere zur Chefsache eines Professors oder eines Privatdozenten, und bei Visiten herrscht wichtiges Gedränge um mein Bett. Zuerst der Professor, dann der Oberarzt, schließlich ein Kometenschweif von Assistenzärzten. Als Klinikneuling bedeutet mir das wenig, bemerke aber den Groll anderer Abteilungen, wenn die *Chefarztpatientin dazwischengeschoben werden muss* und die Routine meinetwegen gestört wird.

Die Untersuchungen addieren sich. Eine Darmspiegelung am Tag drauf ist vieldeutig, vielleicht etwas Ernstes, vielleicht doch nicht, jedenfalls eine schwierige Stelle. Jetzt begegne ich den *Apparaten*. Über die Strahlenbelastung von CT-Untersuchungen kein Wort, dabei werde ich insgesamt vier Mal die Röhre besuchen.

Das erste CT-Bild ist faszinierend gruselig. Da ist ein Alien, der sich flach und hässlich streckt, wo der Dünndarm eine Klappe zum Dickdarm hat, 30 Millimeter lang. Die Schleimhäute sind entzündlich, tumorös. Professor T. erzählt, doziert. Und dann:

Wir müssen ein Stück Darm herausnehmen.

Mich schockieren die verwirrenden medizinischen Begriffe, ich kratze so viel Cool zusammen, wie es gerade geht.

Kann es Krebs sein?

Ja.

Wie wahrscheinlich, fifty-fifty?

Ja, fifty-fifty.

Dies alles im rational-paternalistischen Tonfall. Ein Dienstleister eben.

Irgendwie falle ich aus dem Alltag. Alles Fühlen und Denken reduziert sich auf fifty-fifty. Man sagt mir nach, dass bei mir das Glas immer halb voll ist, dass ich Optimistin bin. Aber jetzt kann ich weder Kraft noch Hoffnung mobilisieren, und eine mündige Patientin bin ich auch nicht. Ich höre kaum noch zu, als von ausstehenden histologischen Untersuchungen die Rede ist. Professor T. hält eine Vorlesung, die ich nicht brauche.

Wir schneiden auf jeden Fall so, als sei es bösartig, das ist sicherer.

Vorläufige Entlassung bis zur OP, das Wochenende verbringe ich zuhause. Sehr viele Liebe gibt mir mein Mann. Ich frage kein einziges Mal blöde: *Warum gerade ich?*

Ablenkung ist notwendig. Großes Aufräumen, Rechnungen bezahlen, Steuererklärung fertigstellen. Ich telefoniere lange mit einem Freund, der Darmkrebs hatte. Er schafft es, mit mir Szenarien durchzugehen, ohne mich zu ängstigen. Details zu erklären, die damit ihren Horror verlieren.

Im Entlassungsbrief lese ich später Diagnosen und Bewertungen, die ein Fachmensch gewiss begreifen kann. Ein Satz wird mich, wenn alles schon vorbei ist, befremden:

Die histologische Aufarbeitung stand zur Entlassung noch aus.

Ohne Befund beginnt der Countdown zum Eingriff – warum so schnell? Wie kann sich der Chirurg dann sicher sein, dass er schneiden muss? Gibt es keine Alternative? Abwarten und dann noch einmal prüfen? Das spricht er nicht an. Aber ich vertraue zunächst.

Am 30. Mai ein Anruf: Die Gewebeproben weisen nicht auf Krebs hin. Genaues erst nach der OP, aber man sei schon ziemlich sicher. Zurück in die Klinik, die OP wird am 31. Mai mikroinvasiv durchgeführt werden, Professor T. ist Experte für dieses Verfahren. *Eine laparoskopisch assistierte Ileozökalresektion mit Adhäsiolyse.* Das klingt plötzlich klein und überschaubar. Ich komme nicht auf die Idee, auch jetzt noch eine zweite Meinung zu verlangen, nach Alternativen zu fragen. Zu bremsen.

Ein entzündlicher Zökumtumor. Pah.

Die Narbe wird ganz klein sein. Und in 14 Tagen können Sie Ihr altes Leben wieder aufnehmen.

Diese Aussage ist wohl die falschmöglichste Prognose für die kommenden Wochen. Diese Aussage wird massiv zu meiner Wut beitragen. Doch zunächst geht es ganz gut, wie nach einer Blinddarmentfernung. Ein paar Schmerztabletten, Antibiotika, Langeweile, wenig Appetit. Mit Freunden gehe ich zwei Tage nach der OP in die Cafeteria der Klinik, es ist schönes Wetter.

Die morgendliche Standardfrage:

Auf einer Skala von eins bis zehn: Wie stark sind Ihre Schmerzen?

Meistens vier bis fünf. Zunächst.

Ein paarmal registriere ich bei den Schwestern unterdrückten Ärger, weil immer wieder ein *Viggo*, ein venöser Zugang, gelegt werden muss; das ist Aufgabe des Arztes, und der kommt und kommt nicht. Die examinierte Krankenschwester sieht in meinen Laienaugen kompetent genug aus, eine Vene zu finden. Nun gut, was weiß ich schon.

Übers Wochenende darf ich nach Hause, das fühlt sich an wie Geburtstag, Weihnachten und Karrieresprung gleichzeitig. Der unvermeidliche Zettel – *Gegen ärztlichen Rat ist die Patientin nach Hause gegangen* –, den unterschreibe ich gern. So sichert sich das Krankenhaus juristisch ab und hat doch einen Vorteil: Am Wochenende wird das System stark heruntergefahren, im Grunde ein Notdienst mit etwas Drumherum. Doch schon Samstagabend kommt ein leichtes Fieber. Dann am Sonntagmorgen starke Schmerzen im Bauch, Tabletten wirken kaum. Gegen 14 Uhr beschließen wir, zur Klinik zu fahren. Am frühen Nachmittag liege ich wieder im Einzelzimmer, während mein Mann und meine Freundin vergeblich versuchen, einen Arzt zu finden. Die Gänge sind menschenleer.

Eine einsame Schwester wird von meinem Mann bedrängt, doch schnell einen Arzt zu rufen.

Wir sind doch nicht einfach so vorzeitig zurückgekommen – räsoniert er höflich. Kein Erfolg, es ist ja Sonntag. Meine Freundin versperrt später einem weißen Kittel den Weg, in der Hoffnung, dass er Arzt ist. Die Schwester protestiert:

Er kennt Sie und Ihren Fall doch gar nicht ...

Aber er hat doch wohl Medizin studiert?

Kein Doc nirgendwo. Nichts passiert. Sonntags sind Komplikationen wohl nicht vorgesehen, eigentlich eine Slapstick-Situation. Nur dass mir der Bauch unglaublich wehtut. Bin zu schlapp, um loszuschreien. Noch mehr Schmerzmedikamente. Die ich immer schlechter vertrage, mein Magen revoltiert.

Eigentlich nehmen wir gern Novalgin, nur in wenigen Fällen vertragen Patienten das nicht so gut.

Ich bin so ein Fünf-Prozent-Fall. Meine Freundin schlägt Zäpfchen vor; von Beruf ist sie Filmcutterin, nicht Apothekerin. Die geringste Berührung ist jetzt schon qualvoll. Was ist da drinnen los? Ohne Laborwerte schwer zu diagnostizieren. Aber sonntags gibt es offenbar keine Laborwerte. In der Nacht wechseln sich stärkste Magenschmerzen und ein böser Reizhusten ab.

6. Juni. Montagmorgen. Langsam läuft die Maschinerie an. Ich sitze im Rollstuhl, kann nicht mehr gehen. Ein CT muss her. Die Schwester sagt:

Fahren Sie runter in die erste Etage, die wissen Bescheid, fragen Sie nach Frau X.

Mein Mann schiebt. Niemand in der ersten Etage weiß Bescheid, eine Frau X. existiert nicht. Wir stehen vor der offenen Tür eines – leeren – Untersuchungsraums, auf dem Gang rennen Menschen vorbei, die keine Frau X. kennen.

Aber prinzipiell Sie sind hier richtig.

Nichts passiert. Das Warten macht müde, mürrisch. Mein Mann geht entnervt wieder zur Station hoch und fordert Auskunft. Die Schwestern schicken ihn zurück, sie können die Station nicht verlassen und mit ihm suchen, es ist zu viel zu tun:

Da ist eine Überwachungskamera, da wird man Sie schon wahrnehmen…

Herumhängen, im Wortsinn, ich kann kaum aufrecht sitzen. Endlich ist jemand da.

Sie sind die mit dem Blinddarm?

Nein, in der Akte, die sie ungeöffnet in der Hand hält, steht, worum es geht.

Meinen Wurmfortsatz habe ich seit vierzig Jahren nicht mehr.

Ich sage es so unfreundlich wie möglich und schlage vor, die Akte zu öffnen. Es wird noch Dutzende Male passieren. Dass diese Akte wie eine Monstranz herumgetragen, aber nicht gelesen wird. Der Patient ist für die Kommunikation von Arzt zu Arzt, Abteilung zu Abteilung, Schwester zu Schwester selbst zuständig. (Wenn er denn den Mund aufbekommt. Wenn er Deutsch sprechen kann. Wenn er die medizinischen Begriffe behält.)

Montagmittag. Die Blutwerte sind katastrophal. Das CT zeigt eine Nathinsuffizienz. Ein undramatisches Wort für die Tatsache, dass die erste OP danebengegangen ist. Dies kann in rund fünf Prozent der Fälle vorkommen, ich habe allerlei Erklärungen unterschrieben, die nichts anderes besagen als: *shit happens*.

In meinem ganzen Bauchraum haben sich lebensgefährliche Keime ausgebreitet. Bauchfellentzündung – ein Oberarzt und drei Assistenten operieren vier Stunden lang, spülen immer wieder durch.

Als ich gegen drei Uhr morgens im Zimmer aufwache, habe ich schwarze Spinnwebenfetzen vor Augen. Ich blinzele und blinzele, und sie gehen nicht weg. An der Wand hängt die Uhr, sie ist anders als in den Tagen vorher, denn sie rast rückwärts. Ich verstehe nicht. Die surrealistischen Zeiger der Uhr entsetzen mich. Warum geht die Zeit zurück? Wohin geht sie? Todesangst. Ich bin überzeugt, dass ich gleich meine eigene Sterbeurkunde unterschreiben soll, und will nicht. Ich will, dass die verrückt gewordene Uhr stillsteht. Mein Herz rast ebenfalls wie verrückt.

Weil so viele Schläuche an mir hängen, weil alles wehtut, erreiche ich nicht den Notrufknopf. Ich wage nicht, die Augen zu schließen, weil dann der Tod ins Zimmer kommt und mir die Sterbeurkunde entgegenhält. Der einsamste Moment meines Lebens, der fürchterlichste.

Am Morgen ist Professor T. da, zählt alle Fakten auf. Eine Bauchfellentzündung, eine *fibrinös-eitrige Peritonitis* – ist das nun ein Schicksalsschlag, ein Handwerksfehler oder mein persönliches Defizit? Waren die Operierenden Retter oder Pfuscher? Dazu höre ich keine Einschätzung. Aber sehen und fühlen kann ich noch: zwei ableitende Schläuche für Wundflüssigkeit, ein Urinbeutel, eine Infusion mit Nährlösung, eine mit Antibiotika. Und ein künstlicher Darmausgang. Stoma, *anus praeter*, Bauchafter. Ich taufe das Ding *shit bag*.

Den haben Sie jetzt die nächsten sechs bis acht Wochen, kann aber auch ein halbes Jahr werden.

Eine bildhübsche, liebe Krankenschwester ist mein Coach für die unaussprechlichen Dinge. Sie legt die Öffnung an der Bauchdecke frei, die ist so groß wie eine Zwei-Euro-Münze und rosig durchblutet – Darmgewebe. Es pulsiert kaum wahrnehmbar. Wahrscheinlich euphorisieren mich Betäubungsmittelreste, ich bin völlig hingerissen und schwärme der verdatterten Schwester vom Wunder der Natur vor. Sie pappt mir einen Plastikbeutel an die Bauchdecke. Die schönen Prospekte der Stomabeutel-Firma lehren mich, dass ich mit dem *shit bag* schwimmen und reisen kann. Für eventuellen Sex (*vorher das offene Gespräch mit dem Partner suchen!*) gibt es samtene Tarnbeutel, die sich angenehm an die

Haut schmiegen sollen. Kamasutra ist freilich nicht empfehlenswert.

Morgens, mittags, abends, nachts Tabletten, die ich nach wie vor schlecht vertrage. Darunter *Oxycodon*, ein Opiat. Und magenschonende Mittel. Und etwas zum Schleimabhusten, weil ich so schlecht Luft kriege. Und eine Einschlafhilfe. Und etwas gegen den Reflux. Irgendwann kotze ich eine ganze Pharma-Industrie heraus.

Überhaupt, das Oxycodon will ich nicht. Als ich vor Jahren in den USA mein rechtes Bein mehrfach brach, wurde ich mit Oxycodon wochenlang stillgelegt. *Hillbilly Heroin* heißt es dort. Weil sich arme Weiße auf dem Land Oxycodon spritzen, 40 Dollar kostet eine Tablette auf dem Schwarzmarkt. Wunderbar euphorisierendes Zeug, nur macht es blitzfix süchtig. Ich verfiel in Depression, als ich es absetzte.

Darum gibt es gegen die Schmerzen dann am Mittwoch ein weiteres... Schläuchlein, dieses Mal im Rücken. Auch bei dieser Therapie muss ich unterschreiben, dass ich korrekt aufgeklärt wurde, das Krankenhaus auf keinen Fall verantwortlich ist für Komplikationen und jeder Murks meine eigene Schuld ist – nur etwas vornehmer formuliert.

Die möglichen Nebenwirkungen rauschen an mir vorbei: Infektionen, Kopfschmerzen, Nervenschäden, Lähmungen, äußerst selten Tod. Der Fragebogen, den ich ausfüllen muss, hat noch ein paar Warnungen zu bieten: Rückenschmerzen, Potenzstörungen und Hirnhautentzündung.

Fußnote im Merkblatt: *Wir führen hier auch extrem seltene Risiken und Komplikationen auf. Insgesamt gesehen ereignet sich bei zehntausenden Anästhesien nur ein folgenschwerer Anästhesiezwischenfall.*

Wie viel wert ist eine Statistik mit »zehntausenden Anästhesien«? In Deutschland wird im Jahr 15 Millionen Mal operiert.

Der Katheter ist mit einer Pumpe verbunden, die Opioide freisetzt, und so kann ich mir selbst die Schmerzspitzen nehmen. Aber wieder gehöre ich zur Fünf-Prozent-Minderheit der »Komplikationen«: Zuerst streikt die Pumpe, dann bekomme ich Juckreiz im Rücken, tagelang rote Hautflecken im Gesicht. Wieder ein Schmerzmittel, das ich nicht vertrage und das abgeändert werden muss. Versuch und Irrtum. Mein Leib ist angewandte Empirie.

Auf einer Skala von eins bis zehn: Wie stark sind Ihre Schmerzen?

Im Zimmer liegt ein Merkblatt aus, *Schmerzen müssen nicht sein.* Offenbar für das *Qualitätsmanagement* gedacht. Dazu gehört ein *Benchmarkfragebogen.*

Sind Sie durch die Schmerzen in Ihrer Stimmung beeinträchtigt? Hätten Sie gewünscht, mehr Mittel gegen Schmerzen zu bekommen? Sind Sie durch die Schmerzen beim Husten beeinträchtigt?

Kann sein, dass die Daten irgendwo abgelegt werden. Kann sein, dass irgendjemand sie irgendwann liest. Die Intensität wird angeblich mit einem Lineal (darauf eine *visuelle Analogskala* sowie eine *numerische Analogskala*) ablesbar für das Personal. Zahlenschnickschnack, um Standardisierung möglich zu machen. Doch weder *zwei bis drei* noch *fünf bis sechs* beschreiben mein Körpergefühl annähernd getreu.

Auf einer Skala von eins bis zehn: Wie stark sind Ihre Schmerzen?

Quantifizierung. Die Standards müssen minutiös festgehalten werden. Täglich notiert irgendein Pfleger die Schmerzintensität. »Vier« scheint mir oft angemessen zu sein. Vier besagt: Ich will nicht jammern, obgleich es mir nicht gut geht. Vier besagt: Das Wohlsein, die Nullmarke sind nicht weit entfernt. Meine Vier geht in die Krankenakte ein. Den grünen *Benchmarkfragebogen Version 1.1. Qualitätsmanagement Akutschmerztherapie* bekomme ich dagegen ausgehändigt. Er wird später nicht zurückverlangt werden. Theoretisch hätte irgendjemand erfahren können, ob ich wegen der Schmerzen in meiner Mobilität eingeschränkt/nachts aufgewacht/in meiner Stimmung beeinträchtigt war. Und mehr Schmerzmittel brauchte. Theoretisch hätte meine Zufriedenheit mit der Schmerztherapie von sehr zufrieden bis völlig unzufrieden in 15 Abstufungen abgerufen werden können. Jetzt müssen Forschung und Pharma-Industrie ohne meine Vier klarkommen.

Das Bouquet von Schläuchen bewirkt, dass ich mich kaum rühren kann, irgendetwas zerrt immer. Oder ich habe Angst, dass meine Körperflüssigkeiten sich über das Bett verteilen. Gebeutelt und geschlaucht. Aufstehen und waschen ist ohne Hilfe nicht möglich, und meine Haare verfilzen so wie meine Seele.

Nein, es kann einem nicht gut gehen. Ein Krankenhaus ist eben nicht der lichte Ort, wo Menschen behütet, geheilt, getröstet werden. Ich habe nie einen Reparaturbetrieb mit einem bisschen Wellness drumherum erwartet, und ich lache zuhause immer über diese aufgemotzten Werbebroschüren für Privatkliniken mit Wohlfühlgarantie, wo die Seele baumeln darf zur Ying-und-Yang-Musik, ayurvedischer Tee inklusive. Aber muss es einem im 21. Jahrhundert, in einer abgesicherten, fortschrittlichen Wohlstandsgesellschaft mit einem milliardenteuren Gesundheitssystem so lächerlich schlecht gehen?

Umfragen zu Patientenzufriedenheit ergeben immer wieder dasselbe: Man beklagt sich an erster Stelle über das Essen, an zweiter über die Hygiene.

Mein Zimmer ist geräumig und karg: ein Bett, Kommode, Besuchertisch und -stühle, Fernseher, eine kleine Dusche. Geputzt wird in atemberaubender Geschwindigkeit. Fünf bis sieben Minuten, dann sind Boden und Flächen oberflächlich gewischt, der Mülleimer geleert, die Reinigungsfrau verschwunden. *Huschhusch* hätte meine Mutter die durchgetaktete Methode geschimpft.

Was ist wohl die kostensparende Vorgabe? Eine Putzfrau räumt im Flüsterton ein, die Station in drei Stunden abhaken zu müssen. Stundenlohn 8,44 Euro brutto. Im Dauer-Wettbewerb befinden sich eben auch die Dienstleistungsfirmen. Alle Jahre wieder wechseln die Anbieter, aber dahinter immer dieselben Namen. Outsourcing, Lohndrückerei, was sonst.

Ich weiß, dass ich alles wischen müsste, aber es ist einfach nicht zu schaffen in der Zeit. Ich mache bestimmte Ecken nur einen über den anderen Tag. Wenn ich vier Stunden dazu hätte ...

Ich ekle mich, sehe überall Flecken, Staubflocken, Schmier. Die Desinfektionsmittelspender an der Wand kommen mir krank vor, und meine Besucher drücken lieber mit dem Ellbogen darauf. Der Putzmittelgeruch lenkt davon ab, dass es Krankenhauskeime hier nicht allzu schwer haben. Tagelang starre ich auf einen alten Blutfleck am Fuß des Infusionsständers, fotografiere ihn, damit mich niemand der Übertreibung bezichtigt. Erst als ich einem Arzt den Flecken zeige, sorgt er fürs Entfernen.

Später werde ich einer allerersten Rechnung entnehmen, dass mein erster Aufenthalt 2.245,65 Euro Fallpauschale kostet. Im Aufnahmevertrag steht, was mir in der Klinik neben der medizinischen Behandlung dafür geboten wird:

Besondere Größe der Sanitärzone. Zusatzartikel Sanitär, Dekoration, Farbfernsehen und Telefonguthaben. Bevorzugte Lage. Wahlverpflegung. Zusatzverpflegung. Täglicher Hand- und Badetuchwechsel. Häufiger Bettwäschewechsel. Tageszeitung. Persönlicher Service.

Liest sich ordentlich. Tag für Tag erlebe ich anderes. Die Bettwäsche ist schnell durchgeschwitzt und verzogen, weil die Matratze darunter plastikbeschichtet ist. Die Falten drücken nach einer Weile in die Haut. Das reizt, wenn man sich kaum bewegen kann. Ich traue mich selten, den »persönlichen Service« zu verlangen, das kommt mir verwöhnt und egoistisch vor angesichts der deutlichen Überlastung des Pflegepersonals. Meine erste Dusche (nach Tagen) muss erkämpft werden, weil so etwas den *work flow* durcheinanderbringt. Die Schwestern dürfen sich seit 2004 Gesundheitspflegerin nennen, was ihren Beruf aber nicht besser bezahlt oder weniger anstrengend macht. Drei Jahre Ausbildung und eine staatliche Prüfung, um für eine Bettpfanne oder für einen kalten Waschlappen gegen die Rötung auf der Haut zu sorgen? Überhaupt: Warum muss eine Fachkraft Bettwäsche wechseln? Das Essen bringen?

Die Schwestern würden wohl öfter wechseln, helfen, pflegen, tatsächlich das Bindeglied zwischen Ärzten, Therapeuten, Angehörigen und Patienten sein. Sie sind aber schlicht zu wenige.

Vor Jahrzehnten war ich einmal zu Besuch in einem griechischen Krankenhaus. Dort kauerten oder schliefen weibliche Angehörige der Patienten vor den Krankenbetten. Sie wuschen, fütterten den Kranken rund um die Uhr. Ein Dritte-Welt-Szenario. Aber meine Freundin und mein Mann machen das Gleiche, sie ersetzen fehlendes Personal. Sorgen für selbstgekochte Speisen, für saubere Haut. Muntern mich auf, fragen nach, holen Informationen ein, die nicht freiwillig gegeben werden.

Wer krank ist, muss selbst für Restkontrolle sorgen. Erklärungen? Mehr als ein paar Minuten und Allgemeinplätze sind nicht drin. Denn das System Krankenhaus macht Arbeitsverdichtung zur Norm.

Nachts ist eine einzige Person zuständig für die ganze Station; sie muss rennen, checken, verabreichen, Infusionen wechseln, die Bettpfanne bringen. Sie muss die Medikamente für den folgenden Tag zusammenstellen. Aber vor allem endloses Papier ausfüllen. Jede Handreichung, jeder Befund wird dokumentiert. Für die Versicherung? Für den Buchhalter? Den Anwalt? Liest das irgendjemand irgendwann? Und wenn ein paar Zimmer weiter der verwirrte Neuro-Patient verbotenerweise raucht, weil er es immer wieder schafft, Zigaretten und Feuer ins Zimmer zu schmuggeln, dann ist die einsame Schwester die halbe Nacht nur damit beschäftigt, die Station vor einem Brand zu bewahren.

Und wenn doch einer unter ständiger Beobachtung sein müsste?

Dann schiebt man das Krankenbett auf den Gang vor das Glasfenster des Schwesternzimmers, anders geht es nicht. Springer, die kurzfristig helfen könnten – da gibt es nur zwei fürs ganze Haus.

Eine junge Ärztin erzählt von goldenen Zeiten, *als Medizinstudenten noch Geld verdienen konnten als nächtliche Sitzwachen für besonders auffällige oder notleidende Patienten. Vorbei, vorbei, kein Budget mehr.*

Mein hochpreisliches Recht auf Wahlverpflegung erlaubt mir zum Beispiel ein extra Croissant am Morgen. Oder eine Cola. Es erlaubt mir aber nicht, zwei Portionen der Brühe zu bestellen, die ich mehr mag als die Hauptgerichte.

Zweimal dasselbe kann ich nicht ins System eingeben – so die Schwester mit ihrem Scanner.

Das System hat wohlklingende Namen für Mahlzeiten, deren Substanz ratlos macht. Da ist eine weißliche Scheibe, die von einer rosa Soße ertränkt wird, in der Aussparung daneben gestanzte Möhrenstücke und Matsch, der Kartoffelpüree imitiert. Alles, alles schmeckt nach feuchter Pappe in verschiedenen Stadien der Zersetzung. An einem anderen Tag gerate ich mit meinem Mann in Streit, ob das Stück feuchte Pappe (in Panade) nun Fisch oder Fleisch sei. Einfach nicht zu schmecken. Erst der Bestellzettel deklariert die Pappe als Truthahn. Natürlich, Großküchen können nicht Hochgenuss produzieren. Aber fast alles, was ich in den nächsten Wochen ausprobiere, ist trostlos schlecht.

It's the economy, stupid. Geld regiert die Welt. Bei einer Großklinik lohnt es sich, pro Essen 20 oder 30 Cent zu sparen, das ist echte Kostensenkung. Bei einem kleinen Krankenhaus mit 200 bis 300 Betten rechnen sich Qualitätsabstriche nicht so dramatisch. Darum gilt das Essen in kleinen Häusern als viel besser.

An manchen Tagen träume ich von einer Revolte. Alle Patienten würden das weiße oder rosafarbene Zeug zum Fenster hinauswerfen. Wie Schleim würde das schlechte Essen die Fassade hinunter kriechen, ein gutes Bild für Nachrichtensendungen und Schlagzeilen. Verkrumpelte, durchgeschwitzte Laken? Aus dem Fenster damit!

Stattdessen bekomme ich mein Tablett hingestellt, es ist überschwemmt mit Brühe, eine fettig-feuchte Sauerei. Die Suppentasse war ausgelaufen. *Wurde so angeliefert, kann ich auch nix für*, meint der Praktikant und geht.

Die Blutwerte (Leukozyten, CRP) bleiben schlecht. Eine neue Diagnose: In meinem rechten Nierenbecken hindert irgendetwas den Urin abzufließen, und die Gallenblase sieht auch entzündlich aus. Da muss – *konsiliarisch* – ein Urologe her. Und diese Begegnung ist surreal:

Die Schwestern fahren mich in meinem Krankenbett zum Nachbargebäude, unterirdisch durch einen langen Gang. Fahlgelbes Licht, an den Wänden stilisierte Landschaften, ab und zu eine Tür, durch die ich Entsorgungsvorgänge, geheimnisvolle Apparate sehe. Ich werde am *urologischen Arbeitsplatz* in einem Souterrain-Raum abgestellt. Es erscheint Dr. S. Vielleicht hat ihn die Einsamkeit des Souterrains gesprächig gemacht, jedenfalls folgt eine Brandrede gegen die Diagnose-Fähigkeiten anderer Fachabteilungen:

Nierenbeckenerweiterung? Soso. ICH bin der Uro. Ich kann beurteilen, was da bei Ihnen vorliegt. Die Zeiten sind vorbei, dass die Chirurgen sagen, wo es langgeht. Die haben so eine Folie, wonach sie denken und handeln und glauben, immer Recht zu haben. Aber ICH bin der Uro und weiß, was mit Nieren ist, und ich sage Ihnen, ob da ein Abflusshindernis oder sonst etwas ist …

Folie? Uro? Ich, die Patientin, denke an Dr. Jekyll und Mr. Hyde – und möchte fliehen.

Die Chirurgen können bei einer Bauchoperation nämlich die Ureter verletzen, alles schon passiert. Und wie oft schicken die Leute runter, denen ICH dann sagen muss, dass sie Krebs haben.

Ich fange an zu weinen, meine Nerven liegen blank. Eine weitere Sonografie, er erzählt noch etwas von Folien und Denkweisen und Chirurgen-Dünkel. Dann bin ich entlassen und nicht klüger als vorher, aber verschreckter.

Meinem Hausarzt wird folgender Befund geschrieben:

(…) *Das notfallmäßig durchgeführte CT des Abdomens zeigte ein entzündliches Konglomerat der Dünndarmschlingen im rechten Mittelbauch mit angrenzender Flüssigkeit. In diesen Prozess waren die entzündlich veränderte Gallenblase sowie der Musculus psoas inklusive des rechten Ureters einbezogen. Die rechte Niere zeigte sich zunehmend gestaut. (...) Zur genauen Abklärung des Harnstaus erfolgte die Vorstellung der Patientin in der Urologie H. Hier wurde am 22.06.11 die zystoskopische Anlage eines D-J-Katheters rechts durchgeführt.*

Am 22. Juni also werde ich zum Partnerkrankenhaus gefahren, um dort eine Harnleiterschiene, ein Doppel-J, zwischen Niere und Blase eingesetzt zu bekommen. Um den Stau im Nierenbecken loszuwerden, sei das nötig.

Es kann sonst zu einem Funktionsausfall der Niere kommen. Muss nicht, kann aber. Sie wollen doch nicht die Niere verlieren.

Nein, ich will keine Niere verlieren. Aber auch nicht den Verstand. Warum addieren sich die Komplikationen? Beim Eingriff ein Augenblick der Menschlichkeit. Da ist ein Anästhesist, Dr. L., der mich nicht vor Organverlust, Krebs, Depressionen warnt, sondern mich einfach in den Dämmer hineinsingt.

Oh Danny Boy, the Pipes are calling.

Das schöne, irische Liebeslied. Ich staune und schlafe ein.

Die Chirurgen machen meine Niere für alles Böse verantwortlich, die Urologen kritisieren die Kollegen von der anderen Disziplin. Jede Fachabteilung beharrt auf ihrer Deutungshoheit, die Meinung anderer ist Beigabe, auch Störfaktor. Allmählich fahre ich jeden weißen Kittel an. Bei einer morgendlichen Visite bemerkt Professor T.:

Sie haben aber auch viele Baustellen...

Vor der ganzen Runde verliere ich die Fassung:

Kümmern Sie sich dann um Ihre Baustelle, nicht um die der anderen. Oder kommt der nächste Eingriff, wenn Sie an meiner Leber etwas finden? Und wenn Ihnen meine Gallenblase missfällt, muss auch operiert werden? Und wenn mein Knie juckt, komme ich auch unters Messer?

Überdiagnostiziert, übertherapiert. Irgendwann gebe ich auf, mir fällt kein Gegenargument mehr ein. Irgendwann weine ich nur noch gegen das System. Nosokomiophobie heißt das in der

Fachsprache. Angst vor dem Krankenhaus. Ein wohlmeinender Assistenzarzt schlägt vor, einen Psychiater vorbeizuschicken:

Sie sind wohl traumatisiert ...

Natürlich bin ich traumatisiert, was auch sonst? Aber einen Psychiater brauche ich nicht. Wie geht es wohl Patienten, die keinen Besuch bekommen, weil Angehörige und Freunde weit entfernt leben? Die sich Fachbegriffe nicht merken können? Was geht in einem Kranken vor, der nicht Deutsch spricht?

Die Tage und Nächte vergehen mit Blutabnahmen, Chefvisiten, Fernsehen. Der Aufenthalt wird nebenbei zu einer Studie des TV-Angebots in Deutschland mit mir als einziger Versuchsperson. Das Ergebnis: Die Programme sind bevölkert von weißen Kitteln, ob Fakt oder Fiktion. Besonders in den »frauenaffinen«, quotenstarken Serien. In aller Feindschaft: Ab ins Krankenhausbett, ihr Programmplaner und Produzenten! In euren Werken wird – Unterhaltung hin, Ablenkung her – der Zuschauer verblödet. Ich ersticke fast an der heilen und sterilen Krankenhauswelt, die da vorgelogen wird. Dass »meine« ARD diesen süß parfümierten Hirnschiss mitmacht, verübele ich ihr sehr.

Denken, denken, denken, denken. Selten in meinem Leben hatte ich so viel Zeit dazu. Der Körper macht mir keine Freude mehr, umso intensiver arbeitet der Kopf. Nächtelang erzähle ich mir, warum mein Mann liebenswert ist. Was meine beste Freundin auszeichnet. Wie ich mich als Tochter und Schwester bewähre. Ja doch, der Sinn des Lebens tut sich ausgerechnet im Siechtum auf. Lieben, lieben. Ich treffe den unoriginellen Vorsatz, mein Leben komplett zu ändern: *Edel sei der Mensch, hilfreich und gut.* So ungefähr.

Endlich beginnt der Countdown zur Freiheit. Rollstuhlfahrten nach draußen in die Sonne. Bis auf den Stomabeutel werde ich entkabelt und entschlaucht. Dreizehn Kilo habe ich abgenommen, die Muskeln sind verschwunden, ich gehe wie eine Greisin und übe mit einem Physiotherapeuten Treppensteigen. Eine Etage hinauf und wieder hinunter – das ist schon ein Erfolgserlebnis.

Beim Entfernen der PDA erlebe ich noch einmal, wie miserabel Kommunikation zwischen Arzt und Patient im Krankenhaus verlaufen kann:

Wir entfernen jetzt die PDA, das tut gar nicht weh, wie Pflaster entfernen.

So ist es dann auch.

Wenn Sie aber am Rücken irgendeine Veränderung spüren oder Ihre Beine sich merkwürdig anfühlen: Sofort melden. Das kann eine Querschnittslähmung bedeuten.

Ich raste aus. Nach der gefährlichen Bauchfellentzündung, nach dem Krebs-Szenario des seltsamen Uro im Souterrain, nach dem Psychiater-Angebot, nach der Warnung vor dem potenziellen Absterben einer Niere beim Harnleiterschienen-Eingriff nun zum Schluss die mögliche Querschnittslähmung.

Wissen Sie, WAS Sie gerade WIE gesagt haben? Lernen Sie im Studium überhaupt, mit Patienten zu reden? Richtige Worte zu finden?

Die Ärztin ist beleidigt, sie hat nur die Vorschriften befolgt und die mögliche Nebenwirkung benannt.

Misslungene Kommunikation vergeben Patienten nie, gelungene Gespräche vergessen sie nie ... wird später jemand klug anmerken.

25. Juni: Vorläufige Entlassung, das Leben in der Vertikalen kann wieder beginnen, ich kann nach Hause, Beutel und Schiene dürfen mit. Dafür lasse ich elf Kilo Körpergewicht zurück. Den Besuch einer Fachfrau daheim nehme ich gern an, sie berät, was ich bei der Selbstversorgung des *shit bag* zu beachten habe. Ich staune, wann welches Essen unten im Beutel ankommt. Habe das Timing schnell verstanden, sodass ich nie in peinliche Situationen gerate. Nichts läuft über, nichts stinkt, nichts schmerzt, nichts ekelt. Es hängt halt ein Plastikbeutel an meiner Bauchdecke, der in den nächsten sieben Wochen geleert und gewechselt werden muss. Die Verdauungssäfte sind aggressiv, sie dürfen nicht auf die Haut geraten. Der Rand der Öffnung muss sauber bleiben. Alles sehr machbar. Und es gefällt mir, ein bisschen Kontrolle zurückzubekommen.

Die Blutwerte sind nach wie vor schlecht, bestimmte Antibiotika scheinen nicht mehr zu wirken. Mein Mann ruft aus einer Apotheke an, ob sich ein Schreibfehler auf dem Krankenhausrezept eingeschlichen habe: 40 Tabletten für 3600 Euro?? Wir haken telefonisch bei unserem Internisten nach, der im Internet Preise recherchiert und die Menge einfach halbiert.

Eine Tablette für 90 Euro! Sie brauchen nicht so viele, die Hälfte müsste reichen.

Er wird Recht behalten.

Große Lust, den allerersten Arzt in der langen Kette zu konfrontieren wegen Missmanagements meines Blähbauchs. Vielleicht ein Brief, damit er sich zumindest schämt? Mit Kopie an meine Kasse?

Sehr geehrter Dr. G., nun kam Ihre Honorarabrechnung, und sie erinnerte mich an meine Beschwerden Mitte Mai und an Ihre Diagnose und Therapievorschläge. (...)

Sie haben aus meiner Sicht den »Blähbauch« unzureichend diagnostiziert und sich fahrlässig auf Medikamentengaben verlassen. Ich habe Tage verloren, in denen die Entzündungen vermutlich schlimmer wurden. Ich habe kein Vertrauen mehr in Ihre Arbeit, Sie haben mich als Patientin verloren ...

Die Kasse bekommt den Brief ebenfalls, er ... *dient Ihrer Information und vielleicht der Qualitätssteigerung ...*

Erwartungsgemäß melden sich weder Dr. G. noch meine Kasse. Bezahlt und abgeheftet. Der Vertrag besteht halt zwischen dem Arzt und mir, nicht mit der Kasse. Ich kann mich wegen überzogener Honorare, falscher Angaben usw. weigern, Geld zu überweisen. Der Arzt wird mich dann verklagen, nicht meine Versicherung. Den Druck habe ich. Dr. G. kommt nicht auf irgendeine schwarze Liste wegen einer individuellen Beschwerde. Aber ich spare doch der Versicherung Geld, wenn ich prüfe, moniere? Ist für sie egal. Wenn die Behandlungen immer teurer und umfänglicher werden, dann erhöhen Versicherungen Beiträge, basta. Das System belohnt Nachfragen und Kostenbewusstsein des Einzelnen nicht.

Eine fürchterliche Angewohnheit stellt sich ein: mit allen Besuchern über Blutwerte zu reden, mit Zahlen zu jonglieren, die ich in Wirklichkeit nicht verstehe. Schein-Expertise gibt etwas Halt, und auch mein Internist ist sichtbar glücklich, wenn er verkünden darf, dass irgendetwas bald wieder *im grünen Bereich ist.*

Am 7. Juli geht es zurück ins Krankenhaus. Die Harnleiterschiene wird entfernt, eine Kleinigkeit, etwa vergleichbar mit dem Herausnehmen einer Verhütungsspirale. Gute Laune, keine Komplikation. Doch die szintigrafische Untersuchung am Tag drauf ergibt, dass die Schiene nicht geholfen hat, dass der Stau nach wie vor besteht.

Weil das Kontrastmittel schwach strahlt, sollen Sie sich in den nächsten Stunden nicht in der Nähe von kleinen Kindern aufhalten, scherzt die Ärztin. Sie unterstreicht: Ohne Schiene besteht der Stau weiter. *Und wenn der Stau weiterbesteht, stirbt die Niere ab.*

Darum muss am 19. Juli ein zweites Doppel-J her. Drei Monate soll diese Schiene nun ihre Arbeit tun und meine Niere entlasten. Sie macht mich unleidlich, ich will diesen Fremdkörper nicht und bin meiner Niere gram. Der Leiter der Abteilung stimmt mich nicht froher:

Falls es bei Ihnen mit dem Doppel-J nicht klappt, kann ich Ihnen aus einer Dünndarmschlinge einen neuen Ureter machen, ist kein großer Eingriff.

Chirurgen wollen und müssen eingreifen. Müssen machen. Der OP-Tisch ist ihr Gral, ihr *Shangri-la.* Tief in ihrer persönlichen und ökonomischen DNA ist dies festgeschrieben.

Die To-do-Liste eines Krankenhausarztes ist streng auf Diagnose-Therapie ausgerichtet. Was ich als Versuch und Irrtum – verstörend – erlebe, ist klassische Ausschlussdiagnostik. Aufwendig, teuer, frustrierend, zäh. Menschen schrumpfen zusammen auf Krankheit und körperliche Defizite. Jeder Arzt weiß ein bisschen, jeder legt ein weiteres Papier in die Akte. Ein »Adlerblick« auf den individuellen, kranken Menschen ist nicht vorgesehen.

Menschlichkeit ist im System ein Faktor, der sich nicht beziffern und abrechnen lässt. Gespräche? *Nice to have*, aber kein Recht.

Drei Minuten bei der Visite – *Na, wie geht es?/ Sie sehen ja schon besser aus/ heute gefallen Sie mir/ es geht aufwärts/ da müssen wir noch ran/ jaja, ich verstehe Ihren Frust.* Der blödeste Satz: *... wird schon schiefgehen ...* Banalitäten, die Zuversicht ausstrahlen sollen, doch das Herz nie erreichen. Wie auch? Für aufrichtige Empathie ist keine Zeit, ist kein Personal da. Ich bezweifele auch, dass Einfühlungsvermögen an den Unis gelehrt wird. Vielleicht gibt man den Studenten eine Checkliste mit Satzbausteinen. Richtig wäre es, Rollentausch zu üben, direkt im ersten Semester. Noch viel besser, wenn jeder Krankenhausangestellte selbst mal als Patient in der eigenen Klinik gelegen hätte.

Das Haus, das krank macht. An meinem vorletzten Tag in der Klinik übe ich wieder das Gehen, immer den Flur entlang. Eine öde Übung, die Augen rutschen über tote Glühbirnen hinweg, die nach vielen Wochen noch nicht ausgewechselt wurden – obwohl ein Kontrollzettel dazu seit April aufforderte. Blick aus dem Fenster: Die Arbeiten an einem neuen, großen Bauabschnitt verheißen noch mehr Wachstum, am Bettenmangel soll die Produktionsstätte für Gesundheit wohl nicht scheitern. Manche mutmaßen freilich, dass Kliniken in Deutschland gern auf diese Art Schulden machen, um dann von den kommunalen Trägern an private Investoren verkauft werden zu können.

Ich höre zittrige Hilferufe. Eine alte Frau liegt in einem Zwei-Bett-Zimmer, weit entfernt vom Schwesternraum. Ihr Rollstuhl steht etwa einen Meter von der Bettkante entfernt, sie hat den kurzen Schritt nicht bewältigt und liegt nun schmerzhaft gekrümmt, in verschwitzten Laken verwickelt da, kann den Rufknopf nicht erreichen und auch Hilfe nicht herbeibrüllen. Ihr Kopf ist schief eingezwängt in verknoteter Kleidung, die sie vielleicht an- oder ausziehen wollte. Schon lange liegt sie so, wimmert und weint und röchelt. Die Patientin im anderen Bett ist regungslos. Ich schlurfe hin, schaffe nicht, den eingezwängten Körper der alten Frau zu begradigen, die Laken auseinanderzuziehen und ihren Kopf bequem aufs Kissen zu betten. Auf Klingeln reagiert niemand. Ich schlurfe zum anderen Ende des Gangs, finde eine Schwester, die sich dann sofort kümmert, sie hatte halt nichts mitbekommen. Niemand ist umgekommen, niemand »ist schuld«. Tausendmal passiert.

Die Entlassung ist am 22. August. Mein Bauch gehört wieder mir. Nehme ich an. Die letzten Dialoge mit Professor T. sind surreal:

Ihre Nierengeschichte ist ja wahrscheinlich genetisch bedingt.

Aber ich bin doch ohne irgendwelche Nierenprobleme ins Krankenhaus gekommen?!

Sie hatten aber auch eine schlimme Divertikulitis …

Was ist das, davon war bislang noch nie die Rede?

Er bietet an, bei der Suche nach einem schicken Reha-Zentrum in Bayern behilflich zu sein. Wie im Luxushotel. Für mich ist eine Fortsetzung meiner Erlebnisse mit weißen Kitteln unter Ferienbedingungen eine schaurige Option und eine unangemessene Art der Beschwichtigung. Nein.

Am 9. September beantragt der niedergelassene Internist Dr. B. eine Wiedereingliederung nach Hamburger Modell.

Lieber Dr. B., können Sie mir eigentlich in dürren Worten sagen, was ich hatte? So schlagzeilenhaft?

Nicht wirklich.

Dr. B. ist verlegen. Nie würde er einem Kollegen Fehler, Inkompetenz nachsagen. Ein befreundeter Arzt ist deutlicher: *Vermutlich eine Entzündung, die man medikamentös wegbekommen hätte …* Ich will es auch nicht mehr genau wissen, denn ich habe es sehr eilig, habe Sehnsucht nach Kollegen, Inhalten und Schreibtisch. Wiedereinstieg: drei Wochen eine Arbeitszeit von 50 Prozent, zwei Wochen 75 Prozent, danach Arbeitsversuch in Vollzeit. Am 15. 9. 2011 meine erste Sendung »Monitor«.

Bei einer Fernsehdokumentation käme jetzt der Abspann:

- Gut 20 000 Euro bekam die Klinik, als Fallpauschalen, etwa 7000 Euro für seine Einzelleistung Professor T.
- Weitere 13 000 Euro gingen an Röntgenologen, Anästhesisten, Labore, Apotheken und Urologen.
- Ein niedergelassener Urologe in Bonn entfernte die Harnleiterschiene ohne großes Gewese. Nach einem kurzem Besuch in seiner Praxis – kein Stau mehr.
- Gewichtsverlust bis heute nicht ausgeglichen.
- Vier große Narben und das Gewebe darunter machen gelegentlich Probleme.
- Merkwürdige Starre bei Ansicht eines Krankenhauses.

Die Kämpferin

Oberärztin Dr. M. R., Chirurgin

Kritik am System – eine Sache der Männer? Dr. M. R. ist die einzige Ärztin, die mir schreibt, mit mir telefoniert. Kämpferisch, hellwach, bestimmend. Ihre ersten Mails sind knapp formuliert, unterstreichen aber, dass ich die Perspektive des Arztes, der Krankenschwester ebenfalls zu berücksichtigen habe. Sie kritisiert kühl meine Kurzsichtigkeit: Dass ich mich, wie die meisten Menschen, erst dann mit dem System Krankenhaus beschäftige, wenn ich selbst krank werde. Damit trifft sie ins Schwarze. Denn Kritik an den Defiziten im Gesundheitssystem kannte ich, kennen die meisten Menschen nur aus Artikeln oder Fernsehsendungen. Mal sorgen Statistiken über unnötige Hüftgelenk-Operationen für Schlagzeilen. Mal ist es der Organspende-Skandal, mal mangelnde staatliche Aufsicht. Mal gruselt sich die Republik vor Staphylococcus Aureus, dem Krankenhauskeim, der dem Kranken eine gefährliche Infektion bescheren kann: MRSA – inzwischen eine geläufige Vokabel.

Rund 15,4 Millionen Eingriffe wurden 2011 in deutschen Krankenhäusern vorgenommen. Dr. R. ist eine erfahrene Chirurgin, die den Stoff, der zu Statistiken gerinnt, tagtäglich mit ihren Händen bearbeitet. So gerne würde sie mich mitnehmen in diesen Mahlstrom der OP-Tische. Eine Woche lang, dann würde ich genug sehen und sammeln können. Aber externe Augenzeugen? Das bleibt Wunschdenken. Da müsste es Mitspieler geben, auch Klinikchefs, die eine hautnahe Reportage, über längere Zeit hinweg, ermöglichten. Das journalistische Anliegen, ein so komplexes System wie den Krankenhausbetrieb nachvollziehbar abzubilden, müsste begrüßt werden. Dazu müsste mein Fernsehgesicht unbekannt sein. Nun gut, Dr. R. kann sehr genau und lebendig beschreiben. Ich werde zuhören.

Ich fahre ein paar hundert Kilometer weit zu einem kommunalen Krankenhaus mittlerer Größe. Fast konspirativ ist das Treffen. Ich sitze im Eingangsbereich, unauffällig angezogen, ungeschminkt, verstecke mich unter meinem Schal und schaue zu Boden. Schnelle Schritte. Eine Frau winkt mir zu, ich folge ihr in den Oberarzt-Raum. Als Erstes sehe ich ihren Dienstplan und bin erschrocken über die vielen Stunden. Viel eigenes Leben bleibt ihr nicht.

Ihre Augen blitzen – trotz der langen Schicht, trotz der Arbeitsstunden, die noch vor ihr liegen. Kein Zögern unterbricht ihre Erzählung, sie weicht den Fragen nicht aus, Gefühl und Härte sind im Gleichgewicht. Dr. M. R. hat ein klares, schönes Gesicht, sie hat einen klaren, schönen Wunsch: Kranke Menschen sollen nicht mehr »Kunden« oder »Relativgewichte« sein, sondern wieder Patienten.

Alle arbeiten bis zum Anschlag, wir müssen dagegen kämpfen

Protokoll einer Ernüchterung

Meine schwärzeste Stunde erlebte ich, als einer meiner besten Kollegen rausgeschmissen wurde. Er hatte spätabends bei einer alten Dame mit schweren Durchblutungsstörungen und Geschwüren das falsche Bein amputiert. Nicht wieder gutzumachen, so ein Fehler. Aber das Bein hätte später ohnehin abgenommen werden müssen. Ihm war das am Ende eines langen Tages passiert, nach fünfzehn Jahren als Oberarzt. Er war immer ansprechbar gewesen, manchmal zwanzig Stunden am Tag. Eigentlich unglaublich, was er leistete. Ein exzellenter Arzt, ein Top-Operateur, ein charakterlich einwandfreier und guter Mensch. Doch wegen eines einzigen Fehlers gefeuert. Hatte dabei eine Rolle gespielt, dass er sich der ständigen Personalreduktion im Krankenhaus widersetzt und der Geschäftsführung immer wieder die Stirn geboten hatte?

Ich erwarte keine übertriebene Dankbarkeit der Menschen, die ich täglich in unserer Chirurgischen Notaufnahme versorge. Aber ich will fair behandelt und in meinem Beruf als Ärztin anerkannt werden. In letzter Zeit muss ich mir jedoch immer öfter anhören, dass Ärzte Schmarotzer des Systems sind. Und die schrecklich langen Wartezeiten! Als ob ich, als ob unsere Krankenschwestern nur Däumchen drehen und Kaffee trinken! »Straffen Sie die Organisation«, sagen uns die schlauen Unternehmensberater im Krankenhaus. »Geben Sie das Geld besser für Ärzte und Pflegekräfte aus statt für diese Schlaumeier«, sage ich der Geschäftsführung. Es arbeiten eben höchstens zwei Ärzte gleichzeitig in der Ambulanz, die in einer Schicht bis zu hundert Patienten versorgen müssen. Und zwischendurch bringen die Rettungsdienste uns die echten Notfälle, die Schwerverletzten. Da kommt es automatisch zu langen Wartezeiten.

Die meisten Leute wissen nicht, dass wir die Hausarztpraxis nicht ersetzen dürfen, weil wir dafür im Krankenhaus keine Zulassung haben. Wir dürfen bei Notfällen nur in den ersten 24 Stunden oder bei Einweisungen durch einen Facharzt tätig werden. Wenn wir beispielsweise eine zwei Tage alte Wunde behandeln, bekommen wir Probleme mit den Krankenkassen. Sie zahlen dann nicht und sind damit juristisch im Recht. Aber was soll ich einer alten Frau sagen, die seit Tagen Schmerzen im Bein hat und sich kaum bewegen kann? Soll sie erst zum Hausarzt gehen, der keine Zeit hat und sie gleich zum Chirurgen weiterschickt, der sie wiederum an den Radiologen verweist? Drei Termine, das schafft sie doch gar nicht mehr. Und das ganze, teils irrwitzige System versteht sie sowieso nicht. Bei uns wird sie sofort versorgt. Das kostet ihre Krankenkasse übrigens nur zirka 18 Euro. Aber wir bekommen vielleicht sogar noch Ärger mit den niedergelassenen Kollegen: Wie können Sie im Krankenhaus es wagen, uns unsere Patienten wegzunehmen?

Die Arbeit in der Chirurgischen Notaufnahme ist dennoch spannend, dort lässt sich der Tagesablauf in der Regel nicht planen. Vom genervten Geschäftsmann, der mit einer Bagatellverletzung am Finger in die Notaufnahme kommt (»Ich bin Privatpatient und möchte sofort behandelt werden!«) bis zum schwerverletzten Kind, das mit dem Hubschrauber gebracht wird und sofort im Schockraum versorgt werden muss, ist alles möglich. Wir sind hier organisatorisch, körperlich und psychisch oft sehr gefordert. Dass fast 90 Prozent unserer Patienten das Krankenhaus nach unserer Behandlung zufrieden wieder verlassen, hinterlässt ein gutes Gefühl.

Mein Arbeitstag? Ich muss 40 Kilometer zu meinem Dienstort fahren, deshalb stehe ich morgens um Viertel nach fünf auf. Um zwanzig vor sieben bin ich in der Klinik, ziehe mich um und fange an. Zurzeit betreue ich einen Studenten im Praktischen Jahr. Wir gehen morgens noch vor dem offiziellen Dienstbeginn ein Thema durch, später habe ich dazu meistens keine Zeit mehr. Um sieben Uhr gehe ich auf meine Station und mache mit zwei Assistenzärzten eine kurze Visite. Wir haben eine halbe Stunde Zeit für 25 bis 30 Patienten. Weniger als eine Minute pro Patient. Aber es geht bei uns fast immer nur um schnell fassbare Probleme, etwa um einen Knochenbruch, der operiert werden muss, oder um eine Nachblutung nach der Operation oder um Beschwerden, die von einer anderen Fachabteilung mitbetreut werden müssen. Um das seelische Befinden der Patienten können wir uns nicht kümmern, dafür fehlt die Zeit. Früher haben Schwestern und Pfleger das übernommen, jetzt kommen sie wegen ihrer knappen Personalbesetzung nicht mehr dazu. Personalnot bedeutet auch, dass immer weniger Ärzte in Krankenhäusern arbeiten wollen. Wir müssen sie importieren. Sie kommen zunächst für ein Jahr; viele gehen dann in ihre Heimat zurück, weil sie unter den hiesigen

Bedingungen nicht arbeiten wollen. Ich kenne einige, die kaum ein Wort Deutsch konnten, als sie zu uns kamen, und es auch in dem einen Jahr nicht gelernt haben. Gut kommunizieren – wie soll das dann gehen?

Nach der Visite haben wir eine Viertelstunde, um Entlassungsbriefe zu korrigieren und zu unterschreiben, außerdem zeichnen wir die Medikamentenbestellungen ab. Briefe diktieren wir entweder im Nachtdienst oder nebenbei, wenn ein paar Minuten Zeit ist. Wenigstens haben wir Schreibkräfte, so dass ich nur ins Diktafon sprechen muss. In kleineren Häusern werden die Schreibkräfte mittlerweile eingespart, weil die Geschäftsleitung meint, dass ein Arzt den Brief selber in den PC tippen kann (»Nicht umsonst haben Sie studiert«). So kommt es zu manchmal drolligen Briefen aus Textbausteinen, damit es schneller geht.

Vieles im Krankenhaus läuft heute über Computer, was Zeit spart, wenn Rechner und Software schnell sind. Doch für neue Programme und aktuelle Hardware haben die Krankenhäuser oft kein Geld. Unser IT-Support geht übrigens um 16 Uhr nach Hause. Wenn wir, die wir die Rechner ja 24 Stunden am Tag nutzen, ein technisches Problem haben, ist das Pech. Kommt leider öfter vor. Außerdem müssen wir uns wegen des Datenschutzes alle zwei Minuten neu anmelden, wenn wir in dem gerade geöffneten Programm nicht gearbeitet haben. Wir verlieren am Tag unnötig viel Zeit nur mit diesem sinnlosen, kurz getakteten Einloggen. Zeit, die uns für andere wichtige Dinge verloren geht. Auch der Patient erlebt, wie die Bilder, die ich ihm gerade erklären will, alle zwei Minuten vom Bildschirm verschwinden...

Um 7.45 Uhr beginnt die gemeinsame Morgenbesprechung mit den anderen chirurgischen Abteilungen. Wir tauschen aus, was in der Nacht passiert ist, wie viele neue Fälle wir aufgenommen haben, und gehen die Röntgenbilder durch. Ab 8 Uhr haben wir eine Viertelstunde Besprechung, in der die Problemfälle auf Station, die Operationen und der weitere Tagesablauf kurz berichtet werden. Spätestens um 8.20 Uhr müssen wir im OP sein. Jede Minute zählt.

Auf dem OP-Plan stehen meistens vier bis sechs Operationen. Nicht selten müssen wir von diesem Plan abweichen, weil zum Beispiel ein schwerverletzter Patient dazwischenkommt, der sofort operiert werden muss. Wenn Lebensgefahr besteht und wir mehr Hände brauchen, holen wir den Chef oder die Kollegen aus der Ambulanz. So bauen wir manchmal eine zweite OP-Mannschaft auf, damit von den ursprünglich geplanten Eingriffen nicht so viele ausfallen. Im OP-Saal arbeiten wir meistens sehr konzentriert, es wird wenig gesprochen. Das dient auch der Hygiene, denn wir wollen vermeiden, dass unsere Mundkeime an den OP-Tisch gelangen.

Mit meinem Chef operiere ich gerne zusammen. Er ist ein hervorragender Operateur, von dem ich viel gelernt habe, der mal über den Tellerrand schaut und offen ist. Wenn wir Oberärzte überzeugt sind, dass es zu seinem operativen Vorgehen eine gute Alternative gibt, kann man ihm das direkt am OP-Tisch sagen, ohne große Empfindlichkeiten zu wecken. Er wägt ab und entscheidet sich manchmal für ein anderes Vorgehen – viele Wege führen nach Rom. Unter einem Chef, der Ärger macht, wenn seine Mitarbeiter andere Ideen zum Behandlungskonzept haben, würde ich nicht arbeiten wollen.

Ich bin die einzige Frau von den insgesamt vier Ober- und fünf Assistenzärzten bei uns in der Unfallchirurgie und arbeite im Wechsel in der Notaufnahme mit der unfallchirurgischen Ambulanz oder auf Station und im OP-Bereich. Früher war »Unfallchirurg« ein Männerberuf: »In unserem Fach muss man richtig stemmen«, und »das können Frauen ja nicht.« Tatsächlich haben meine männlichen Kollegen oft mehr Gefühl für das Handwerkliche, sie wurden halt so erzogen. Aber eine Frau kann auch gut operieren. Sie kompensiert die fehlende Kraft vielleicht mehr mit feinhändiger Technik. Die Ergebnisse sind gleich gut.

Was eine Ärztin braucht, um die Arbeit im Krankenhaus durchzuhalten, sind Organisationstalent, starke Nerven, soziale Kompetenz und eine gute private Beziehung. Im Hintergrund einen Partner zu haben, der die vielen Nacht- und Wochenenddienste akzeptiert, hilft sehr. Die Chefetagen sind nach wie vor Männerdomäne. Aber die Frauen sind in der Medizin im Kommen. Warum? Weil der Job für die Männer nicht mehr besonders attraktiv ist. Oberarzt oder Chefarzt sein – was bedeutet das heute schon? Das Geld mag vielleicht noch stimmen, aber die tägliche Arbeitsbelastung? Frauen kann man besser ausquetschen. Eine Frau muss sehr leiden, bevor sie sagt: »Ich will nicht mehr.« Eine Frau fordert auch nicht unbedingt mehr Geld, sie ist bescheiden. Wie ideal. Sie will gar nicht aufsteigen, will sich nicht gesellschaftlich positionieren. Sie will keinen Porsche. Will nicht Golf spielen. Sie will sich nur sinnvoll betätigen. Oder dazuverdienen. Frauen leisten oft weniger Widerstand. Das ist ein Problem für die Ärztinnen, die Geschäftsführungen können sich freuen.

Wenn ich Dienst habe, ist für mich als Oberärztin oft bis in den späten Abend gut zu tun, manchmal auch nachts. Am nächsten Tag arbeite ich regulär weiter. Auf dem Papier verstoßen wir nicht gegen das Arbeitszeitgesetz, dennoch glaube ich, dass ein solches Dienstmodell riskant ist, zu Fahrlässigkeit führen kann, und ich erinnere mich an meinen Kollegen, der nach fünfzehn Jahren plötzlich auf der Straße stand. Aber Krankenhausträger, Politik und Krankenkassen meinen anscheinend, dass die Ärzte solche Arbeitszeiten aushalten müssen, ohne Fehler zu machen. Und unsere Gesellschaft will nicht noch mehr Geld ausgeben für die Krankenhäuser. Das verstehe ich, wenn ich von den Renditen der privaten Klinikkonzerne lese und wenn die Krankenkassen wieder einmal Milliardenbeträge erwirtschaftet haben.

Die kommunalen Krankenhäuser sind finanziell viele Jahre allein gelassen worden. Jetzt sollen sie sich sanieren. Einige scheitern früh und werden von privaten Klinikbetreibern übernommen, andere bekommen eine ordentliche Geldspritze, die von einem insuffizienten Management in den Sand gesetzt wird, dritte schaffen es. Wie gelingt das? Aus meiner – zugegeben – beschränkten betriebswirtschaftlichen Sicht geht das so: Erstens, mache so viele Operationen wie möglich, gerne auch nachts; zweitens, spare im Personalbereich, denn Ärzte und Pflegekräfte sind teuer, und drittens, entlasse die Patienten möglichst schnell nach Hause und nimm neue auf. Aber sollen wir Omas schubsen, damit genug operiert wird?

Im OP wird viel Geld verdient. Es ist also naheliegend, dass die Geschäftsführer von Krankenhäusern schon lange ein Auge auf diesen Bereich geworfen haben. Aus ihrer Sicht ist es am besten, wenn der Anästhesist an zwei Patienten parallel arbeitet, also den einen schlafenden Patienten im OP-Saal überwacht und betreut und gleichzeitig den nächsten im Vorbereitungsraum in Narkose versetzt. OP-Surfen nennen wir das. Solange nichts schiefgeht, ist das in Ordnung. Wehe aber, wenn es plötzlich Komplikationen gibt. Dann kann ein Mensch zu Schaden kommen, und nicht nur ein Auto, das gerade lackiert wird.

Operieren soll möglichst nur der erfahrene Facharzt, nicht der Assistenzarzt, den wir als Nachwuchs ausbilden wollen; denn das geht schneller und spart Geld. Die Gelddruckmaschine soll nicht stillstehen. Wie im OP-Bereich gearbeitet wird, entscheiden die Chefärzte natürlich mit, aber mit den Zielvereinbarungen haben die Geschäftsführer sie ja in der Hand. Mach soundsoviele Operationen pro Jahr, komm mit einem Arzt weniger aus, dann stimmt am Ende das Gehalt! Überhaupt ist es wohl kein Vergnügen mehr, Chefarzt zu sein. Ich glaube, viele von ihnen würden sich lieber um die Patienten kümmern, sind aber dauernd in nervenaufreibende Auseinandersetzungen mit der Geschäftsführung verwickelt, in denen es oft ums Personal geht. Einige bekommen sicher allmählich Angst, dass sie wieder Nachtdienste übernehmen müssen, wenn die Zahl der Ärzte in ihrer Abteilung weiter sinkt. Der Geschäftsführer sagt halt, wo es langgeht. Ich finde das unfair, denn Chefärzte tragen die Verantwortung für den Patienten und müssen für alles geradestehen, für alle Fehler, auch für die tödlichen Fehler.

Viele Krankenhäuser haben Verträge mit niedergelassenen Ärzten, die ihre Patienten im Krankenhaus selbst operieren und stationär behandeln wollen. Diese Belegärzte verbessern die Auslastung des Krankenhauses, haben aber Ansprüche, denen ein personell schwach aufgestelltes Haus nur mit großen Anstrengungen entsprechen kann. Für uns Ober- und Assistenzärzte ist das kein schönes Arbeiten. Man sieht diese Patienten auf der eigenen Station, kennt sie oft aber nicht. Und nicht selten werden wir Krankenhausärzte auf Anweisung der Geschäftsführung auf der Station zu Schreibkräften und im OP zu Hakenhaltern für die externen Kollegen degradiert.

Vor dem Studium wussten wir, dass wir als Ärzte viel arbeiten müssen. Dass wir in den Nächten geweckt werden und dass wir wenig Zeit für unser Privatleben haben werden. Aber wir waren Idealisten und bereit, für das Gemeinwohl Opfer zu bringen. Heute hat sich das verändert, und ich denke, viele Kollegen in den Krankenhäusern schauen mit Unmut darauf, dass es immer nur ums Geld geht und darum, mit noch weniger Personal am besten noch mehr zu erwirtschaften. Wenn das nicht klappt, sehen wir die Unternehmensberater an die Kliniken kommen, die uns wie eine industrielle Produktionsstätte betrachten und dafür bezahlt werden, uns Rationalisierungspotenziale aufzuzeigen und darzulegen, wie wir mehr »Relativgewichte« hervorbringen.

Hinter einem »Relativgewicht« verbirgt sich übrigens ein Patient, der behandelt wird. Je kränker er ist, je aufwendiger er als Fall ist und je schneller wir ihn nach abgeschlossener, möglichst kostengünstiger Behandlung wieder nach Hause schicken, desto höher ist sein Relativgewicht. Desto mehr verdienen wir im Krankenhaus an ihm. Es wundert mich nicht, dass überall im Land private Kliniken aus dem Boden gestampft werden, in denen Patienten möglichst viele Hüft- und Knieprothesen eingebaut werden. Das rechnet sich!

Ich kenne einen Fall in einer kleinen Privatklinik, die vertraglich verpflichtet war, einen Arzt rund um die Uhr vorzuhalten. Ohnehin waren nur vier Ärzte angestellt, ein Chef, ein Oberarzt, zwei Assistenzärzte. Der Chef machte prinzipiell keinen Nachtdienst. Blieben drei übrig. Wenn einer von ihnen krank oder in Urlaub war, blieben zwei. Wie geht man in diesem Fall einigermaßen konform mit dem Arbeitszeitgesetz? Man deklariert die Arbeitszeit einfach als Bereitschaftsdienst. Tagsüber arbeitete ich also regulär, nachts war ich im Bereitschaftsdienst wochenlang fast ununterbrochen in der Klinik. Bis ich sagte: »Das mache ich nicht mehr mit, jetzt ist Schluss.« Die Geschäftsleitung hielt uns entgegen, dass wir als Abteilung in »Vorleistung« treten müssten, damit mehr Ärzte finanziert werden könnten. Bei mehr Umsatz würde es mehr Stellen geben ...

Schließlich lenkte die Geschäftsführerin aber ein und suchte einen weiteren Arzt für den Nachtdienst. In der ländlichen Region fanden sie einen 68-jährigen Hausarzt und einen 72-jährigen ehemaligen Chirurgen. Den 72-Jährigen, übrigens mit Hörgerät, nahmen sie, weil er als Honorararzt billiger war. Er musste, wie bislang ich, nachts alles allein machen, röntgen, gipsen, Wunden versorgen, Briefe schreiben usw. Er konnte nachts kaum schlafen, weil er Angst hatte, das Telefon zu überhören. Schon nach der dritten Nacht war er fertig. Obwohl er nur fünf Patienten auf Station zu versorgen hatte. Ich habe der Geschäftsleitung gesagt, dass der Kollege einen Herzinfarkt bekommen würde, wenn er sieben Nächte am Stück arbeiten soll. Und dass ich dann Anzeige erstatten würde. Sie können sich denken, dass das Arbeitsverhältnis mit mir bald darauf beendet war – in gegenseitigem Einvernehmen.

In meinem jetzigen Krankenhaus, einer großen kommunal geführten Klinik, stehen die Fachabteilungen untereinander in Konkurrenz, vor allem um die Stellen, aber auch um die zur Verfügung stehenden OP-Säle. Alle arbeiten bis zum Anschlag, alle schauen, was die andere Abteilung macht oder bekommt. In den nächtlichen Bereitschaftsdiensten arbeiten die Assistenzärzte der verschiedenen Fachabteilungen dagegen eng zusammen. Diese Zusammenführung ist gut, bedeutet aber auch, dass nachts ein Abdominalchirurg zum Beispiel zusammen mit einem Urologen alle chirurgischen Patienten des Krankenhauses betreut. Für die

Unfallchirurgie sind diese jungen Kollegen nicht ausgebildet – das kann bei einem nächtlichen Aufkommen von 80 Prozent unfallchirurgischen Patienten in der Notaufnahme riskant sein. Der Stress für die Assistenzärzte ist entsprechend groß. Woher sollen sie auch wissen, was im Schockraum zu tun ist, wenn wir tagsüber keine Zeit haben, es ihnen beizubringen? Wo soll ihr medizinisches Alltagswissen herkommen? Bei manchen Kollegen führt dieses Ungenügen nicht nur zu Müdigkeit, Angstzuständen und Erschöpfung, sondern auch zu Zynismus – keine gute Voraussetzung, um ein guter Arzt zu werden. In diesen Nächten bin ich als Oberärztin besonders gefordert. Ich kenne ja die Lage der jungen Kollegen. Unmittelbar nach der Approbation, als ich die ersten Male als Assistenzärztin allein Nachtdienst hatte, kamen mir manchmal die Tränen. Wenn man 24 Stunden auf den Beinen ist, wenn der ganze Körper kribbelt, wenn die Augen brennen und nach einem Zehn-Minuten-Schlaf kaum aufgehen, ist man einfach nur erschöpft. Später lernte ich, damit zu leben, aber die Angst blieb, aufgrund von Müdigkeit eine falsche Entscheidung bei der Behandlung eines Patienten zu treffen. Ich hoffe bis heute, diese extreme Anstrengung wird nie dazu führen, dass ein Patient bei mir zu Schaden kommt oder gar stirbt.

Ob ich gläubig bin? Ja! Aus der Kirche bin ich ausgetreten. Beten hilft im Krankenhaus nicht. Und ich bin dort nicht der gute Mensch, der selbstlos allen helfen will. Aber ich fühle, dass es andere Kräfte gibt, dass das Leben einen Sinn hat. Dass es einen Übergang gibt. Ich habe keine Angst, irgendwann zu sterben. Ich möchte mutig sterben und habe eine Vorstellung davon, wie man zu sterben hat. Mit Würde. Viele Menschen sterben heute nicht mehr in der Familie. Familien sind oft nicht mehr belastbar und können kaum die Alten und Kranken mittragen. Betreuung wird über die Altenheime outgesourced. Ich glaube, dass viele Menschen in unserer Gesellschaft deshalb kein Rezept haben, mit länger währender Krankheit umzugehen.

Ich habe eine kritische Haltung zu Transplantationen. Wer ein neues Organ bekommt, muss ein Leben lang Medikamente nehmen, um die Abstoßung des Organs durch den eigenen Körper zu verhindern. Daran verdienen die Pharma-Firmen ein Vermögen. Transplantationen kosten unser Gesundheitssystem sehr viel Geld. Eine Lebertransplantation zum Beispiel kostet etwa 250 000 Euro. Die anschließenden Kontrollen und die immunsuppressiven Medikamente sind nicht eingerechnet. Ganz abgesehen davon, dass Transplantationen leider weltweit auch zum Geschäft gemacht werden und dass es illegalen und menschenverachtenden Organhandel gibt, stelle ich folgende Frage: Darf sich eine Gesellschaft, die anscheinend die benötigten Ärzte und Pflegekräfte nicht mehr bezahlen kann, solch extrem teure Behandlungen leisten?

Persönlich habe ich mich gegen Transplantation und gegen Organspende entschieden, auch deshalb, weil ich glaube, dass Menschen sich nicht der Organe anderer Menschen bedienen sollten, um ihr eigenes Leben zu verlängern. Im weitesten Sinne erinnern mich Transplantationen auch an den ethnologisch gut erforschten Kannibalismus. Die Angehörigen bestimmter Eingeborenenstämme zum Beispiel in der Südsee haben sich aus rituellen Gründen die Organe ihrer hochrespektierten Feinde einverleibt, um deren Kräfte aufzunehmen. Als zivilisierter Mensch kann ich das rational erfassen, lehne es aus ethischen Gründen aber natürlich ab. Muss ich damit nicht zwangsläufig auch Transplantationen ablehnen?

Die Werte wandeln sich, und wir müssen diesem Wandel einen positiven Sinn geben. Wir leben leider zunehmend virtuell, in einer Computerwelt mit Facebook und anderen vermeintlich sozialen Netzwerken. Wir kümmern uns um den schönen, unversehrten Körper und halten ihn für so wichtig, dass er uns ein Leben lang möglichst bis zum 120sten Geburtstag begleiten soll. Aber wenn uns eines Tages etwas zustößt, der Schmerz uns mitten im Körper und in der Seele trifft, dann spüren wir mit einem Mal, dass wir nicht virtuell, sondern wirklich sind. Unser Körper holt uns dann in die normale Welt zurück.

Wie steht es denn jetzt schon um die vielen alten Patienten, die nicht nur Körperschmerz, sondern auch Seelenschmerz haben? Weil sie einsam sind. Und dann kommt bei der Visite ein Arzt vorbei – meistens nicht der, der gestern da war, sondern irgendeiner seiner Kollegen, der gerade eingeteilt ist, der sozusagen amtlich verpflichtet ist zuzuhören. Aber der hat nur eine Minute Zeit. Vielleicht kann er eine Sachfrage klären. Doch der Kranke möchte mehr, er braucht sozialen Kontakt zu dem Arzt, der ihn behandelt. Früher konnte wenigstens eine Krankenschwester mit ihm vor einer OP plaudern, ihm die Angst ein wenig nehmen. Die Angst vor der Narkose. Die Angst zu sterben. Wer nimmt sich heute dieser Seelenqual an? Das kann nur ein anderes menschliches Wesen. Keine Maschine, die piepst und meldet, dass der Blutdruck gut ist. Wo ist der Mitmensch? Der Mitfühlende, der sagt, es wird gut, vertrauen Sie uns. Früher standen wir Ärzte und die Pflegekräfte den Patienten bei. Heute kriegt der alte Patient mit Gehbeschwerden preiswerte Pampers, weil keiner da ist, der mit ihm zur Toilette gehen kann.

Das Pflegepersonal bei uns wurde um ein Drittel gekürzt. Nachts arbeitet jetzt nur noch eine Schwester auf meiner Station mit 30 Betten. Gestern lagen in einem Zimmer drei alte Männer, einer war dement. Er war unruhig, rutschte im Bett hin und her, gefährdete seine Hüftstabilisierung, die wir ihm wegen einer Oberschenkelfraktur vorgestern eingesetzt hatten, und schrie. Die anderen wurden unruhig und riefen laut nach der Schwester. Weitere Patienten wachten auf. Aber die Schwester versorgte gerade zwei Zimmer weiter die alte Frau mit der Hüftfraktur, die auch Schmerzen und zudem gerade ins Bett gemacht hatte. Keiner war da, der dem Dementen eine Zeitlang die Hand hielt und ihn beruhigte. Vielleicht brauchte er tatsächlich nur etwas Zuspruch, mehr nicht. Nur etwas Menschlichkeit. Die ursprünglich in den Krankenhäusern ihren Platz hatte. Jetzt sind sie Wirtschaftsunternehmen einer Industrie, die sich mit dem Namen »Gesundheitswesen« schmückt.

Die Gesunden von heute, meine ich, sollten nicht warten, bis sie alt und krank werden und ins Krankenhaus müssen, bevor sie diese Forderung aufstellen: Im Gesundheitswesen machen wir keinen Profit, sondern wir handeln nach dem Solidarprinzip. Die Gesellschaft kann aber nicht mit Krankheit umgehen. Da ist der Druck, dass der Mensch fit und schön sein muss. Da versprechen Kliniken, besonders die privaten, dass sie Wellness bieten. Sie reden nicht von Krankheit. Sie locken: »Kommen Sie zu uns, und erleben Sie Wellness. Sie werden rausgehen wie neugeboren.« Aber das stimmt nicht. Das ist so verlogen. Sie betrachten den Körper als Maschine, die repariert werden kann. Aber der Kranke, der da liegt, wird blitzschnell erkennen, dass der Körper keine Maschine ist. Er tut weh. Der Kranke fühlt sich miserabel, lustlos. Hat Schmerzen. Er ist kein Stück, das auf dem Fließband weitergeschoben wird. Er ist ein Individuum und ist beleidigt, wenn der Arzt ihn nicht als solches wahrnimmt. Der Arzt kann aber nicht wahrnehmen. Wie denn? Jede Sekunde wird gerechnet. Gewinn muss erwirtschaftet werden. Und ich will, dass alle Menschen dies überdenken. Wir müssen gegen diese Ökonomisierung kämpfen. Es kann doch nicht sein, dass Humanität verloren geht. Dass menschliches Wohlwollen nur noch gegen bare Münze zu haben ist. Dass Hilfe und Beistand Geschäft wird.

Mal schnell noch einen Katheter schieben

Produktionsstätte Krankenhaus

Angefangen hat alles mit einer Reform des Abrechnungssystems. Am 1. Januar 2003 war Stichtag. Die Abrechnung wurde radikal umgestellt. Die Krankenkassen zahlen seitdem nicht mehr für das belegte Bett, sondern eine einheitliche Pauschale pro Patient. Komplexer Eingriff an der Gallenblase: 7300 Euro, Leistenbruch: 2200 Euro, künstliches Kniegelenk: 9000 Euro.

Jede Behandlung ist genormt wie der Reifenwechsel in der Autowerkstatt und wird mit einer Fallpauschale vollständig abgegolten. Das klingt wenig aufregend. Doch in der Konsequenz haben die Gesundheitspolitiker mit Hilfe dieses Fallpauschalensystems die Kliniken in einen Konkurrenzkampf geschickt, der für Patienten und Beschäftigte verheerende Folgen hat.

Die Krankenhäuser haben zwei Möglichkeiten, in diesem Wettbewerb zu bestehen: Sie müssen versuchen, sich gegenseitig Patienten abzujagen, Behandlungen auszuweiten und Fallzahlen zu steigern. Das bedeutet: Unnötige Operationen, unnötige Bestrahlungen, unnötige Untersuchungen, die Milliarden verschlingen und Patienten schaden.

Die andere Möglichkeit zwingt dazu, wo immer es geht, Kosten zu senken, und das heißt vor allem, beim Personal einzusparen. Denn die Ausgaben für Personal sind der größte Kostenfaktor im Krankenhaus. Der positive Aspekt daran: Insbesondere öffentliche Kliniken waren nun gezwungen, wirtschaftlicher zu arbeiten und alten Schlendrian abzuschaffen. Aber die Sparmaßnahmen und die Kostensenkungsprogramme gingen schnell ans Eingemachte. Die Kliniken sparen bis heute beim Pflegepersonal, und das in einem für Patienten lebensgefährlichen Umfang (vgl. Gefährliche Pflege S. 120).

Erfolgsgeheimnis Fallpauschale?

Rückblende: Am 27. September 1998 floss Sekt bis tief in die Nacht. Die Stimmung war ausgelassen in den Parteizentralen von SPD und Grünen, denn Rot-Grün hatte zum ersten Mal eine Bundestagswahl gewonnen. In Berlin herrschte Aufbruchsstimmung. Bei den Koalitionsgesprächen zeigten sich die Grünen selbstbewusst, verlangten große Ministerien.

Überraschend übernahm die grüne Politikerin Andrea Fischer das Gesundheitsressort. Sie hatte sich bis dahin als Rentenexpertin der Grünen einen Namen gemacht, galt als talentiert und ehrgeizig. In der Gesundheitspolitik war sie freilich ein Neuling, und viele fragten sich, wie sie in diesem »Haifischbecken« bestehen würde.

Andrea Fischer blieb denn auch nicht lange im Amt. Infolge des BSE-Skandals trat sie nach gut zwei Jahren zurück. Doch in dieser kurzen Zeit brachte sie eine so grundlegende Reform der Krankenhausfinanzierung auf den Weg wie kein Gesundheitsminister vor ihr.

Fischer hatte sich einen sachkundigen Mediziner an die Seite geholt: Sie machte Hermann Schulte-Sasse zu ihrem Berater und zum Abteilungsleiter für den Bereich Krankenhauswesen. Ein Mann der Krankenkassen, dem der Ruf vorauseilte, nicht nur ein kluger Kopf, sondern auch ein exzellenter Kenner des Gesundheitswesens zu sein. Er kannte das System, war selbst Oberarzt in einer Klinik gewesen, ehe er zu den Krankenkassen wechselte. Zuletzt baute er beim AOK-Bundesverband eine »Stabsstelle Medizin« auf, um die Krankenkassen fit zu machen für die alljährlichen Budgetverhandlungen mit den Krankenhäusern.

Aus Sicht der Krankenkassen waren die Kliniken damals wie

eine große schwarze Box. Die Kassen verhandelten mit jedem Krankenhaus Jahr für Jahr über den Kostenrahmen, das Budget. Die Angestellten der Krankenkassen saßen in Flensburg, Köln, Nürnberg oder Berlin Krankenhauschefs gegenüber, die ihnen jeweils unterschiedlich hohe Kosten präsentierten, obwohl die Erkrankungen von Patienten in Köln oder Berlin so verschieden nicht sein konnten und sich auch das Behandlungsangebot der Krankenhäuser kaum unterschied. Aber die Verwaltungsleiter der Krankenhäuser machten allerlei Besonderheiten geltend, zum Beispiel, dass in ihrer Klinik viele schwerer erkrankte Patienten behandelt würden als anderswo und dass ihre Kosten deshalb höher seien. Den Verhandlungsführern der Krankenkassen auf der anderen Seite des Verhandlungstisches, oft selbst keine Mediziner, fiel es schwer, das Gegenteil zu beweisen. Ein Behandlungstag in Berlin oder Wiesbaden war eben teurer als in Köln oder Stuttgart oder anders herum – und keiner kannte die Gründe.

Krankenkassen und Politik wollten weg von diesem undurchsichtigen und altbackenen System. Der damalige Abteilungsleiter Schulte-Sasse ist heute noch davon überzeugt, dass die Entscheidung richtig war. »Es war nicht die pure Marktgläubigkeit, sondern wir wollten eine Finanzierung, die mit den Zwangsbeiträgen der Versicherten eine optimale Versorgung gewährleistet«, erklärt er.

Viele Krankenhäuser wurden schlecht gemanagt. Eine Ursache lag darin, dass die Position des Verwaltungsleiters – so hieß der Krankenhausmanager in den 90er Jahren noch – oftmals »unter Freunden« vergeben wurde. Altgediente Landräte oder auch Chefärzte wollten sich am Ende ihrer Laufbahn noch mit dem prestigeträchtigen Job eines Krankenhauschefs schmücken, und diese Begehrlichkeiten wurden in Städten und Gemeinden auch bedient. Bürgermeister und Landräte verteilten also Versorgungsposten an sich selbst oder an frühere Chefärzte, anstatt für die Leitung eines Krankenhauses nach einem fachlich kompetenten Geschäftsführer zu suchen.

Hinzu kam, dass die Krankenhäuser zu dieser Zeit noch den wirtschaftlichen Anreiz hatten, die Patienten möglichst spät nach Hause zu entlassen. Je länger ein Patient das Bett belegte, desto mehr konnte das Krankenhaus für ihn abrechnen – denn die Krankenhäuser wurden damals pro »Liegetag« bezahlt. Jeder kannte die Geschichten von Angehörigen oder Nachbarn, die noch vor dem Wochenende in die Klinik bestellt wurden, obwohl die Operation erst Tage später angesetzt war. »Freiheitsberaubung unter medizinischem Deckmäntelchen«, spotteten die Kritiker dieses Vergütungssystems. »So lange liegen lassen, bis der Medizinische Dienst der Krankenkassen kommt«, hieß die Devise auf mancher Krankenstation. Kein Wunder also, dass in Deutschland die Behandlungen im Krankenhaus viel länger dauerten als in den meisten anderen Ländern. Das sollte sich gründlich ändern.

Die grüne Ministerin Andrea Fischer und ihr Abteilungsleiter suchten also nach einem zeitgemäßen Abrechnungsmodell. Es nannte sich »DRG« *(Diagnosis Related Groups)*, was so viel heißt wie »diagnosebezogene Fallgruppen« oder Fallpauschalensystem. In den USA und in Australien wurde bereits nach diesem System gearbeitet; deshalb informierte sich eine Delegation aus Beamten des Ministeriums und Vertretern der ärztlichen Selbstverwaltung vor Ort über die amerikanischen Erfahrungen. Gesundheitsexperten aus Deutschland schauten Menschen über die Schulter, die sich Kodierer nannten, Diagnosen und Behandlungen bestimmten Ziffern zuordneten und mit diesen Codes die Computer fütterten. Der Vorteil: Ein Knopfdruck, und der Computer spuckte detailliert aus, welche Krankheiten mit welchen Methoden in welcher Abteilung behandelt wurden. Hier gab es die Transparenz, die sich die Krankenkassen immer gewünscht hatten.

Die Abrechnung nach Fallpauschalen basiert auf der Erkenntnis, dass etwa 80 Prozent aller Krankheiten vergleichbar behandelt werden. Dadurch lassen sich Erkrankungen mit Hilfe einer komplexen und leistungsstarken Software in eine überschaubare Zahl von Fallgruppen einteilen.

Auch Australien hatte seit Längerem Erfahrungen mit solchen Fallgruppen gesammelt. Also ließ sich die Reisegruppe aus Deutschland auch in Australien erklären, nach welchen Kriterien das Medizinerlatein in die Welt der Codes überführt wurde. 661 Fallgruppen hatte man dort gebildet, allerdings waren nicht alle Krankheiten in Codes übersetzt.

Das Gruppenfoto dieser Reise kann man heute im Internet bewundern: freundlich lächelnde Männer und Frauen, die zu Hause viel zu berichten hatten. Zum Beispiel, dass die Fallpauschalen im staatlichen Gesundheitssystem Australiens eine andere Bedeutung hatten, als ihnen in Deutschland zugedacht werden sollte: Die Australier benutzten DRGs vor allem, um das Geschehen im Krankenhaus transparent zu machen und als Anhaltspunkte für Budgetverhandlungen. Mit Hilfe dieser Daten konnten die Kliniken darlegen, wie viele Patienten sie mit welchen Erkrankungen behandelt hatten, wenn sie mit den staatlichen Gesundheitsbehörden über die Geldzuweisungen für das kommende Jahr verhandelten. Die diagnosebezogenen Fallgruppen wurden dort also in erster Linie als eine Art Klassifikationssystem genutzt, als Mittel, die entstandenen Kosten nachzuweisen.

Genau das hat zum Beispiel der Münchner Gesundheitsökonom Günter Neubauer in einem ausführlichen Gutachten hervorgehoben[1]. Umso verwunderlicher, dass es in Deutschland später hieß, man habe sich für das australische Modell entschieden – doch tatsächlich haben das australische und das deutsche Fallpauschalensystem kaum etwas gemeinsam. Im deutschen Krankenhauswesen haben die Fallpauschalen eine andere, viel weiter reichende Funktion: Im Unterschied zu Australien werden sie hierzulande in einem Krankenhausmarkt als Vergütungssystem genutzt, und darum haben die DRGs in Deutschland eine andere Wirkung entfaltet als in den Ländern, die ebenfalls Fallgruppen benutzen.

Kurz vor Weihnachten, am 22. Dezember 1999, wurde das Gesetz zur Einführung von Fallpauschalen im Bundestag verabschiedet. Ein großer Tag für die grüne Ministerin und ihren Abteilungsleiter. Andrea Fischer strahlte zufrieden und überglücklich. Niemandem war an diesem Tag wohl klar, welch tiefgreifende Veränderung der Krankenhauslandschaft dieses Gesetz auslösen würde. Ministerin Andrea Fischer konnte die Umsetzung der Reform nicht mehr begleiten, denn ein gutes Jahr später musste sie der SPD-Politikern Ulla Schmidt das Gesundheitsressort überlassen.

Auch andere Länder in Europa stellten die Finanzierung der Krankenhäuser um, bezahlten künftig die Leistungen mit Pauschalen pro Fall. Doch in keinem Land der Welt gingen die Gesundheitspolitiker und die Funktionäre der ärztlichen Selbstverwaltung so gründlich ans Werk wie in Deutschland. Nirgendwo sonst wurden die Krankenhäuser so umfassend mit dem Fallpauschalensystem überzogen. Bis auf die Psychiatrie gilt die Welt der DRG-Codes für alle Krankheiten und alle Behandlungen, und selbst in der Psychiatrie soll die DRG-Pauschalabrechnung noch 2013 eingeführt werden. So begann in deutschen Kliniken ein weltweit einmaliger Selbstversuch. »Es ist das bisher größte Experiment, das in einem so komplexen Gebilde wie dem Krankenhaus jemals gestartet wurde«, so der Berliner Gesundheitswissenschaftler Professor Rolf Rosenbrock.

Und nirgendwo sonst wurden mit dieser Reform so viele unausgesprochene Ziele verfolgt wie hierzulande. Denn es ging nicht nur darum, das Geschehen in den Krankenhäusern transparent zu machen und dafür zu sorgen, dass Patienten aus ökonomischen Gründen nicht unnötig lange im Krankenhaus festgehalten werden. Das war der hehre Anspruch dieser Reform. Der ist auch in der Gesetzesbegründung in viele schöne Formulierungen verpackt. Aber es ist eben nur die halbe Wahrheit.

Die ganze Wahrheit lautet: Gesundheitspolitiker und Krankenkassen hegten die stille Hoffnung, über den Wettbewerb auf dem
Krankenhausmarkt, der mit Hilfe des neuen Entgeltsystems geschaffen würde, die Anzahl der Krankenhäuser zu verringern. Der
Markt sollte erledigen, was die Politik nicht zustande gebracht
hatte.

Deutschland – das ist in vielen Studien belegt, und das zeigen
auch internationale Vergleiche – ist zugepflastert mit Krankenhäusern. Mit der Zahl der Krankenhausbetten pro 1000 Einwohner belegt Deutschland einen Spitzenplatz unter den Industrieländern und liegt rund 50 Prozent über dem OECD-Durchschnitt.
Während in anderen Industrieländern zwischen 1997 und 2007
die Zahl der im Krankenhaus behandelten Patienten zurückging
oder stagnierte, weil immer mehr Krankheiten ambulant behandelt werden können, stieg in Deutschland im selben Zeitraum die
Anzahl der im Krankenhaus behandelten »Fälle« um 20 Prozent[2].
Eine Folge der von Gesundheitsökonomen sogenannten »ange-
botsinduzierten Nachfrage«: Je mehr Krankenhäuser und Krankenhausbetten vorhanden sind und ausgelastet werden müssen,
umso höher ist auch die Zahl der im Krankenhaus behandelten
Patienten.

Landräte und Bürgermeister hängen an »ihren« Krankenhäusern.
Das Klinikum einer Stadt oder eines Landkreises ist eine Art Sta-
tussymbol für Kommunalpolitiker und Landtagsabgeordnete.
Oft sind Krankenhäuser auch die größten Arbeitgeber am Ort.
Den Versuch, ein Krankenhaus zu schließen, halten viele Politiker für politischen Selbstmord, und darum haben es die meisten
erst gar nicht versucht. Unsinnigerweise steht deshalb in vielen
Regionen Krankenhaus an Krankenhaus. Große Krankenhäuser
sind nur wenige Kilometer voneinander entfernt. Beispiel Süd-
deutschland: Reutlingen und Tübingen, nur 13 Kilometer auseinander, haben zwei große Krankenhäuser der Allgemeinversorgung. Oder: Mannheim und Ludwigshafen bieten ebenfalls zwei

große Kliniken der Maximalversorgung in unmittelbarer Nachbarschaft und dazu ein Universitätsklinikum. Im Landkreis und in der Stadt Esslingen gibt es sechs große Einrichtungen für Herzkatheter-Eingriffe – zwei würden für die Versorgung der örtlichen Bevölkerung ausreichen. Die Liste solcher Überangebote ließe sich beliebig fortsetzen.

Die Politik war über viele Jahre hinweg unfähig, eine bedarfsgerechte Krankenhaus-Versorgung zu planen. Das sollte jetzt der Markt auf seine Weise erledigen. »Es ist für die Politik unheimlich schwer, ein Krankenhaus zuzumachen «, rechtfertigt heute Ex-Abteilungsleiter Hermann Schulte-Sasse, der mit der grünen Politikerin Andrea Fischer die DRG-Einführung vorantrieb, dieses Ziel der Reform. »Wir haben gehofft, dass einige Krankenhäuser mit den Fallpauschalen nicht klarkommen und dass sich so Überkapazitäten abbauen.«

Doch diese Hoffnung ist keine Spezialität der Grünen gewesen. Als Andrea Fischer zurücktreten musste und das Bundesgesundheitsministerium an die SPD-Politikern Ulla Schmidt fiel, wurde Franz Knieps zum Abteilungsleiter berufen. Auch die SPD hoffte darauf, über den Wettbewerb die Anzahl der Krankenhäuser in Deutschland reduzieren zu können. »Die Politik hat gelernt, dass sie die Schließung überflüssiger Krankenhäuser nicht hinkriegt«, meint rückblickend auch Franz Knieps. »Krankenhausplanung ist Ländersache. Da fühlt sich der Bund machtlos. Also haben wir auf die Macht des Wettbewerbs gesetzt.«

Die Politik hat also damals einen Verdrängungswettbewerb initiiert, letztlich zum Schaden und auf Kosten vieler Patienten. Eine der Nebenwirkungen, die Politiker und auch Krankenkassenfunktionäre immer noch nicht wahrhaben wollen: Ob die Gewinner dieses Verdrängungswettkampfes jene Kliniken sein werden, die qualitativ beste Versorgung und Behandlung bieten, ist zweifelhaft. Womöglich werden die Krankenhäuser oder Krankenhausketten überleben, denen es am besten gelingt, die Behandlung der Patienten nach dem Muster industrieller Produktion zu organisieren, und die sich außerdem auf lukrative Eingriffe und Erkrankungen spezialisieren.

Tatsache ist jedenfalls, dass seit Einführung der DRGs so gut wie kein Krankenhaus geschlossen wurde. Zwar geht die Zahl auf dem Papier zurück, doch das hängt fast nur damit zusammen, dass Krankenhäuser fusioniert haben oder unter dem Dach von privaten Klinikketten modernisiert wurden[3].

»Blutig« entlassen? – Industrialisierte Patientenversorgung

Zurück zu den Anfängen. Aus der Ärzteschaft hagelte es massive Kritik. Der deutsche Ärztetag befasste sich im Jahr 2001 mit der DRG-Reform. Die DRGs würden zu schnell eingeführt, und es sei übertrieben, sie auf alle Krankheiten auszuweiten. Großes Unbehagen über die nun anstehende »Ökonomisierung« des Krankenhauses war spürbar. Würden die Kliniken nun dazu übergehen, Patienten zu früh, ja noch »blutig« zu entlassen, um die Pauschalen möglichst gewinnbringend auszuschöpfen? Denn nun lohnte es sich nicht mehr, die Patienten so lange wie möglich in der Klinik zu behalten. Nun wehte der Wind genau anders herum: Die Vergütung mit einer Pauschale setzt den wirtschaftlichen Anreiz, die Patienten möglichst schnell nach Hause zu schicken, das Bett möglichst rasch frei zu machen für den nächsten »Fall«. Zu den Kritikern gehörte damals Günther Jonitz, Präsident der Berliner Ärztekammer. Er versuchte noch im Mai 2001 zu erreichen, dass die Einführung der DRGs zumindest verschoben wird. Der Kranke sei zu einem abrechnungsfähigen Fall degradiert, kritisierte Jonitz auf dem deutschen Ärztetag. Danach werde er nach dem Motto »quicker and sicker« zwar schneller nach Hause geschickt, aber am Ende kränker sein. Jonitz befürchtete eine »Industrialisierung der Patientenversorgung«: »Der Anspruch auf eine humane Behandlung geht komplett baden.« Mancher Kranke brauchte nicht nur eine neue Hüfte: »Man muss ihn vielleicht auch seelisch wieder mobilisieren, weil er vereinsamt ist und keinen Lebenswillen mehr hat.«[4] Der Faktor Zeit hätte im DRG-System keine Ziffer.

Nicht alle Gefahren, die Günther Jonitz auf dem Ärztetag beschwor, sind eingetreten. Es kam nicht zu den »blutigen Entlassungen«, über die im Vorfeld heftig diskutiert wurde. Die »Verweildauer« ging zwar um durchschnittlich 2,2 Tage zurück, aber längst nicht so extrem, wie Kritiker dies befürchtet hatten[5]. Für die meisten Patienten ist es sicher ein Fortschritt, wenn die Behandlung im Krankenhaus nicht wie früher aus wirtschaftlichen Gründen in die Länge gezogen wird.

Ältere und gebrechliche Menschen beklagen allerdings, dass für sie die Entlassung zu früh gekommen sei. Das geht aus Befragungen hervor, die unabhängige Wissenschaftler der Universität Bremen durchgeführt haben[6]. Offenbar gibt es durchaus Patienten, die dem schnellen Takt des DRG-Zeitalters nicht gewachsen sind.

In jede Fallpauschale ist eingerechnet, wie lange der Patient im Durchschnitt benötigt, um zu genesen und aus der Klinik entlassen werden zu können. In Deutschland ist bis heute kein Netz geschaffen worden, in dem ältere oder alleinstehende Menschen, deren Wunden zwar verheilt sind, die sich aber wacklig und schwach fühlen, aufgefangen werden können. Nötig wäre zum Beispiel ein ›Krankenhaus light‹ – also Einrichtungen, die eine stationäre Versorgung und Pflege bieten, ohne die teure Hochleistungsmedizin vorzuhalten, aber mit Ärzten und Pflegekräften, die sich um frisch Entlassene kümmern. Solche Zukunftsmodelle werden von Gesundheitswissenschaftlern immer wieder ins Gespräch gebracht und sind in den USA als Pilotprojekte bereits umgesetzt.

Doch mit seiner Sorge vor einer »Industrialisierung der Patientenversorgung« lag der Berliner Kammerpräsident Günther Jonitz gar nicht so falsch. Das sagt jedenfalls ein Insider, der die privatisierte Krankenhauswelt in seinen letzten drei Berufsjahren kennengelernt hat und sich als Pensionär heute unabhängig genug fühlt, darüber öffentlich zu reden. Professor Bernward Ulrich war jahrelang Chefarzt für Chirurgie am städtischen Klinikum Düsseldorf. Im Jahr 2006 verabschiedete er sich erst mal in den Ruhestand. Aber dann holte ihn die Klinik in eine leitende Funktion zurück, und so bekleidete Ulrich drei Jahre lang, von 2008 bis 2011, die Position eines Ärztlichen Direktors am selben Klinikum, das zwischenzeitlich an die private Sana-Kette verkauft worden war.

Ulrich ist heute Anfang siebzig, hochgewachsen, die grauen Haare glatt gescheitelt. Zu Beginn blickte er unsicher in die Runde, als er im Mai 2012 auf dem Chirurgenkongress in Berlin zum ersten Mal öffentlich über die Gefahren einer, wie er meint, »übertriebenen« Ökonomisierung der Krankenhäuser sprach. Doch dann nahm er kein Blatt vor den Mund. Er war kein Gegner der Privatisierung, erläuterte er, und zunächst sah er auch kein Problem, als die private Klinikkette nach der Übernahme ein neues Management einsetzte, das die betriebsinternen Abläufe straffte und neu strukturierte. Schließlich schleppten die öffentlichen Krankenhäuser genug »Ballast« mit sich herum, verschwendeten Ressourcen durch Missmanagement und schlechte Organisation. Die Effizienzsteigerung fand Ulrich zu Anfang in Ordnung. Doch dann seien die Sana-Kette wie auch andere private Träger dazu übergegangen, die Abläufe im Krankenhaus nach dem Vorbild industrieller Produktion zu gestalten und den Weg des Patienten im Krankenhaus durchzustrukturieren wie die Herstellung eines Autos in der Fabrik – so jedenfalls der Eindruck von Professor Ulrich. Ein Weg, der nun mit einer gewissen Verzögerung auch von öffentlichen und kirchlichen Häusern nachvollzogen wird.

Ulrich nennt rückblickend Beispiele für seine Einschätzung: das »zentrale Belegungsmanagement« etwa, das die Abfolge der Operationen mit genauen Zeiteinheiten taktet – wie die Abfolge der Montage eines Autos am Band. Nur Notfälle durften den Fluss der Optimierung stören, hieß es damals. Es sei nahezu unmöglich gewesen, einen Patienten aus rein menschlichen oder psychologischen Erwägungen dazwischen zu schieben, berichtet Ulrich über seine damaligen Erfahrungen. Man spürt förmlich, wie sehr ihn das geärgert hat, denn das widersprach seinem Selbstverständnis als Arzt.

Oder die Zusammenlegung von Fachstationen: Privat geführte Häuser waren als Erste dazu übergegangen, die Stationen im Krankenhaus aufzulösen, berichtet er. Innere, chirurgische, kardiologische, HNO-Stationen gibt es mittlerweile in einigen Häusern nicht mehr. Die Patienten verschiedener medizinischer Fachgebiete liegen durcheinander. Das Pflegepersonal wurde mit Schnellschulungen in die neuen Aufgaben eingewiesen. Pflegekräfte müssen mehr beherrschen, in der Pflege augenoperierter Patienten genauso versiert und fachkundig sein wie im Umgang mit Herzkranken. Es ist klar, dass die Ressource Pflegepersonal aus betriebswirtschaftlicher Sicht optimaler genutzt werden kann, wenn die Stationen gemischt sind. Wenn es Fachstationen gibt, muss immer eine bestimmte Zahl von Pflegekräften für die Fachstation vorgehalten werden, egal, ob diese voll belegt ist oder nicht. Wenn aber alle Patienten durcheinanderliegen und die Stationen mit Patienten aufgefüllt werden, egal, mit welcher Erkrankung sie aus dem Operationssaal kommen oder eingeliefert werden, benötigt man weniger Pflegepersonal, um die gleiche Anzahl Kranker zu versorgen. Das ist die betriebswirtschaftliche Logik, die hinter solchen Maßnahmen steckt. Professor Ulrich weiß jedoch aus Erfahrung, dass sich dadurch die pflegerische Versorgung der Patienten verschlechtert. »Schwestern und Pfleger sind spezialisiert, haben ein besonderes Wissen im Umgang mit bestimmten Erkrankungen erworben, so wie auch Ärzte ihre Fachgebiete haben.« Und plötzlich sollten Pfleger und Krankenschwestern alles können? Aus seiner Sicht blanker Unsinn und ein Beispiel dafür, wie medizinische Standards untergraben werden, schleichend und für Außenstehende schwer durchschaubar.

Den ehemaligen Ärztlichen Direktor störte vor allen Dingen, dass die Effizienz permanent gesteigert werden musste, obwohl das Krankenhaus und selbst die betroffene Abteilung längst schwarze Zahlen schrieb und Gewinne erwirtschaftete. Die Folgen hatte Professor Ulrich bis zu seinem Ausscheiden selbst erlebt: zunehmende Arbeitsverdichtung, noch weniger Zeit für Gespräche mit Patienten, wachsender Druck, Fallzahlen zu erhöhen – oder den sogenannten »Case mix« zu steigern, also mehr Patienten zu behandeln, deren Krankheit ein hohes »Relativgewicht« ausweist, wie es im DRG-Jargon heißt, Bonuszahlungen mit immer höheren Geldanreizen und das aus seiner Sicht damit einhergehende Risiko, dass Patienten auch zum Wohl des Krankenhauses behandelt werden und durch unnötige oder zweifelhafte Eingriffe Schaden nehmen.

Industriell getaktete Medizin und Ausverkauf öffentlicher Krankenhäuser

Öffentliche und auch kirchliche Häuser versuchen, die Abläufe im Krankenhaus mittlerweile ähnlich zu »takten«. Sie müssen mithalten, wenn sie nicht untergehen wollen in diesem neu geschaffenen Krankenhausmarkt.

Beispiel Visite: Eine Krebsstation in einem städtischen Krankenhaus. Die Krebsstation bringt dem Krankenhaus gutes Geld, sie ist fast immer ausgelastet. Dennoch sollen die Abläufe optimiert werden. Die Ärzte machen geltend, dass sie auf einer Krebsstation mehr Personal benötigen als auf anderen Stationen. Die Geschäftsführung engagiert eine Unternehmensberatung. Die begleitet die Ärzte über mehrere Tage. Am Ende finden die Ökonomen heraus: Die Visite dauert zu lange. Die Ärzte nehmen sich zu viel Zeit für Gespräche mit den Krebspatienten. Die Unternehmensberatung schlägt vor, die Visite zu verkürzen, Gespräche zu optimieren. Doch die Ärzte lehnen es kategorisch ab, sich genaue Zeitfenster oder »Slots« für eine Visite vorschreiben zu lassen.

Der Markt für Krankenhäuser entstand erst mit der Einführung des Abrechnungssystems nach DRGs. Ab dem 1. Januar 2003 ging es Schlag auf Schlag: Ein öffentliches Krankenhaus nach dem anderen wurde an private Klinikketten verkauft. Hamburg zum Beispiel stieß alle kommunalen Häuser an den privaten Klinikbetreiber Asklepios ab. Das Land Hessen sogar eine Universitätsklinik an den Rhön-Konzern (siehe Der erloschene Leuchtturm S. 197).

Im November 1999, auf der von der Medizinindustrie dominierten Medica-Messe in Düsseldorf, hatte die Unternehmensberatung Arthur Andersen noch prognostiziert, dass bis zum Jahr 2015 etwa 400 von 2200 Krankenhäusern geschlossen würden[7]. Mit dieser Prognose lagen die Berater allerdings ziemlich daneben: Städte, Kirchen, Landkreise machten »ihre« Krankenhäuser nicht einfach dicht, sie suchten private Investoren, die die Kliniken weiterbetrieben. Tatsächlich sank nur die Zahl der kommunalen und städtischen Kliniken. Im Gegenzug konnten private Klinikketten ihren Marktanteil kräftig ausbauen. Sie sind die Gewinner des DRG-Zeitalters. Ein Drittel aller Kliniken sind heute im Besitz privater Konzerne.

Warum rutschten viele öffentliche Häuser tief in die roten Zahlen? Die Zeit, in denen die Budgets der Krankenhäuser auf die jeweilige Kostenstruktur des Hauses abgestimmt waren, ging zu Ende. Bis dahin hatten die Krankenkassen mit den Kliniken ein Budget ausgehandelt, das den tatsächlich angefallenen Ausgaben entsprach.

Bis Mitte der 90er Jahre gab es sogar noch das Prinzip der Selbstkostendeckung: Die Krankenkassen mussten nachzahlen, wenn das vorher vereinbarte Budget überschritten wurde, umgekehrt erstatteten die Krankenhäuser die zu viel gezahlten Versichertengelder zurück, wenn etwas übrig blieb. Welches Krankenhaus nun wirtschaftlich arbeitete und welches nicht, ließ sich so allerdings schwer herausfinden.

Durch die Fallpauschalen änderte sich das Finanzierungssystem grundlegend. Nun bekamen alle Kliniken aus demselben Bundesland für jede Krankheit und jede Behandlung die gleiche Summe.

Zunächst sind die Preise nur in den jeweiligen Bundesländern vereinheitlicht worden, derzeit bestehen also noch Unterschiede zwischen Bayern und Mecklenburg-Vorpommern; aber schon ab 2013 soll deutschlandweit für die Behandlung eines Schlaganfalls oder für eine Operation an der Bandscheibe derselbe Pauschalpreis gezahlt werden. Das einheitliche Preissystem berücksichtigt nicht mehr, ob es sich um eine Spezialklinik, um ein großes städtisches Krankenhaus der Allgemeinversorgung oder um ein Universitätsklinikum handelt, das in der Regel Patienten mit komplizierten Erkrankungen aufnimmt; ob die Bausubstanz alt ist und die Gebäude marode, ob in der Vergangenheit Geld für Investitionen in die Gebäude zur Verfügung stand oder nicht.

Diese ungleichen Bedingungen sind der Hauptgrund, warum viele öffentliche Krankenhäuser seit 2003 zu den Verlierern des neuen Abrechnungssystems gehören. Zwar waren öffentliche Kliniken oft schlecht gemanagt von nicht dafür ausgebildeten Verwaltungsleitern, doch sie hatten ohnehin kaum Chancen, in diesem Wettbewerb zu überleben. Denn die öffentliche Hand hat sich aus der Krankenhausfinanzierung zurückgezogen. Der Staat, eigentlich zuständig für Investitionen in Gebäude, kommt seiner gesetzlichen Verpflichtung, für Sanierung, Neu- und Ausbau der Kliniken Steuergelder zur Verfügung zu stellen, immer weniger nach.

Mit der Umstellung auf die DRG-Pauschalabrechnung gerieten eine veraltete Bausubstanz und der Mangel an Investitionsmitteln sofort zu einem immensen Wettbewerbsnachteil. Fallpauschalen decken ja nur jene Kosten ab, die im Durchschnitt für eine Behandlung aufgewendet werden müssen – wer teurer »produziert«, rutscht zwangsläufig ins Minus. Wie sollte aber ein öffentliches Krankenhaus mit Fallpauschalen kostendeckend wirtschaften, wenn der Wind durch undichte Fenster pfiff, die Heizungsanlage schon ins Museum gehörte oder wenn die medizinischen Abteilungen auf verschiedene Nebengebäude verteilt waren? Effizienz, Optimierung der Behandlungsabläufe, Rationalisierung, kurze

Wege für das Personal waren notwendig, um mit den Fallpauschalen haushalten zu können – aber wie sollte das unter solchen baulichen Gegebenheiten funktionieren?

Es sind die Bundesländer, die diese Misere zu verantworten haben. Laut Grundgesetz gehört die Sicherstellung der Krankenhausversorgung zum Bereich staatlicher Daseinsvorsorge. Diesen sogenannten Sicherstellungsauftrag hat der Bund bereits in den 70er Jahren den Ländern übertragen. Seitdem sind die Landesregierungen in der Pflicht, die Krankenhäuser mit ausreichenden Investitionsmitteln auszustatten.

Wie so vieles im deutschen Gesundheitswesen ist auch die Finanzierung der Krankenhäuser eigentümlich kompliziert geregelt. Es gilt das sogenannte »duale System«: Die Krankenkassen zahlen den Kliniken die Behandlungs- und Betriebskosten, die Landesregierungen müssten für den Neubau und die Sanierung der Gebäude aufkommen. Doch die Bundesländer geizen seit Jahren mit Investitionsmitteln, obwohl sie damit gegen ihren gesetzlichen Auftrag verstoßen. Das Gesetz schreibt den Ländern aber nicht vor, wie hoch die Investitionsmittel ausfallen müssten, und so kommen immer kleinere Häppchen bei den Krankenhäusern an, in manchen Häusern gar nichts. Seit Beginn der 90er Jahre sanken die öffentlichen Investitionsmittel um 50 Prozent[8]. Den Investitionsstau schätzt das RWI-Institut in Essen heute auf 16,2 Milliarden Euro[9]. Zwar schmücken sich Landespolitiker gerne mit »ihren« Krankenhäusern, und sie würden diese Zuständigkeit auch vehement verteidigen, aber bezahlen wollen sie dafür nicht.

Weil die öffentliche Hand ihre Verpflichtungen nicht erfüllt, kommt es zum Ausverkauf öffentlicher Kliniken. Private Klinikkonzerne beherrschen, wie gesagt, heute ein Drittel des Krankenhausmarktes. Sie leihen sich das Geld für Investitionen am Kapitalmarkt, bauen neue Kliniken mit großen Abteilungen, lichten Zimmern, kurzen Wegen, zentralen Aufnahmen, niedrigen Betriebskosten, lagern Abteilungen in sogenannte Servicegesellschaften aus: Fuhrpark, Küche, Gärtner, Reinigung, Rettungsdienst. Für die Beschäftigten heißt das in der Regel niedrigere Löhne. An den Helios-Kliniken Schwerin etwa sanken die Löhne der Stationshelferinnen zum Beispiel von 11,20 Euro auf 6,70 Euro brutto pro Stunde[10].

Privaten Trägern gelang es meistens im Handumdrehen, die städtischen und kommunalen Krankenhäuser aus der Verlustzone herauszuführen. Da gab es offenbar viele brach liegende Reserven. Manchmal klappte es schon nach einem Jahr, die Kliniken kostendeckend zu betreiben. Doch die privaten Betreiber verlangen mehr. Die Investition soll sich rechnen, und zwar mit Renditen, die im Krankenhaus bisher völlig unüblich sind. Seit die Helios-Kliniken von dem Pharmakonzern Fresenius übernommen wurden, sollen Helios-Krankenhäuser nach fünf Jahren traumhaft hohe Umsatzrenditen von bis zu fünfzehn Prozent erwirtschaften[11]. Der Rhön-Konzern will acht bis zehn Prozent, die Klinikkette Sana gibt sich mit einer Umsatzrendite von bis zu sechs Prozent zufrieden[12].

Der Haken: In die DRGs sind keine Renditen einkalkuliert. Und auch keine Kosten für Investitionen in Gebäude. Denn für die Investitionen sollen ja die Länder aufkommen. Fallpauschalen sollen den Krankenhäusern nur ermöglichen, kostendeckend zu behandeln. Wer also hohe Gewinne erwirtschaften will, wie die privaten Klinikketten, oder wer noch Finanzmittel für Investitionen erwirtschaften soll, wie das von öffentlichen Krankenhäusern immer häufiger erwartet wird, muss die Abläufe im Krankenhaus fortwährend »optimieren«, wie die Ökonomen das nennen: Personal einsparen oder die Fallzahlen steigern.

Der Nebel hatte sich schnell verzogen; es ist kühl, aber heiter an diesem Morgen des 14. November 2008. Der Helios-Konzern hatte zu seiner Jahreshauptversammlung in das Berliner Kongresszentrum mit der weithin sichtbaren Kuppel geladen. Hier, im alten Zentrum Berlins, spricht der Vorstandsvorsitzende Francesco De Meo zu den Führungskräften seiner 114 Kliniken. Helios blicke auf ein gutes Geschäftsjahr zurück. Allerdings müsse der Umsatz auch im kommenden Jahr wachsen. »Wir brauchen Fälle, Fälle, Fälle«, ruft er in den Saal. »In unseren Kliniken steigern wir konsequent die Fallzahlen, um die Standorte langfristig zu sichern.« Der Konzernchef wirft Grafiken mit vielen bunten Säulen an die Wand: Einen besonders hohen Anstieg sieht man bei den Operationen, die gerade überall Mode sind: künstliche Gelenke, Eingriffe an der Wirbelsäule, Leistenbruch-Operationen, Interventionen am Herzen[13].

Dem Credo der Fallzahlsteigerung folgen mittlerweile alle Kliniken. Auch die Häuser, die den Kirchen gehören oder sich noch in öffentlicher Hand befinden, können ihre Existenz nur durch Fallzahlsteigerungen sichern. Von den meisten wird bisher nur verlangt, dass eine schwarze Null vor dem Komma steht – doch mit alter Bausubstanz ist selbst das nicht zu schaffen. Und mittlerweile sollen auch kirchliche oder kommunale Kliniken eine kleine Rendite erwirtschaften, wenigstens das Geld für die Investitionen in Gebäude selbst verdienen. Das erwarten Bürgermeister, Kirchenchefs, Landräte. Und so wetteifern alle um Patienten, wollen wachsen und können das nur, wenn sie ihre Leistungen ausdehnen, Personal einsparen, Löhne senken.

Und noch etwas heizt diesen Wettbewerb an: Im Institut für das Entgeltsystem im Krankenhaus, kurz InEK, werden die Fallpauschalen jedes Jahr neu kalkuliert. Dieses Institut wurde im Zuge der Einführung der Fallpauschalen gegründet und ist so etwas wie ein großes Informatikzentrum, in dem Informatiker und Statistiker jede Erkrankung mit einem »Relativgewicht« versehen und alle Krankheiten und Behandlungen in Codes übersetzen, die dann wiederum in Euros umgerechnet werden. Eine ausgefeilte Software checkt bei jeder Erkrankung und Therapie alljährlich, ob die Pauschale gesenkt oder erhöht werden muss. In diese Kostenrechnung gehen auch Lohnerhöhungen ein – allerdings nicht in der tatsächlichen Höhe. Das Krankenhausgesetz schreibt vor, dass nur Lohnerhöhungen von rund einem Prozent pro Jahr berücksichtigt werden dürfen. Die Ärzte haben durch Streiks in den vergangenen Jahren jedoch Lohnsteigerungen in deutlich größerem Umfang durchgesetzt. Auch diese Lücke müssen Krankenhäuser schließen – durch Fallzahlsteigerungen, Rationalisierung, Ausgliederung von Dienstleistungen und dadurch, dass die Löhne zum Beispiel von Putzkräften oder Servicepersonal gesenkt werden.

Durch scheinbare Effizienz Kostensteigerung für alle

So verfolgt jedes Krankenhaus betriebswirtschaftliche Ziele, versucht, möglichst alle Bereiche der Patientenversorgung nach ökonomischen Effizienz-Kriterien durchzustylen. Diese betriebswirtschaftliche Ausrichtung mag aus der Sicht jedes einzelnen Krankenhauses richtig sein, für das Gesundheitswesen insgesamt ist sie kontraproduktiv. Denn obwohl jedes einzelne Krankenhaus Personal einspart, Abläufe rationalisiert und optimiert, sind die Gesamtausgaben der Gesetzlichen Krankenversicherung für die Krankenhäuser rasant angestiegen: Von 45,9 Millarden Euro im Jahr 2002 auf 62,6 Milliarden Euro im Jahr 2012[14]. Dabei lautete die Zielsetzung doch, dass die Einführung der Fallpauschalen die »Wirtschaftlichkeit der stationären Versorgung verbessern« und so dazu beitragen würde, den Anstieg der Krankenhauskosten zu begrenzen – so steht es jedenfalls als Begründung im Gesetz[15]. Tatsächlich eingetreten ist genau das Gegenteil. Eine Steigerung der Ausgaben für die Krankenhäuser um fast 40 Prozent – allein daran lässt sich die Fehlentwicklung dieses Abrechnungssystems ermessen. Denn die »Fallzahlsteigerungen« müssen irgendwie bezahlt werden. Aus der betriebswirtschaftlichen Sicht des Krankenhauses mag eine Operation lukrativer sein als die konservative Behandlung des Rückens. Für das Gesundheitswesen insgesamt ist eine solche Entwicklung eine Katastrophe, und zum Wohl des einzelnen Patienten sind unnötige Interventionen mit Katheter oder Operationsmikroskop sicherlich nicht. Höchstens ein Drittel dieser Fallzahlsteigerungen kann damit erklärt werden, dass die Bevölkerung älter wird und dadurch der medizinische Behandlungsbedarf steigt[16].

Ganz offensichtlich hat die DRG-Abrechnung eine ziemliche Schlagseite in Richtung Operation und Apparatemedizin. Das liegt wohl daran, dass im Krankenhaus nun die Gesetze der »economies of scale« gelten: »Wer viel operiert und das industriemäßig macht, wird reich«, sagen Medizincontroller. Alle Behandlungen, die Medizintechnik benötigen, für die ein Operationssaal oder ein Katheterlabor erforderlich ist, die mit Schneiden, Hämmern, Sägen zu tun haben, können am besten nach dem Vorbild industrieller Produktion getaktet und durchrationalisiert werden. Darum sind die Fallpauschalen für künstliche Gelenke, Herzschrittmacher, Implantate, Kathetereingriffe, Rückenoperationen besonders lukrativ – wer sich darauf spezialisiert und die Abläufe industrialisiert, kann mit solchen DRGs die Gewinnmargen steigern.

In welche Versuchung leitende Krankenhausärzte kommen können, zeigt uns ein junger Oberarzt für Innere Medizin. Er arbeitet an einem großen Krankenhaus, will jedoch lieber anonym bleiben. Auf dem Bildschirm ruft er gängige Erkrankungen aus seinem Fachgebiet auf: Magenschleimhautentzündung, Brust- und Herzschmerzen, vorübergehende Bewusstlosigkeit. Er zeigt uns, wie die Euros nur so fließen, wenn Patienten mit diesen Krankheiten noch ins Herzkatheterlabor geschoben werden: Für jeden Kathetereingriff bekommt das Krankenhaus 1000 Euro bis

3000 Euro mehr. Es lohnt sich also für das Krankenhaus, bei diesen Patienten immer noch eine Herzkatheteruntersuchung »mitzunehmen«. Ob ein solcher Eingriff nötig ist, dafür interessiert sich niemand. Die Indikation, wie die Mediziner sagen, also die Notwendigkeit eines solchen Eingriffs, wird normalerweise von außen nicht überprüft. Nur wenn das Krankenhaus in den Verdacht kommt, falsch abgerechnet zu haben, schauen sich die Prüfer des Medizinischen Dienstes der Krankenkassen auch die Indikation, die zu dem Eingriff geführt hat, genauer an. Doch das ist eher die Ausnahme, keinesfalls die Regel.

Es ist jedenfalls verführerisch, mal eben »einen Katheter zu schieben«, um den Umsatz der eigenen Abteilung zu verbessern und die von der Geschäftsführung geforderten Fallzahlen zu erreichen. Die DRGs können nicht erkennen, ob die Behandlung notwendig ist oder nicht. »Das DRG-System geht davon aus, dass da ein Arzt ist, der gute Medizin macht, der nur das erbringt, was wirklich notwendig ist«, sagt der Oberarzt. »Viele Ärzte machen das ja auch immer noch. Doch man vergisst den wirtschaftlichen Druck, der auf den Häusern lastet. Viele Ärzte leiden darunter.«

Der Oberarzt hat gerade von einer jungen Kollegin aus einem kleineren Krankenhaus der Allgemeinversorgung etwas erfahren, das ihn sehr nachdenklich stimmt. Sie wurde von ihrem Chefarzt angewiesen, einen Patienten länger als medizinisch sinnvoll zu beatmen. Als sie den Beatmungsschlauch entfernen wollte, hieß es, die künstliche Beatmung müsse noch einige Tage fortgesetzt werden. Medizinische Gründe gab es nicht. Die Ärztin wusste sofort, warum es zu dieser Anweisung kam. Zwei Tage später konnte erst die höherwertige DRG aufgerufen werden, die Fallpauschale, die mehr Geld abwirft. Eine künstliche Beatmung bis zu vier Tagen bringt einem Krankenhaus 10 804 Euro ein, dauert die Beatmung aber elf Tage, kann ein Erlös von 20 637 Euro erzielt werden[17]. Solche Quantensprünge setzen geradezu fatale wirtschaftliche Anreize. Da »lohnt« es sich, Patienten zwei oder drei Tage später von der Beatmungs-maschine zu entwöhnen und die elf Tage auszunutzen. Das Problem ist freilich, dass sich die Verlängerung der Beatmung für den Patienten gefährlich auswirken kann. Denn das Risiko einer schweren Lungenentzündung steigt mit jedem Tag, an dem der Patient künstlich beatmet wird, und eine solche Lungenent-zündung kann bei schwerkranken Menschen tödlich verlaufen.

Die Ärztin widersetzte sich übrigens der Anweisung des Chef-arztes. Doch das ist nicht selbstverständlich.

Stückgut Patient

In Berlin-Mitte, nur wenige Schritte vom Berliner Ensemble, dem Theater von Bertolt Brecht und Helene Weigel, entfernt, findet man das »Brechts«, ein nettes Restaurant, das früher »Trichter« hieß. Es soll in den 50er Jahren ein beliebter Treffpunkt für den Theater-Regisseur Brecht und seine Freunde gewesen sein. Heute schmiedet hier ein streitbarer Pensionär revolutionäre Pläne. Pro-fessor Lothar Weißbach sitzt hier gerne, zwischen Fotos von Brecht und seiner Frau Helene Weigel; jahrelang war er am Berliner Ur-ban-Krankenhaus Chefarzt und schließlich Direktor. Mit dieser festen Stimme hat er früher wohl auf den Visiten mit seinen Pati-enten und Ärzten gesprochen; jetzt eröffnet er das Gespräch mit den Worten: »Ich bin draußen und kann offen reden, die ande-ren halten den Mund, weil ihnen sonst ihre Geschäftsführer die Hölle heiß machen.« Was ihm seine Kollegen und Kolleginnen aus den Krankenhäusern erzählen, hält Weißbach für eine Kata-strophe. Ärzte, sagt er, würden immer häufiger als »Produktions-kraft« angesehen, die für das Krankenhaus »Produktionsziele« zu erfüllen hat. Ärzte würden austauschbar. Ärztliche Kunst gehe verloren: die Kunst, zu untersuchen, die Fähigkeit, Veränderun-gen im menschlichen Körper zu erfassen, um dann zu einer Dia-gnose zu kommen.

»Unter dem Druck der Geschäftsführer wird die Indikation gebeugt«, sagt Weißbach. »Alle wissen das – aber die Ärzte, die im Krankenhaus arbeiten, können es nicht offen sagen.« Die Indikation beugen, heißt, dass der Arzt Unnötiges veranlasst, um die Umsatzziele seiner Klinik zu erfüllen. »Es gab schon immer Ärzte, die zu viel operieren, weil sie von einer neuen Operationsmethode überzeugt sind, aus Ehrgeiz oder Dummheit oder weil sie persönlichen Vorlieben folgen ... Aber heute setzt das System einen Anreiz zu ärztlichem Fehlverhalten. Das ist der Unterschied zu früher.«

Der Professor im Ruhestand kennt viele Ärzte: Da ist der Chefarzt, der in diesem Jahr nur bei zwei Patienten die medizinische Notwendigkeit sah, eine Transplantation durchzuführen. Der Geschäftsführer setzt ihm jetzt die Pistole auf die Brust: Er soll die Zahl der Transplantationen um ein Vielfaches steigern. Transplantationen gehören zu den bestbezahlten DRGs. Da geht es um 150 000 Euro pro Eingriff und mehr.

Solche Schilderungen lassen dem Professor im Ruhestand keine Ruhe. Gerade versucht er, Krankenhaus-Mediziner, die noch »drinnen« sind, zu einem öffentlichen Protest zu überreden. Er telefoniert, schreibt Emails, trifft sich abends zum Wein. Weißbach lächelt. Noch hat er die Kolleginnen und Kollegen nicht dazu gebracht. Aber es wird ihm schon noch gelingen.

Weißbach ist immer wieder Gast bei der Parlamentarischen Gesellschaft im Bundestag und spricht mit Abgeordneten aus dem Gesundheitsausschuss. Er wählt drastische Worte: »Die Politik hat aus dem Krankenhaus eine Gesundheitsfabrik gemacht und aus den Patienten Stückgut.«

In der baden-württembergischen Großstadt Heilbronn lebt ein anderer Pensionär, der bis vor Kurzem noch Chefarzt am Städtischen Klinikum Heilbronn war und zunehmend das Gefühl bekam, dass Krankenhäuser mit normalen Produktionsbetrieben verwechselt werden und unter dem Druck, billig zu »produzieren«,

Ärzte dazu missbrauchen, die »Produktionsraten« zu steigern. Es ist Professor Uwe Schulte-Sasse, auch er ein Arzt alter Schule mit einem klaren Anliegen: Als Anästhesist liegt ihm die Patientensicherheit besonders am Herzen. Zwei Jahrzehnte lang war er Chefarzt der Intensivstation und Ärztlicher Direktor der Klinik. Zufällig ist er verwandt mit dem Abteilungsleiter Hermann Schulte-Sasse, der unter der grünen Ministerin Andrea Fischer das DRG-System entwickelt hat. Diesen von der Politik initiierten Verdrängungswettbewerb hält der Ex-Chefarzt aus Heilbronn für die größte Fehlentwicklung des Gesundheitswesens überhaupt. »Nicht die besten Krankenhäuser werden diesen Wettbewerb gewinnen, sondern diejenigen, die medizinische Standards auf das gerade noch zulässige Maß unterschreiten.«

Seit er im Jahr 2011 aus dem Krankenhausbetrieb ausgeschieden ist, wird er von Gerichten als Sachverständiger zu Prozessen geladen, in denen Mediziner wegen Behandlungsfehlern angeklagt sind. Dass aber nur Mediziner vor Gericht gestellt werden und nicht auch die Geschäftsführer, ärgert Schulte-Sasse. Denn nach seiner Erfahrung arbeiten Ärzte, Schwestern und Krankenpfleger immer häufiger unter Bedingungen, die fast zwangsläufig die Sicherheit von Patienten gefährden. Und der erfahrene Arzt sieht die Gefahr, dass die Patientensicherheit dem wachsenden »Produktionsdruck« geopfert wird: immer schnellere Wechsel im Operationssaal, immer kürzere Verweildauer auf der Intensivstation, damit das Bett schnell wieder frei wird für die nächste Operation, und das alles mit immer weniger Personal.

Eigentlich, sagt Schulte-Sasse, müssten deshalb nicht nur die Ärzte, sondern auch die Manager auf der Anklagebank sitzen, denn die seien oftmals die »Täter hinter den Tätern«. Der langjährige Chefarzt kennt viele Beispiele, wo nach seinem Dafürhalten auch Klinik-Geschäftsführer zur Verantwortung gezogen werden müssten. Etwa wenn Manager verlangen, dass Operationsprogramme in schnellem Takt »durchgezogen« werden und beispielsweise Narkosen auch von unerfahrenen Assistenzärzten durchgeführt werden, die vielleicht mehr Zeit brauchen für die Einleitung einer Narkose oder besser überwacht werden müssten – was jedoch mit der geforderten Fallzahlsteigerung und Prozessoptimierung nicht in Einklang zu bringen ist[18].

Aber weil die wenigsten Ärzte sich wohl freiwillig dem Diktat der Fallzahlsteigerung beugen würden, haben sich findige Manager etwas Besonderes einfallen lassen: Sie schließen Bonusverträge mit leitenden Ärzten. Ein besonders trickreicher, aber durchaus erfolgreicher Versuch, vor allem Chefärzte mit ihrem eigenen Geldbeutel in die Pflicht zu nehmen.

Ursel Sieber

Boni für Chefärzte: unsittlich und gefährlich

Bonusverträge und Grenzverletzungen

Mit einem Abschiedsbrief verlässt der Kinderarzt Wolfgang Storm das Krankenhaus, in dem er 26 Jahre lang gearbeitet hat. Fast sein gesamtes Berufsleben hat er auf der Kinderstation verbracht, hat kranken Kindern geholfen, Leben gerettet, Leiden gelindert, Eltern Trost zugesprochen, wenn das Kind krank oder behindert war. Viele Jahre war er Stationsarzt, zuletzt Chefarzt der Abteilung für Kinderheilkunde. Und nun geht er, lässt sich mit dreiundsechzig vorzeitig pensionieren, obwohl er sich doch viel zu jung fühlt für ein Dasein als Pensionär und ihn seine Arbeit auf der Station ausgefüllt hat, bis zuletzt. Die Behandlung behinderter Kinder war ihm ein Herzensanliegen. Zwei Bücher über die medizinische Betreuung von Kindern mit Down-Syndrom hat er geschrieben.

Warum begibt sich so einer vorzeitig in den Ruhestand? Sein Abschiedsbrief ist viele Seiten lang, Auszüge werden später im Deutschen Ärzteblatt veröffentlicht[19]. Wolfgang Storm beschreibt, wie betriebswirtschaftliches Kalkül das Denken schleichend verändert und sich wie ein Krake in den medizinischen Alltag einnistet. Der Ton seines Briefes ist persönlich gehalten, der Stil eher unbeholfen. Aber der Kinderarzt trifft den Kern von Veränderungen, die Gesundheitswissenschaftler als »Ökonomisierung« oder gar als »Kommerzialisierung« des Krankenhauses bezeichnen: als Überlagerung ökonomischen Denkens über die Belange der Patienten und der Medizin. Wolfgang Storm zitiert Karl Jaspers, der das Gespräch zwischen Arzt und Patient als die Grundlage medizinischer Heilkunst bezeichnet, und beklagt, dass über die »Zeit- und

Prozessoptimierung sich das Eigentliche, nämlich Zeit, Zuwendung und Fürsorge, immer mehr zu einem luxuriösen Gut entwickelt«.

Storm kann sich noch genau an den Tag zu Beginn des Jahres 2005 erinnern, als die Geschäftsführung die Chefärzte zum ersten Mal zu einem »Zielvereinbarungsgespräch« bat. Dieses Wort war damals im Krankenhaus noch nicht geläufig. Der Geschäftsführer erklärt den Ärzten, sie hätten ab jetzt die Zahl ihrer Patienten fortlaufend zu steigern – und zwar um fünf bis zehn Prozent pro Jahr. Eine entsprechende Zielvereinbarung liege zur Unterschrift bereit.

Wolfgang Storm braucht eine Weile, bis er begreift, was man von ihm erwartet: Er habe künftig die Zahl seiner kleinen Patienten fortlaufend zu erhöhen. Eine solche Denkweise passt nicht zu seinem Selbstbild als Arzt. Sollte er sich auf die Straße stellen und kranke Kinder einfangen? Niedergelassenen Ärzten eine Prämie zahlen, damit sie ihre kleinen Patienten in seine Abteilung einweisen? »Das muss man sich mal auf der Zunge zergehen lassen«, sagt Wolfgang Storm, »nicht der fachliche und humanitäre Umgang mit Patienten soll für den Arzt im Vordergrund stehen, sondern die Profitsteigerung in Form von mehr Patienten.«

Er versucht, seinen Geschäftsführer davon abzubringen. Argumentiert, dies sei mit dem ärztlichen Ethos nicht vereinbar. Wolfgang Storm dringt nicht durch, unterschreibt schließlich doch, zähneknirschend. Aber er will sich mit dem neuen Denken nicht arrangieren. Resigniert und wütend geht er drei Jahre später in den Vorruhestand. Diese Krankenhauswelt ist nicht mehr die seine.

Aber Wolfgang Storm geht nicht schweigend. Er will eine Debatte anstoßen, schickt den Brief an das Deutsche Ärzteblatt. Das Echo ist spärlich. »Ich bin zwar nur eine Oberärztin, aber ich habe alles hautnah so erlebt«, schreibt ihm eine Chirurgin. Ein Krankenhausarzt aus Hof sieht die Gefahr, dass das Krankenhaus mit Hilfe der Ärzte zu einer angeblich »kundenorientierten Produktionsstätte des Gesundheitswesens« verkommt. Ein dritter Arzt findet den Brief larmoyant und ärgerlich: Chefärzte sollten aufhören, sich gegen ökonomische Notwendigkeiten zu stemmen[20].

Mehr Geld nur für mehr Operationen

»Zielvereinbarungen« kommen zu dieser Zeit immer mehr in Mode. Der Geist des neuen Abrechnungssystems mit dem Kürzel DRG[21], das die Politik wenige Jahre zuvor für die Krankenhäuser eingeführt hat, zeigt Wirkung. In immer mehr Kliniken werden Chefärzte aufgefordert, die Patientenzahlen auf den Stationen zu steigern. Die Geschäftsführer bieten dafür Bonuszahlungen. Marktmechanismen sollen im Krankenhaus stärker Fuß fassen. Wettbewerb und einheitliche Preise sollen dafür sorgen, dass Krankenhäuser wirtschaftlicher und effektiver arbeiten. Der Alltag im Krankenhaus verändert sich dadurch schleichend, von der Öffentlichkeit fast unbemerkt. Die Zielvereinbarung wird zum Instrument, Ärzte wie in der Industrie zu steigenden »Produktionszahlen« zu verpflichten.

Wer mehr operiert, mehr Schrittmacher einsetzt, mehr Gallenblasen entfernt, wird für diese »Mehrleistung« mit einer Extraprämie belohnt. Führungsprinzipien aus der Welt der Banken oder großer Industrieunternehmen finden sich plötzlich in der Medizin wieder.

Ins Blickfeld der Krankenhausmanager geraten zuerst jene Ärzte, deren Eingriffe sich für die Kliniken am meisten lohnen: Kardiologen, Orthopäden und Chirurgen. Sie sind die neuen Profitcenter im Krankenhaus, auf ihnen lastet der größte Druck, den Umsatz zu steigern und die Kosten pro Fall zu senken.

Als Kinderarzt Wolfgang Storm seine geliebte Klinik verlässt, unterschreiben immer mehr Chefärzte Bonusverträge, die Fallzahlsteigerungen belohnen. Im Jahr 2009, das zeigt eine Studie der Unternehmensberatung Kienbaum, enthält die Hälfte aller Arbeitsverträge solche Bonusregelungen. Der Bonus fließt dann, wenn die Ärzte es schaffen, die Behandlungszahlen zu steigern: mehr Herzschrittmacher, Stents oder Kathetereingriffe, mehr Operationen und Transplantationen. Meistens wird dieser Sachverhalt in den Chefarzt-Verträgen etwas vernebelt, denn formal sind Bonuszahlungen oft an die Steigerung sogenannter »Case-Mix-Punkte« gekoppelt. Das bedeutet, dass auch der Schweregrad einer Erkrankung beim Bonus mitgerechnet wird. Im DRG-System ist der Schweregrad der Erkrankung nach komplizierten Regeln »gewichtet« und mit einem »Relativgewicht« versehen, wie die Erfinder des DRG-Systems das nennen. Was sich also vor allem rechnet, sind Fallzahlsteigerungen bei Erkrankungen, die im DRG-Abrechnungsmodus ein hohes »Relativgewicht« haben. Das sind Operationen, Transplantationen, Untersuchungen, für die man allerhand Medizintechnik benötigt.

Teilweise bekommen Chefärzte darüber hinaus noch eine Bonuszahlung, wenn sie beim Personal sparen oder möglichst viele Privatpatienten an ihre Abteilung binden.

Es gestaltete sich ziemlich kompliziert, Chefärzte, die mit Bonusverträgen arbeiten, für ein Interview zu gewinnen. Sie haben Angst, sich mit Namen zu »outen« – weil sie sofort in den Geruch kommen, aus wirtschaftlichen und nicht aus medizinischen Gründen Patienten behandelt zu haben. Außerdem enthalten die Verträge eine Klausel, die zum Stillschweigen verpflichtet. Wir treffen dann doch einen Chirurgen an einem großen Krankenhaus. Es gäbe einiges über ihn zu erzählen, aber das würde seine Identität verraten. Nur so viel: In seinem Fachgebiet, der Chirurgie, hat er sich einen guten Ruf erarbeitet, man kennt in der Region, in der das Krankenhaus liegt, seinen Namen. Er ist fünfzig Jahre alt, Familienvater, seit ein paar Jahren Chefarzt. Nennen wir ihn Professor Namenlos. Er hat ein persönliches Anliegen: Die Öffentlichkeit müsse endlich begreifen, was in den Kliniken passiert.

Das städtische Krankenhaus, in dem er arbeitet, wird 2007 an einen privaten Klinikbetreiber verkauft. Die neue Geschäftsführung strukturiert das Krankenhaus unter betriebswirtschaft-lichen Gesichtspunkten um: Ausgliederung von Personal in Servicegesellschaften, Lohnsenkungen, Abbau von Stellen in der Pflege, Spezialisierung auf lukrativ erscheinende Behandlungen, Bonusvereinbarungen mit den leitenden Ärzten. Auch Professor Namenlos lernt dazu, als die Geschäftsführung ihn zum persönlichen »Zielvereinbarungsgespräch« bittet. Gleich zu Jahresbeginn findet es statt. Der Geschäftsführer kommt rasch zur Sache: Er habe die Operationszahlen von Professor Namenlos prüfen lassen und mit den chirurgischen Abteilungen anderer Standorte des Unternehmens verglichen. Der konzerninterne Vergleich zeige, dass er die Zahl seiner Operationen durchaus steigern könne. Der Geschäftsführer legt einen Vertrag mit konkreten »Zielvorgaben« auf den Tisch: Am Jahresende soll der Umsatz der chirurgischen Abteilung um fünf Prozent höher liegen als bisher. Und auch im kommenden Jahr sollen die Fallzahlen um fünf Prozent steigen. Und im Jahr darauf wieder um fünf Prozent. Falls er diese Fallzahlsteigerung erreiche, bekäme er pro Jahr einen Bonus von 40 000 Euro obendrauf. Falls nicht, hätte er ihn verspielt.

Professor Namenlos wehrt sich. »So arbeite ich nicht. Das ist mit meinem Selbstverständnis nicht zu vereinbaren.« Doch es gibt wenig zu verhandeln. Der Geschäftsführer beharrt auf seinen Steigerungsraten. Aber Professor Namenlos bleibt hart. Er unterschreibt die Zielvereinbarung mit der Bonusregelung nicht, verzichtet lieber auf die 40 000 Euro.

Was stört ihn so sehr? Die Versuchung, die von solchen Boni ausgeht: »Wenn Sie einem Arzt mit einem solchen Bonus sagen, er muss 200 Hüftimplantate einsetzen, und am Jahresende sind es nur 195, dann möchte ich nicht zu den Patienten gehören, die in der Ambulanz sitzen.«

Er beschließt, sich nach einer anderen Chefarztstelle umzusehen, einer Stelle ohne Mengenanreize. Doch Chefarztstellen ohne solche Anreize sind rar geworden. Es sollte noch gut drei Jahre dauern, bis er die Gelegenheit findet, in ein anderes Krankenhaus zu wechseln, wo man sich solcher Anreize noch nicht bedient.

Schon der Begriff »Fallzahlsteigerung« ärgert ihn. Aus seiner Sicht ist eine solche Begrifflichkeit in der Medizin fehl am Platz – »die kommt nicht von uns Ärzten«. Die Anreize wirken subtil, meint er. »Es sagt ja kein Geschäftsführer: Sie müssen Ihre Indikationen großzügiger stellen, damit Sie mehr Fälle haben. Aber vielerorts geht die Fallzahlsteigerung nur, wenn man Dinge tut, die medizinisch nicht notwendig sind.« Den Chirurgen stört vor allem »die nahezu ausschließliche Orientierung an der Mengenausweitung und an Fallzahlen«.

Viele Kliniken kontrollieren auf ausgeklügelte Weise, ob die Mediziner sich an die Vereinbarungen halten. Diese Kontrollen sind wohldurchdacht und wirken subtil, das hat Professor Namenlos hautnah miterlebt. Jeden Monat der jour fixe mit dem Geschäftsführer. Großer Auflauf im Konferenzsaal. Die Chefärzte aller Abteilungen nehmen Platz in großer Runde. Der Geschäftsführer öffnet den Laptop, wirft Charts an die Wand, mit vielen Zahlen, grünen und roten Kurven. Eine Abteilung nach der anderen wird vor den Augen aller durchleuchtet. Die Ausgaben für das Personal, für Schwestern und Pfleger: Sinken die Zahlen wie vereinbart? Steigt die Anzahl der Fälle wie vorgegeben? Wer hat seine Zielvereinbarung erfüllt, wem ist es gelungen, zum Beispiel eine Stelle später zu besetzen, als eigentlich notwendig wäre? Bei wem entspricht die Anzahl der behandelten Patienten der Zielvereinbarung? Wer all dies geschafft hat, dessen Zahlen und Kurven strahlen in sattem Grün, und der Geschäftsführer findet anerkennende Worte. Nur in der Chirurgie, der Abteilung von Professor Namenlos, sind die Zahlen rot. Alle Kollegen in der Runde sehen die rot geschwungene Kurve, sehen die Vorgaben der Geschäftsführung und sehen, dass ausgerechnet der Chirurg, der die Einnahmen der Klinik mit am meisten steigern könnte, im Soll liegt und die Vorgaben nicht erfüllt. Der Druck wirkt subtil. Unmerklich. Ja, er fühle sich manchmal unter Druck. Es ist lästig und unangenehm, auch wenn er sich mit der Zeit daran gewöhnt. »Man kann das aushalten«, sagt er, »aber warum soll man sich so etwas antun?«

Bevor das neue Abrechnungssystem eingeführt wurde, hatten Chefärzte ein festes Grundgehalt. Im Durchschnitt lag es bei rund 100 000 Euro. Aber Chefärzte hatten damals noch das Recht, mit Privatpatienten direkt abzurechnen – was dazu führte, dass Privatversicherten oft auch unnötige Behandlungen angeboten wurden. Die Chefärzte konnten so ihr Salär beträchtlich aufbessern – je nach Krankenhaus und Fachgebiet ließ sich das Gehalt auf 250 000 bis 500 000 Euro jährlich steigern.

Solche Arbeitsverträge werden heute nur noch selten abgeschlossen. Heute zahlen Privatpatienten ihre Rechnung direkt an die Klinik und nicht mehr an den Chefarzt persönlich. Den Chefärzten fehlt also diese sichere Einnahmequelle. Die Klinikmanager haben sich stattdessen eine andere Konstruktion ausgedacht, eine Regelung, die es ermöglicht, Chefärzte ganz generell für die Produktion von »Fallzahlen« oder für die Steigerung des Umsatzes der Abteilung besser in die Pflicht zu nehmen: Das Gehalt des Chefarztes wird aufgeteilt in einen fixen Anteil – das Grundgehalt – und in einen variablen, den sogenannten Bonus, der allerdings nur ausgezahlt wird, wenn am Jahresende mehr Patienten behandelt wurden als im Jahr davor, oder wenn es gelungen ist, Personalkosten einzusparen, zum Beispiel eine Stelle in der Pflege nicht mehr zu besetzen.

Bonusvereinbarungen an der Grenze zur Unsittlichkeit

In der Bochumer Innenstadt, direkt neben dem weitflächigen Einkaufszentrum, hat eine große Anwaltskanzlei ihren Hauptsitz. In den Büros stapeln sich Akten über Akten mit Chefarztverträgen und mit solchen »Zielvereinbarungen«. Keine andere Kanzlei in Deutschland ist wohl so gut mit diesen Vertragskonstruktionen vertraut. Denn Rechtsanwalt Norbert H. Müller hat sich nicht nur auf Medizin- und Arbeitsrecht spezialisiert, er ist gleichzeitig auch der Hausjustitiar des Verbands der Leitenden Krankenhausärzte (VLK). In dieser Funktion berät er viele Chefärzte, bevor sie einen Arbeitsvertrag unterzeichnen. Deshalb hat er schon in Hunderte solcher Vereinbarungen Einblick gewonnen.

Rechtsanwalt Müller ist ein eloquenter und lebhafter Redner, der keinen Hehl daraus macht, dass er viele dieser Bonusvereinbarungen, die auf seinem Schreibtisch gelandet sind, geradezu unsittlich findet. Vor allem auf die privaten Klinikkonzerne ist der Anwalt nicht gut zu sprechen. Denn was die ihren Chefärzten zuweilen an Verträgen anbieten, sei eine Zumutung. Er wolle nicht zum Klassenkampf aufrufen, sagt Müller, aber man müsse das Kind schon mal beim Namen nennen: »Die privaten Betreiber, die einen hohen Gewinn erwirtschaften müssen, sind oft auffällig.« Überhaupt seien die ersten Verträge dieser Art nach seiner Erinnerung von privaten Klinikkonzernen entwickelt und im Laufe der Jahre immer raffinierter ausgestaltet worden.

Was genau findet der Anwalt unsittlich? Dass das Fixgehalt des Chefarztes in den letzten Jahren in den Verträgen immer weiter abgesenkt und der variable Anteil im Gegenzug erhöht worden sei. Müller zeigt Verträge, die er vorher anonymisiert hat, typische Vertragskonstruktionen, die nach seinem Dafürhalten im Gesundheitswesen nichts zu suchen haben: Ein Grundgehalt von rund 160 000 Euro – und einen Bonus von 50 000 Euro. Das habe System. »160 000 Euro Fixgehalt sind zwar für viele Menschen in Deutschland ein fürstliches Einkommen, aber aus der Sicht eines Chefarztes ist das durchaus angemessen«, erklärt der Anwalt. »Wenn aber ein Drittel des Gehalts als Bonus ausgezahlt wird und dieser Bonus an problematische Ziele geknüpft ist, dann wird es richtig gefährlich.« Gefährlich, weil 50 000 Euro Bonus – im Verhältnis zum Grundgehalt – auch für einen Chefarzt zu viel sind, um darauf verzichten zu können? Das sei ja der Sinn der Sache, erklärt Müller, Ärzte sollen einen richtigen Anreiz haben, die geforderten Fallzahlsteigerungen zu liefern. Perfide sei dieses Anreizsystem. Er weiß, dass viele Mediziner in diesen Positionen Geld verdienen wollen und dass bei einem so hohen Bonus Dinge passieren, die er als Patient ziemlich ungemütlich findet. »Das mag bei einem Konzern wie Daimler gehen, die können sagen, wir müssen jedes Jahr fünf Prozent mehr Autos verkaufen, aber doch nicht im Gesundheitswesen.«

Schwierig findet Müller vor allem, wenn private Klinikketten von ihren Chefärzten oft Jahr für Jahr eine Fallzahlsteigerung von fünf Prozent verlangen. »Am Anfang geht das vielleicht noch, aber nach zwei bis drei Jahren ist das Reservoir an Patienten eigentlich ausgeschöpft«, weiß Müller aus vielen Gesprächen mit den Ärzten, die er berät. »Aber sagen Sie mal einem privaten Betreiber, der bis zu 15 Prozent Rendite einfahren will, dass er die Fallzahlen nicht jedes Jahr steigern kann.«

Die städtischen und auch die kirchlichen Häuser seien deutlich zurückhaltender. Da liege der Bonus für Fallzahlsteigerungen in der Regel niedriger, zwischen 5000 und 10 000 Euro. Boni in dieser Höhe seien nicht ganz so gefährlich, glaubt der Anwalt. Aber er weiß aus Erfahrung, dass es nur eine Frage der Zeit ist, bis die städtischen und sogar die kirchlichen Krankenhäuser nachziehen.

Es war die Deutsche Krankenhausgesellschaft, die solche Anreize salonfähig machte. Einer der mächtigsten Lobbyverbände in Berlin und einer der wichtigsten Akteure im verschlungenen deutschen Gesundheitswesen. Die Krankenhausgesellschaft versteht sich als Interessensvertretung aller Kliniken und agiert überaus geschickt. Ihr Hauptgeschäftsführer, Georg Baum, hat das gleiche Parteibuch wie der FDP-Bundesgesundheitsminister Daniel Bahr. Der Einfluss auf die Politik ist enorm. Auch in dem Gremium der ärztlichen Selbstverwaltung, in dem die Gesundheitsversorgung in Deutschland maßgeblich gesteuert wird, im dafür zuständigen Gemeinsamen Bundesausschuss, hat dieser Verband eine wichtige Stimme und blockiert beinahe alles, was die wirtschaftlichen Interessen der Krankenhäuser irgendwie beeinträchtigen könnte.

Zwischen den Krankenhäusern verschieben sich die Machtverhältnisse. Die privaten Klinikketten vertreten ihre Interessen im Verband der Deutschen Krankenhausgesellschaft immer offensiver. Das bleibt nicht ohne Folgen. Vielleicht ist das auch ein Grund, weshalb der Lobbyverband im Jahr 2007 einen »Mustervertrag« ins Netz stellte. Dieser »Mustervertrag« enthält Formulierungshilfen für Bonusverträge[22]. Eine Art Handlungsanleitung für Krankenhausmanager, die sich auf diese Weise sicher sein können, dass sie mit Mengenanreizen in Chefarztverträgen auf der Linie des gesamten Verbandes liegen. Abgesegnet von der Spitze des Lobbyverbands, haben sich diese Verträge in Windeseile verbreitet.

Die Chirurgen begehren auf

Fünf Jahre später. Im Frühjahr 2012 geht die altehrwürdige Fachgesellschaft für Chirurgie in die Offensive. Es ist Freitag, der 25. April. Die Luft riecht schon nach Frühling, als sich im Berliner Kongresszentrum jene Mediziner zu ihrem Jahreskongress treffen, die das handwerklich penible Arbeiten am Operationstisch so fasziniert, dass sie in Umfragen sagen, sie stünden am liebsten im OP. In Fernsehserien treten sie in ihren grünen Kitteln erschöpft aus dem Operationssaal, stolz, ein Menschenleben gerettet zu haben.

Auf den ersten Blick ist es ein Kongress wie viele andere vorher: Im Foyer präsentieren Medizingerätehersteller verfeinerte Operationstechniken, chirurgische Mikroskope, Roboter. Ein Stockwerk höher wird jedoch deutlich, dass die Identifikation der Chirurgen mit ihrem Beruf schwindet, seit sie das Gefühl bekommen, dass die Ökonomisierung der Kliniken die medizinischen Maßnahmen im Krankenhaus immer stärker überlagert und einen immer tieferen Keil zwischen den Arzt und den Patienten treibt. »Operieren für die Bilanz der Klinik« ist das Hauptthema am dritten Kongresstag. Das klingt wie ein Hilfeschrei.

Professor Hartwig Bauer war viele Jahre der gewählte Generalsekretär der Chirurgen aus ganz Deutschland. Er lässt keinen Zweifel daran, dass er die Öffentlichkeit aufrütteln und die Politik zum Handeln zwingen will. Die Tragweite dessen, was er und andere gewählte Vertreter der Chirurgengesellschaft an diesem dritten Kongresstag öffentlich berichten, ist Professor Bauer bewusst: »Es werden Eingriffe durchgeführt, nur um die ökonomischen Ziele des Krankenhauses zu erreichen und ohne zu berücksichtigen, ob dieser Eingriff für den Patienten auch gerechtfertigt ist«, sagt Bauer. Er spricht langsam, betont jedes Wort. »Unsere Kollegen klagen, dass sie den Druck von Seiten der Geschäftsführung nicht mehr aushalten.« Und: »Immerzu müssen sich die Ärzte rechtfertigen, warum sie die kalkulierten Operationszahlen nicht erreicht haben.«

Professor Bauer ist eine Autorität unter den Chirurgen und auch darüber hinaus. Jahrelang war er Chefarzt in einer großen Klinik, gerade zieht er sich aus Altersgründen aus dem aktiven Berufsleben zurück. Er plädiert schon lange für eine Abkehr von traditionellen Hierarchien und von der alten Chefarztherrlichkeit in diesem bisher fast ausschließlich von Männern beherrschten Fachgebiet sowie für eine andere Gesprächskultur mit den Patienten.

Bauer gehört nicht zu den Ärzten, die ökonomisches Denken unärztlich finden. Wirtschaftlichkeit und Medizin hat er nie als Gegensatz gesehen. Im Gegenteil. Er hat sich oft mit anderen Chefärzten angelegt, ihnen unwirtschaftliches Verhalten vorgehalten, wenn diese mit leuchtenden Augen vom Kongress zurückkamen und die Anschaffung neuer Medizintechnik durchsetzten, deren Nutzen völlig unklar war. Professor Bauer will erreichen, dass auch in der Chirurgie die Regeln der evidenzbasierten Medizin gelten – also einer wissenschaftlich geprüften Anwendung von

Medikamenten und Behandlungsmethoden. Neue Operationsverfahren sollen in wissenschaftlichen Studien getestet und nur die
Methoden eingeführt werden, deren Wirksamkeit wissenschaftlich nachgewiesen ist. Er ist überzeugt, dass damit die Ressourcen
in der Gesundheitsversorgung vernünftiger und effizienter eingesetzt werden könnten.

Doch Bonusverträge, die Chirurgen unnötige Eingriffe abverlangen, damit die Bilanz der Klinik stimmt, haben für ihn mit
wirtschaftlich rationalem Handeln nichts zu tun. Und er ist sich
sicher, dass diese Verträge dem Patienten schaden. »Ich kann den
Zusammenhang nicht beweisen«, sagt er. »Aber es fällt schwer,
die gestiegenen Operationszahlen anders zu erklären« (siehe
Operation Geldsegen, S. 167). Weil solche Bonusregelungen
Ärzte zutiefst korrumpieren und Patienten schaden können, verlangt Bauer von der Politik, solche Zielvereinbarungen zu verbie-
ten.

Aber das Bundesgesundheitsministerium stellt sich taub, reagiert nicht auf den Hilferuf der Chirurgen. Auch die Deutsche
Krankenhausgesellschaft reagiert nicht, obwohl sie über die Gesundheitsversorgung in Deutschland an maßgeblicher Stelle mit-
entscheidet und auch das Gesamtwohl im Auge haben müsste,
nicht nur das Eigeninteresse der Kliniken. Die Krankenhausgesellschaft ist, wie gesagt, einer der drei Akteure im Gemeinsamen
Bundesausschuss. Dieses Gremium ist der Inbegriff des deutschen Sonderwegs: der ärztlichen Selbstverwaltung. Hier wird
entschieden, welche Leistungen von den Krankenkassen bezahlt
werden oder welche Qualitätskriterien Ärzte und Krankenhäuser
erfüllen müssen. Im Gemeinsamen Bundesausschuss sollen sich
die Interessengruppen auf tragfähige Kompromisse verständigen. Doch die »drei Bänke«, so nennt man die drei Lobbygruppen,
die Deutsche Krankenhausgesellschaft, die Bundesvereinigung
der Kassenärzte und der Spitzenverband der Krankenkassen in
Deutschland, blockieren sich in manchen Fragen über Jahre hinweg gegenseitig.

Mitten im Sommer des Jahres 2012 interessiert sich Bundesgesundheitsminister Daniel Bahr (FDP) plötzlich doch für wirtschaftliche Anreize in Chefarztverträgen. Auch hinter der Glasfassade am Herbert-Lewin-Platz in Berlin, dem Bürohaus der Deutschen Krankenhausgesellschaft, geht es auf einmal hektisch zu.

Denn Zeitungen und Fernsehsender berichten über einen »Transplantationsskandal« an der Universitätsklinik Göttingen. Dort wird einem leitenden Oberarzt vorgeworfen, die Anzahl der Lebertransplantationen mit unlauteren Methoden gesteigert zu haben. Der Oberarzt soll Patientenakten manipuliert haben, damit die Patienten auf dem Papier kränker aussehen, als sie in Wahrheit waren. Dadurch sollten sie auf der Warteliste für eine Leberspende nach oben »rutschen«. Und so konnte der Oberarzt das Universitätsklinikum Göttingen offenbar mit einer zuvor noch niemals gelungenen Erhöhung der Eingriffszahlen beglücken. Innerhalb eines Jahres gelang es diesem Arzt, die Zahl der Leber-Transplantationen von neun auf vierzig zu steigern[23].

Für die Klinik war diese Steigerung ein einträgliches Geschäft, denn solche Eingriffe werden außerordentlich gut vergütet: Bis zu 150 000 Euro pro Transplantation, je nachdem, wie lange die künstliche Beatmungszeit dauert.

Zuerst berichten die Medien ausführlich über die Manipulation der Krankenakten, über Wartelisten für Spenderorgane und über die Art und Weise, wie die knappen Organe an diejenigen kommen, die auf der Liste ganz oben stehen. Dann stellt sich allerdings heraus: Der Mediziner hatte mit der Klinik einen Bonusvertrag geschlossen, der sich am Mustervertrag der Deutschen Krankenhausgesellschaft orientiert. Die Klinik ist so verfahren, wie die Deutsche Krankenhausgesellschaft in § 8 des Mustervertrags empfiehlt: Sie hatte eine Vereinbarung über »Zielgrößen nach Art und Menge« abgeschlossen. Weniger bürokratisch ausgedrückt: Die Klinik hatte dem Arzt offenbar vertraglich zugesichert, jede zusätzliche Transplantation mit einer Prämie von 2000 Euro zu belohnen. Damit war zum ersten Mal bewiesen, dass finanzielle Anreize das Verhalten von Medizinern beeinflussen können.

Jetzt erst meldet sich der Hauptgeschäftsführer der Deutschen Krankenhausgesellschaft Georg Baum zu Wort. Der Cheflobbyist der Kliniken in Berlin verurteilt das Vorgehen des Mediziners in aller Schärfe. Niemals habe die Deutsche Krankenhausgesellschaft mit ihrem Mustervertrag einem kriminellen Verhalten Vorschub leisten wollen. Der Lobbyverband lässt unter Journalisten eine »Klarstellung« verbreiten und verschickt ein Rundschreiben an die Krankenhäuser. »Mengenvereinbarungen sind im Rahmen der Transplantationsmedizin kein geeigneter Gegenstand einer Zielvereinbarung mit Chefärzten«, erklärt der Klinikverband jetzt wörtlich. Und in anderen medizinischen Fachgebieten? In der Chirurgie oder Kardiologie? Hauptgeschäftsführer Baum drückt sich vorsichtig aus. Zielvereinbarungen im Krankenhaus sollten mit der »notwendigen Sensibilität« gehandhabt werden. Und: »Es sollte insgesamt überprüft werden, ob es notwendig ist, finanzielle Anreize für einzelne Operationen und Leistungen zu vereinbaren oder nicht vielmehr auf eine budgetäre Gesamtverantwortung umzustellen.«[24]

Was ändert sich mit dieser Klarstellung? Sind Mengenanreize ab jetzt tabu? Der Anwalt Norbert H. Müller glaubt das nicht. Er findet die klarstellenden Worte der Deutschen Krankenhausgesellschaft »windelweich«. Lässig lehnt er sich auf das Marmortischchen, gleich muss er wieder in den Palaissaal nach vorne auf das Podium. Im noblen Hotel Adlon, im Zentrum Berlins gelegen, trifft sich im November 2012 der Verband der Chefärzte zu seinem Jahreskongress. Als Justitiar des Verbands ist Müller von Bochum nach Berlin gekommen. Die Deutsche Krankenhausgesellschaft sei zwar aufgeschreckt, sagt Müller. Aber erledigt sei das Thema nicht: Wenn Bonuszahlungen jetzt nicht mehr an die Steigerung von Fallzahlen, sondern unverfänglicher an die Erhöhung des Umsatzes der Abteilung gekoppelt werden, sei das für ihn »dasselbe in Grün«. »Die wirtschaftliche Orientierung bleibt. Der Chefarzt weiß doch, dass er den Umsatz nur mit mehr Hüften oder mehr Operationen steigern kann.«

Am 28. Januar 2013 ist das Thema Bonusregelungen dann im Bundestag angelangt. Die Regierungsfraktionen von CDU und FDP haben zwei neue Gesetzesparagrafen verfasst, die bei näherem Hinsehen ganz im Sinne der Deutschen Krankenhausgesellschaft ausgefallen sind. Zwar sollen Bonusverträge, die sich auf »Einzelleistungen« beziehen, die also die Steigerung der Zahl von künstlichen Hüftgelenken, Herzschrittmachern oder einzelnen Operationen direkt benennen und belohnen, künftig nicht mehr erlaubt sein. So jedenfalls die Empfehlung des Gesetzgebers – zu einem expliziten Verbot konnte sich die Koalition nicht durchringen. Faktisch wird das im Krankenhausalltag aber nicht viel verändern. Denn Bonusverträge, die eine Leistungsausweitung der gesamten Abeilung belohnen, wären erlaubt. Es ist also so gekommen, wie Rechtsanwalt Norbert H. Müller befürchtet hat: Die wirtschaftliche Orientierung in den Chefarztverträgen darf bestehen bleiben – nun mit dem Segen des Gesetzgebers. »Eine Mogelpackung« nennt der Chefärzteverband denn auch diese Gesetzesänderung.

Der private Helios-Konzern reagiert. Seit Beginn des Jahres 2013 wurden die Zielvereinbarungen mit leitenden Ärzten verändert. Bonuszahlungen in Abhängigkeit von Fallzahlsteigerungen seien ab jetzt für alle Helios-Kliniken tabu, schrieb der Vorstandsvorsitzende Francesco De Meo seinen Mitarbeitern. Der Bonus solle stattdessen immer an drei Ziele geknüpft werden: an Qualität, Wirtschaftlichkeit und Weiterbildung. Offenbar hat die Debatte um die Boni-Verträge etwas bewirkt, denn es ist tatsächlich ein Fortschritt, wenn Chefärzte dafür belohnt werden, dass sie ihren Mitarbeitern regelmäßig eine gute Fortbildung ermöglichen.

Halbherzig ist das Umdenken jedoch in puncto Wirtschaftlichkeit: Ein Drittel des Bonus soll an zwei wirtschaftliche Kriterien gebunden sein. Eines davon bezieht sich auf die vom Konzern vorgegebene Erlössteigerung, die je nach Klinik etwas variiert: Nur wenn die Klinik 15 Prozent mehr Gewinn erziele als im Jahr davor, soll der Bonus in voller Höhe ausgezahlt werden, berichtet beispielsweise ein Chefarzt über seinen neuen Vertrag. Insofern wird über den Umweg der Erlössteigerung doch wieder der Druck auf einzelne Chefärzte ausgeübt, Fälle zu steigern oder aber Stellen, zum Beispiel in der Pflege, länger vakant zu halten oder später zu besetzen. Beides, das wissen Chefärzte, dient der Erlössteigerung gleichermaßen.

Wären die Besprechungen zwischen Chefärzten und Geschäftsführern öffentlich, würde der Begriff der »Fallzahlsteigerung« sicherlich zum Unwort des Jahres 2012 gekürt. 18,6 Millionen Menschen wurden 2011 in deutschen Krankenhäusern behandelt – 25 Prozent mehr als 1991[25]. Und das liegt nicht an dem viel zitierten demografischen Faktor – also nicht daran, dass die Bevölkerung in Deutschland älter und kränker wird. Das erklärt diese Fallzahlsteigerung nur zu einem kleinen Teil.

Womöglich wären die Operationszahlen noch krasser angestiegen – gäbe es nicht immer wieder Chefärzte wie Professor Namenlos, die sich diesen Vorgaben der Geschäftsführer widersetzen. Oder auch Assistenzärzte, die nicht von Bonuszahlungen profitieren und den Mut fassen, sich unabhängig von ihrem Chef zu äußern. Wie etwa im Fall jenes 90-jährigen Patienten, dem der Chefarzt empfohlen hatte, eine künstliche Herzklappe mit einem neuen Operationsverfahren namens TAVI einzubauen. Aus Sicht des Krankenhauses und des Chefarztes ein lukrativer Eingriff. (vgl. dazu auch Operation Geldsegen, S. 167). Als am Vorabend der Operation der Assistenzarzt am Bett des Patienten erscheint, um den Aufklärungsbogen mit ihm durchzusprechen, fragt der alte Herr unvermittelt den jungen Arzt, was er denn von diesem Eingriff halte? Der gibt ihm zur Antwort: »Wenn Sie mein Großvater wären, würde ich Ihnen zu diesem Eingriff nicht raten« – denn das Risiko, daran zu versterben, sei aus seiner Sicht zu hoch. Erschrocken bespricht sich der 90 Jahre alte Mann mit seiner Familie, entscheidet sich gegen den Eingriff. Das ist vier Jahre her, der rüstige Alte ist dem Assistenzarzt heute noch dankbar.

Vielleicht ein tröstliches Beispiel, dass einzelne Ärzte den Mut aufbringen und die Wirkung von Bonusverträgen im Krankenhausalltag subversiv unterlaufen. Aber als Patient sich darauf verlassen zu müssen, wäre eine Katastrophe.

Ursel Sieber

Der Chef

Professor Ulrich Joos, Deutsche Chirurgiestiftung

Eine Stimme von der anderen, der ärztlichen Seite. Höflich bestätigt er meine Schilderungen – Genugtuung! Denn er ist Doktor med. und Doktor med. dent., lehrt künftige Generationen, nimmt Staatsexamen ab, operiert noch selbst und vernetzt sich mit Kollegen, um auf Tagungen Krankenversorgung, Forschung und Ausbildung voranzubringen. Ein veritabler Professor und Chefarzt, der mir schreibt:

»Das Erschreckende ist, dass alle diese Vorgänge qualifiziert, zertifiziert und akkreditiert sind und dass man offensichtlich über diesem Zertifizierungswahn die Behandlung von Menschen im Krankenhaus in jeder Hinsicht vernachlässigt.«

Wir telefonieren, ich spüre seinen Stolz auf den Chirurgenberuf. Stolz, weil die deutsche Chirurgie ein hohes internationales Ansehen hatte und hat. Stolz auf neue Operationstechniken. Daneben die riesige Sorge, dass der Nachwuchs verschwindet. Im Jahr 2009 waren in den Krankenhäusern 5000 Arztstellen unbesetzt, in fünf Jahren werde sich der Mangel mehr als verdreifachen – so seine Zahlen. Und ja, die Bevölkerung wird älter, und die Operationen werden dramatisch zunehmen. Wo werden die neuen Chirurgen herkommen, wer interessiert sich noch für einen solchen Stressberuf?

Ich bereite mich vor. Wie mag einer sein, der Hasenscharten korrigiert, Gesichtstumore behandelt? Für Unfallopfer sind Spezialisten wie er manchmal die einzige Rettung vor Entstellung und Selbsthass, denke ich. Er wird gewiss alles Schaurige, das er in Jahrzehnten gesehen hat, in Zynismus verarbeitet haben.

Doch dann treffe ich einen lächelnden, höflichen Herrn, der jede Frage frei und persönlich beantwortet, sich nicht wegschnörkelt aus der Problematik. Er spreche zu mir explizit nicht als Chefarzt und Vertreter seiner Klinik, sondern als Vorsitzender der Deutschen Chirurgiestiftung, die vor allem Nachwuchsförderung betreibe. Und als solcher könne und wolle er kritisieren. Noch vor seiner Emeritierung ab 1. März 2013 wollte er auf Defizite hinweisen. Kein harter Hund, kein Frustrierter, nein, er gehört zum medizinischen Establishment. Jahrzehntelange Erfahrung hat er und das große Verlangen, dass Ärzte sich wieder auf Menschen, nicht auf Mengenabfertigung verstehen sollen. Ein Anliegen nimmt mich besonders ein: Weil der Frauenanteil in der Medizin größer werde, streite er auch für familienfreundliche Arbeitszeiten.

Warum er Arzt wurde? »Ich hatte zwei Traumberufe, eigentlich wollte ich Physiker werden, aber dafür hielt ich mich dann doch für zu blöde, und ich fürchtete zu scheitern. Mein Vater war auch Arzt, damit war ich also ganz früh vertraut. Und es hat zeitlebens sehr großen Spaß gemacht.«

Weniger Freude hat er an den vielen Stellschrauben, die zur Qualitätsminderung führen. Früher hatte man Anspruch auf zehn Tage Fortbildung. Heute – mit Glück – drei oder vier. Und dann sollen die Leute ausgerechnet Wirtschaftlichkeit lernen. Wirtschaftlichkeit – Anfang, Mitte und Ende jeder Erzählung.

Heute haben Ärzte in Kliniken nichts mehr zu melden

Protokoll einer Entfremdung

Aus meiner Sicht hat ein dramatischer Wandel im Gesundheitswesen stattgefunden. Politisch gewollt und erzwungen, hat man das frühere Gesundheitssystem zerschlagen nach dem Motto: »Die

Halbgötter in Weiß, sie müssen alle weg.« Ob die alle so schlecht waren, weiß ich nicht. Natürlich gibt es in jeder Sparte schwarze Schafe, auch Exzesse, das will ich gar nicht beschönigen. Aber ich habe als junger Chirurg höchst verantwortungsbewusste Personen erlebt, die genau wussten, was sie können und was sie nicht können. Heute sind die Halbgötter in Weiß durch Götter in Schwarz ersetzt worden, und die Ärzte haben in den Kliniken nichts mehr zu melden. Heute diktiert der Vorstand den Ärzten, was sie zu tun haben, und über die zu erbringenden Leistungen werden Zielvereinbarungen getroffen. Zahlreiche klinische Bereiche werden outgesourced und dadurch bewährte Teams zerschlagen.

Das gipfelt nicht selten darin, dass man die Instrumente, die man für eine OP braucht, nicht erhält. Um einzusparen, werden sowohl die Instrumentenbeschaffung als auch die Sterilisation von den OP-Bereichen weg verlagert und nicht selten outgesourced. Wir hatten früher eine eigene Sterilisation. Jetzt ist alles zentral – irgendwo. Woher soll der Kollege dort wissen, was es bei uns im OP für Besonderheiten gibt? Trotz endloser Listen ist eben Nadelhalter nicht gleich Nadelhalter oder Meißel nicht gleich Meißel. Es ist wie Weihnachten; man macht die Kiste auf und weiß nicht, was drin ist.

Ich habe noch einen Altvertrag, mit mir kann die Leitung keine Zielvereinbarungen treffen, Gott sei Dank nicht. Aber mit den Neuen. Die kriegen eine Zielvereinbarung, ein typisches Beispiel: im Jahr 100 Hüften. Und daran ist das Gehalt des Arztes gekoppelt. In manchen Verträgen ist unter Umständen auch eingearbeitet, dass man ihm bei Nichterfüllung mit Entlassung droht. Was macht der Betroffene? Wenn er im Oktober feststellt, dass er erst 60 Hüften operiert hat? Das System ist doch in sich krank. Es führt übrigens auch dazu, dass die Klinikverwaltung im Gegensatz zu vielen klinischen Abteilungen wunderbar ausgestattet ist.

Ich habe selbst vor Kurzem eine Darmspiegelung machen lassen. Die Räumlichkeiten waren für meine Begriffe indiskutabel; zum Aufwachen lagen die Patienten alle auf dem öffentlichen Flur.

Wobei sich sowohl die Ärzte als auch die Schwestern super gekümmert haben. Ohne solches Engagement würde die medizinische Versorgung nicht mehr funktionieren. Die Prioritäten stimmen eben nicht.

Die Wirtschaftlichkeit wird dadurch verbessert, dass Personal radikal gekürzt wird. Und die Folgen sind eben nicht nur Einzelfälle, sondern symptomatisch. Ein Beispiel: Ein schwerkranker Tumorpatient, frisch operiert, hat ins Bett gemacht, morgens. Bis spätnachmittags kommt keiner. Dann sagt der Bettnachbar zur Schwester: »Können Sie nicht mal gucken?« Die bricht in Tränen aus und sagt: »Ich weiß das, aber was soll ich denn tun, ich bin alleine hier.«

Oder ein anderes: Ein Angestellter der Materialbeschaffung reklamiert, dass das Lager viel zu groß sei und dringend abgebaut werden müsse. Die Schwester warnt: »Wenn wir aber ein Polytrauma haben, dann brauchen wir unter Umständen 100 bis 150 Schrauben. Was machen wir, wenn wir die nicht vorhalten?« Unser OP-Team zeichnet sich dadurch aus, dass wir seit zwanzig Jahren den niedrigsten Krankenstand im Klinikum hatten. Aus allen Abteilungen will OP-Personal zu uns, in unseren OP. Und trotzdem wird von der Pflegedirektion mit Konsequenzen gedroht, es stört wohl, dass wir ein geschlossenes Team sind; so etwas muss aufgebrochen werden. Eine solche funktionierende Gemeinschaft ist für manche wohl unerträglich, die muss zerstört werden.

Ein weiteres Beispiel ist die Zusammenlegung von Stationen. Hier werden Patienten unterschiedlicher Fachrichtungen auf einer Station zusammengefasst, um Personal und Betten zu reduzieren. Auch das ist ein Unding. Wir haben in der Chirurgie noch eine spezialisierte Station, die restlichen Patienten werden zusammengelegt, von der Urologie, Neurologie und Neurochirurgie, auch mal der Gynäkologie. Jedes dieser Fächer stellt sehr spezielle Anforderungen an die Pflege, und die einen wissen oft nicht, was die anderen gemacht haben. Das Argument heißt dann: Pflege ist Pflege, egal, wo!

Das Gleiche gilt für Operationen. Aber so darf man nicht denken. Wir sprechen über hoch spezialisierte Berufe und Bereiche. Da kann man nicht einfach sagen: »Heute gehe ich dahin, und morgen gehe ich dorthin.« Geht nicht. Ich habe zu unserem Pflegedirektor, wie sie ja heute heißen, gesagt: »Ich mache seit dreißig Jahren oder länger Kieferchirurgie. Der Herzchirurg macht seit dreißig Jahren Herzchirurgie – wir können ja mal tauschen. Mach ich ein bisschen Herzchirurgie, und der kann ein bisschen bei uns probieren. Und dann gucken wir, was passiert.« Absurd. Aber bei den Schwestern soll es so gehen.

Mein Lebtag habe ich in Kliniken gearbeitet, weil mein Bereich fast nur in der Klinik funktioniert. Ich hab Zahnmedizin und parallel Medizin studiert, war früh im Ausland und traf meine Entscheidung. Wichtig war es, bei Top-Leuten zu lernen. Und sowohl in Deutschland wie auch in Frankreich lernte ich halt bei Mund-/Kieferchirurgen und Gesichtschirurgen von Weltruf. Vor allen Dingen lernte ich Begeisterung für meinen Beruf und erlebte weltoffenes Verhalten, wo lediglich die Medizin wichtig war. Ich war erstmalig 1973 in Frankreich an der Universitätsklinik in Nantes und wurde mit offenen Armen dort aufgenommen, was zu dieser Zeit für einen Deutschen nicht selbstverständlich war. Dessen ungeachtet wurde ich voll in die Klinik integriert, und freimütig zeigte man mir alle operativen Verfahren. Bis heute bin ich meinen damaligen Lehrern tief verbunden. Professor Schilli und Professor Delaire waren für mich große Vorbilder, und solche Erfahrungen, solche Menschen prägen für die Zukunft, besonders in einem chirurgischen Fach.

Die Deutsche Chirurgiestiftung kam genau aus solchen Überlegungen zustande, nämlich für alle chirurgischen Fächer Nachwuchs zu finden. Es gibt ein paar interessante Zahlen: Werden die Studenten am Anfang des Studiums befragt, wollen knapp 50 Prozent Chirurg werden, nach dem Staatsexamen sind es nur noch 30 Prozent, und nach dem Praktischen Jahr sind es nur noch

5 Prozent. Der Schwund kommt also in der Klinikwirklichkeit zustande, wenn die jungen Kollegen und Kolleginnen den Klinikalltag kennenlernen, so mein Eindruck. Dabei sind die jungen Leute nicht bequem, wie oft behauptet wird – ich hab ja viel mit Studenten zu tun –, sondern sie sind in der Regel leistungsbereit.

Wo kriegen wir also die Chirurgen her? Wir selektieren falsch. Das fängt schon in der Schule an. Als ich zu studieren begann, gab es auch schon einen Numerus clausus, aber überhaupt nicht vergleichbar mit heute. Für Medizin waren Pflichtfächer vorgegeben: Latein, Deutsch, Mathe, Physik, Chemie, Bio. Ohne diese Fächer wurde man nicht zugelassen. Heute? Nichts davon. Nur eine nichtssagende Gesamtnote. Wir haben eine Zulassung mit 0,9. Und da werden im Jahr 400 oder 500 Studenten zugelassen mit 0,9. Aber ob die unbedingt die Geeigneten sind, in diesem Beruf zu arbeiten, das ist eine ganz andere Frage. Im Staatsexamen kriegen sie die anatomischen Namen nicht hin, weil sie nie Latein gehört haben. Auch ist das Medizinstudium verschult und erzieht nicht mehr zu selbständigem Arbeiten. Ein weiterer Faktor ist die Berufung von neuen Professoren. In den Universitäten geht die Auswahl heute überwiegend nach Impact-Punkten und Hirsch-Faktor, das heißt, nach Veröffentlichungen und Drittmitteleinwerbung. Die operativen Fähigkeiten stehen nicht mehr im Vordergrund. Früher waren gerade die Universitäten in Deutschland die Stellen, wo das höchste medizinische Niveau vorherrschte. Und zwar operativ und in der Forschung.

Wie ein Chirurg sein sollte? Er sollte schon mal nicht ganz dumm sein. Er braucht Ausdauer, muss einstecken können. Er muss wieder aufstehen, wenn er eine auf die Nase bekommen hat. Chirurgie ist die Verbindung von profundem medizinischen Wissen und handwerklichem Geschick, verbunden mit einem dreidimensionalen Vorstellungsvermögen. Das bekomme ich nicht an Computern. Ein Gefühl für unterschiedliche Gewebearten entwickle ich nur bei der Arbeit mit meinen Händen. Standvermögen,

Durchhaltevermögen, hohe Motivation und Einsatzbereitschaft sollten also weit überdurchschnittlich sein. Meine Erfahrung ist, dass die jungen Leute über diese Fähigkeiten verfügen. Es wird ihnen später ausgetrieben.

Die Frauenquote in unserer Zahnmedizin ist bei ungefähr 90 Prozent, und in der Medizin bei zirka 70 Prozent. Das liegt meiner Meinung nach daran, dass die Mädchen im Studium fleißiger sind als Jungen. Die arbeiten, die machen, die tun. Aber nach dem Studium ist Chirurgie nicht unbedingt ein Traumberuf für junge Frauen, insbesondere wenn sie den Klinikalltag mit Diensten, Überstunden, Bürokratie usw. erleben. Häufig zeigen die Klinikvorstände keinen Respekt gegenüber dem »weißen Bereich« – also gegenüber den Ärzten und dem Pflegebereich. Null. Die Klinikrealität bietet ein ganz anderes Bild, als es in der Öffentlichkeit dargestellt wird. Da erscheint der Arzt immer noch als Held und Retter.

Nur, man lässt sie weder Held noch Retter sein. Da greift so viel ineinander: auf der einen Seite die Vorstände, die nur Zahlen interessiert, was sie auch zum Ausdruck bringen. Vielleicht nach außen hin nicht, aber intern sehr wohl. Das ist ein ganz wichtiger Grund. Dann auch die Respektlosigkeit. Wenn jemand eingestellt wird, finden in der Regel keine wirklichen Verhandlungen wie früher statt, sondern es werden vom Vorstand die Bedingungen diktiert. Der Bewerber soll schnell abnicken. Genommen wird gern der Günstigste. Von der »Bestenauslese«, wie das Hochschulgesetz es vorschreibt, ist weniger die Rede. Solche Vorstellungsgespräche sind nicht gerade motivierend.

Nehmen wir das Thema Fortbildung: Die Ärzte sind dazu verpflichtet. Bekommen aber nur ein paar Tage Zeit – um dann Management und Verwaltung zu lernen. Die medizinische Fortbildung muss also in ihrer Freizeit erfolgen. Und ich werde doch nicht Arzt, damit ich Manager bin! Eigentlich ist es genau anders herum: Der Manager ist der Dienstleister des weißen Bereichs.

Ich operiere immer noch. Drei oder vier Tage die Woche. Am

Montagvormittag mache ich kleinere Eingriffe, ambulante Operationen. Am Nachmittag habe ich viele Termine, Gespräche, OP-Planungen für die Woche usw. Am Dienstagvormittag bin ich im OP, nachmittags habe ich Sprechstunde, sie geht meistens bis abends. Und ab 18 Uhr sind oft Staatsexamensprüfungen. Mittwochvormittags bin ich im OP, meistens bis 13 Uhr, nachmittags weitere Termine oder Bürokratie, die Papierberge abtragen. Donnerstagvormittag ist wieder OP. Nachmittags wieder Sprechstunde, wobei ich mir jeden Tag zwischendurch die Patienten für den nächsten Tag anschaue, und zwar alle, die operiert werden. Der Freitag ist variabel. Heute arbeite ich nicht mehr so viel wie früher, nur 50 bis 60 Stunden etwa.

Wir haben eine große Ausbildungsklinik, und ich arbeite jedes Wochenende, weil ich ja Vorlesungen vorbereiten, Vorträge erarbeiten muss. Das geht nicht während der Dienstzeit. Der Samstag ist mir heilig. Ich tue nichts, da muss ich zu mir kommen. Am Sonntag, sagen wir mal ab elf Uhr, geht es wieder los. Mein Jahresgrundeinkommen als Professor ist etwa 90 000 Euro brutto. Aber da ich Altvertragler bin, habe ich das Recht, Privatpatienten zu behandeln. Und von der Privatliquidation bleibt ein Teil bei mir, knapp unter 50 Prozent. Der Rest sind Abgaben an die Verwaltung, das sind mehr Abgaben an die Verwaltung, als unsere ganze allgemeine Ambulanz Umsatz macht. Davon bezahle ich Mitarbeiter, vor Steuer bleiben mir etwa 30 Prozent.

Die Kommerzialisierung der Medizin halte ich für ganz furchtbar. Fangen wir mit der Stationsschwester an. Die muss Zeit haben, sich auch mal zum Patienten zu stellen, fragen, welche Nöte ihn belasten. Zehn Minuten oder, wenn nötig, auch eine halbe Stunde. Das gehört, meiner Meinung nach, zu einem Krankenhaus dazu. Man kann hier nicht nur im Minutentakt arbeiten. Gilt auch im OP. Ich halte es übrigens für dummes Geschwätz, dass die OP-Kapazität immer das Teuerste ist. Wenn die Ausstattung einmal da steht, dann ist sie doch da. Eben eine Anschaffung, die sich irgendwann einmal amortisiert. Wozu künstlichen Druck aufbauen? Natürlich gibt es Operateure, die schneller arbeiten können, andere nicht. Aber man kann nicht einen Operateur unter Druck setzen, weil er nicht schnell genug ist.

Es gibt interne Zahlen über die Erträge pro OP-Minute einer Abteilung und eines Operateurs. Also, das ist kriminell, das kann man nicht tun. Als Chef sagen: »Mach mal voran.« Das geht nicht. Dann muss ich halt einen Erfahrenen dazustellen. Es gibt eben Unterschiede unter den Ärzten, und in den Kliniken arbeiten nicht nur versierte Fachärzte, sondern auch solche, die sich in der Weiterbildung befinden. Anfänger brauchen nun mal länger für entsprechende Eingriffe, bis sie eine gewisse Routine haben.

Vielleicht werde ich für meine Sicht gesteinigt, aber es gibt Unterschiede, erhebliche Unterschiede unter den Ärzten. Ich vergleiche das mit Fußball: Kreisklasse, Regionalliga, Bundesliga, Champions League. Nur bei den Doktoren sind alle Champions League? Ich weiß natürlich nicht, wie man die Unterschiede zwischen Ärzten festlegen soll, beim Fußball ist das relativ einfach.

Es wird ja immer vom Hippokratischen Eid gesprochen. Ich kann mich nicht daran erinnern, dass ich den während des Studiums oder überhaupt irgendwann gehört hätte. Daraufhin habe ich bei den ersten klinischen Vorlesungen eingeführt, den Hippokratischen Eid zu projizieren und durchzusprechen. Wir diskutieren natürlich auch über Therapien, gerade wenn wir Tumorpatienten haben. Dabei betone ich immer wieder, dass man nicht alles tun darf, was medizinisch machbar ist. Aber letztlich ist das eine Entscheidung des jeweiligen Patienten.

Ein Beispiel hierzu: Eine Patientin war Nonne. Sie hatte einen großen Tumor im Mundbereich. Ich klärte sie auf, wie die Behandlung laufen würde usw. Sie hörte sich alles an, war dann auch in der Bestrahlungsabteilung und sagte dann: »Nein.« Bei ihr war die Entscheidung religiös motiviert: »Der Herrgott will das, ich lasse mich nicht operieren.« Für mich völlig akzeptabel. Genauso lief es bei einem Mann vor nicht allzu langer Zeit. Der war Ende siebzig, topfit, hatte einen Tumor, der eigentlich noch gut behandelbar gewesen wäre. Der Patient hat sich alles angehört, hat sich bedankt für die Aufklärung und gesagt: »Das mache ich aber nicht. Ich habe jetzt über siebzig Jahre gut gelebt, und solange es noch gut geht, mache ich einfach weiter.« Eine andere Patientin wollte um jeden Preis überleben. Auch dies ist eine Entscheidung, und wir Ärzte haben alles Mögliche zu tun, um dieses Ziel zu erreichen. Es ist uns auch gelungen, aber die Patientin ist entstellt und hat erhebliche funktionelle Einschränkungen. Es geht ihr gut dabei. Sie bleibt bei ihrer Entscheidung. Obwohl sie mit nahezu der doppelten Strahlendosis wie normal bestrahlt wurde. Furchtbar.

Mir sind zwei Fehler im operativen Bereich in Erinnerung. Der erste war eine Nachlässigkeit meinerseits, auch aus heutiger Sicht, weil ich bei der Voruntersuchung nicht genau geguckt habe. Es ging um einen Patienten mit doppelseitiger Lippen-Kiefer-Gaumenspalte; der gesamte Oberkiefer sollte verlagert werden. In einer früheren Operation war die Gaumenschleimhaut nicht komplett geschlossen worden, was bei der Untersuchung nicht ohne Weiteres zu sehen war. Ich habe also operiert und hatte plötzlich drei Teile des Oberkiefers in der Hand. Ich habe es dann irgendwie hingekriegt, und der Fehler führte letztlich, Gott sei Dank, nur dazu, dass der Patient einen Zahn verlor. Aber einen Schneidezahn. Und das war für mich schlimm, und ich habe die Konsequenz gezogen, nie wieder unter Zeitdruck eine derartige Untersuchung durchzuführen.

Ja, und die zweite Situation betraf einen Tumorpatienten. Ein Riesentumor. Die ganze Operation war hoch kritisch. Das wusste der Patient. Ich sprach vorher mit ihm darüber, dass er die OP möglicherweise nicht überlebt; die Wahrscheinlichkeit war ziemlich groß. Er war aber einverstanden, unterschrieb alles und teilte dies auch seiner Familie mit: »Das ist meine einzige Chance.« Der Mann hat den Eingriff nicht lange überlebt.

Und das lehrte mich eins: Mich zu fragen, ob man als Operateur eine OP gegebenenfalls ablehnen muss. In der OP zeigte sich, dass der Tumor explodiert war. Die Hauptschlagader zum Gehirn war verletzt, das war alles im Tumor. Das Gewebe war völlig morsch, es brach alles zusammen, auch die Hauptschlagader zum Gehirn, was zu einer massiven Blutung führte. Wir haben die Blutung stillen können, aber der Patient ist drei oder vier Tage später verstorben auf der Intensiv. Eine furchtbare Situation, die man nur nachvollziehen kann, wenn man so etwas erlebt hat. Heute würde ich diese Operation wahrscheinlich nicht mehr durchführen.

Kommen wir zur Wirtschaftlichkeit. Natürlich ist es Aufgabe eines Krankenhauses, wirtschaftlich zu arbeiten. Aber wir sind jetzt, aus meiner Sicht, weit über das Ziel hinausgeschossen, und zwar in Richtung eines inhumanen, lediglich kostenorientierten Gesundheitswesens. Ist halt für Deutschland typisch. Erst in die eine Richtung und dann wieder komplett zurück.

Ein Krankenhaus ist nun einmal keine Autowerkstatt. Und es kann auch nicht sein, dass man die verschiedenen Bereiche so aufdröselt. Wir haben inzwischen, ich weiß nicht wie viele GmbHs. Fängt schon an beim Putzen. Ich hab einen Ordner voll, was für Zustände bei uns herrschen. Ein Brief kam von der Hygienebeauftragten des Kreises W. Die hat einen netten Brief geschrieben, unsere Toiletten und Bäder auf der Station hätten den Charme einer Bahnhofstoilette. Wobei man vielen Bahnhofstoiletten unrecht tun würde. Das kann nicht sein! Die Arbeiten werden an externe Firmen outgesourced, die ja auch einem Preisdiktat unterliegen. In der Realität kommt dann jemand mit einem Eimerchen, kippt das im Zimmer aus, feuchtet durch, und das war es.

Früher war eine Stationsschwester dafür verantwortlich, die Putzkräfte blieben dieselben, und sie waren der Schwester unterstellt. Die konnte Anweisungen geben: »Hör mal, da hinten, mach mal.« Heute kommen und gehen die Putzkräfte, die Schwester darf nichts mehr sagen. Wir Ärzte wiederum dürfen den Schwestern nur medizinisch etwas abverlangen, alles andere gehört zum Pflegebereich.

Eine sterbenskranke Frau sollte täglich gewaschen werden, was eigentlich eine Selbstverständlichkeit ist. Die Antwort war: »Ja, was regen Sie sich denn so auf, früher hat man sich ja auch nur einmal in der Woche gewaschen.«

Keiner fühlt sich mehr für irgendwas verantwortlich, keiner kann einem anderen etwas sagen.

Wir haben ja auch überlegt, was man verändern könnte. Ich glaube, man muss mit der Finanzierung anfangen. Man sollte die Chefs, die ärztlichen Chefs, in großen Kliniken loslösen von Finanzfragen. Wenn mich ein Patient fragt: »Was kostet das?«, dann weiß ich es nicht, wirklich. Es wird ihm dann in aller Ruhe von einer Mitarbeiterin erklärt. Das macht frei. Ich glaube nicht, dass man unabhängig ist, wenn die Kosten immer vorgerechnet werden. Außerdem müsste man wieder größere Einheiten schaffen. Wo einer oben steht, ja, aber dem muss man auch Freiheiten geben. Und nicht fordern, 100 Hüften zu machen, sonst fliegt er raus oder kriegt eine Gehaltskürzung.

Ich glaube, es muss dringend eine öffentliche Diskussion in Gang gesetzt werden: Kann Ökonomie alle Bereiche des Lebens sinnvoll gestalten? Ökonomie bedeutet in der Regel nur eines. Dass jedes Ding seinen Preis erhält und entsprechend berechnet wird. Dass diese Vorgehensweise sowohl in der Pflege als auch in der ärztlichen Versorgung Maxime sein soll, ist aus meiner Sicht nicht akzeptabel. Es kann nicht lediglich nach Pflegeminuten respektive OP-Minuten abgerechnet werden. Meiner Meinung nach können soziale Aspekte nicht nur mit Preisschildern versehen werden. Es muss ein anderes System der Vergütung gefunden werden, das einer Pflegeperson oder einem Arzt Zeit für ein längeres Gespräch am Krankenbett einräumt. Das DRG-System wurde eingeführt, um das alte System der Finanzierung über Liegezeit abzulösen; das neue System sollte wesentlich kostengünstiger sein. Dieser Beweis wurde aber bis heute nicht erbracht. Im Gegenteil. Die Kosten des Gesundheitswesens sind erheblich gestiegen und werden weiter steigen. Dabei ist ein Großteil dieser Kosten hausgemacht. Den Ärzten fordert man eine ständige Leistungssteigerung ab, und die ist zwangsweise mit einer Kostensteigerung verbunden. Vielleicht wäre eine Mischung aus Liegezeit und DRG eine Lösung.

Ihr Artikel hat mich berührt, der traf genau ins Zentrum, wie es in den Großkliniken läuft. Und wir versuchen ja, dagegen anzukämpfen. Ich bin einer der Älteren, der demnächst emeritiert, aber es gibt Gott sei Dank genügend junge Kollegen, die sind hochmotiviert und werden dann doch gebremst. Das ist zum Heulen.

Der Partner

Oberarzt Dr. N. N., Chirurg

Ringe unter den Augen. Hochspannung in den Augen. Müde und gleichzeitig auf Hochtouren. Im Laufe unserer Bekanntschaft fällt mir dieser Gegensatz immerzu auf. Da arbeitet einer klaglos rund um die Uhr, wenn es sein muss. Er ist ein stiller Workaholic von umwerfender Freundlichkeit. Ein Sohn, eine Frau, die seine strapaziösen Abwesenheiten gerade noch ertragen. Kennengelernt habe ich die Familie auf einer Geburtstagsfeier, er sprach mich auf meine Geschichte an, die sogar an seiner weit entfernten Klinik die Runde gemacht hatte. Sehr schnell verstehe ich, dass er nicht zu den Hüft-OP-Turbo-Docs gehört, deren Hochleistungsfrequenzen nun Negativ-Schlagzeilen machen. Meine Güte, wie fantastisch er erklären kann, zugewandt und plastisch. Wie ich mich ein paar Wochen später selbst überzeugen kann, gehört er zu den »Abratern«: Nein, das schmerzende Knie eines gemeinsamen Freundes wird nicht sofort operiert, wie es dessen Orthopäde blitzfix vorgesehen hatte. Nach einem einmaligen Gespräch wohlgemerkt. Oberarzt Dr. N. N. nimmt sich (für den Kassenpatienten) eine gute Aufklärungsstunde Zeit. Er hält mehr von zweiten Meinungen, Physio und altersgemäßen Sportarten als vom schnellen Schnitt. Operieren – geht auch später ... Der Freund bläst den Eingriff ab. Bislang ohne negative Folgen.

Ich höre in Dr. N.s Worten großen Kummer, weil das Ansehen von Ärzten so zwiespältig geworden ist. Früher wurden die Halbgötter in Weiß überhöht, heute werden sie niedergemacht. Beide Haltungen seien verzerrt und verstellen den Blick auf ein System, das dringend reformbedürftig sei. Eben patientenorientiert.

Er wäre die Idealbesetzung für eine Arzt-Serie, die nicht zucker-
süß sein würde.

Meine Motivation ist allein der Patient

Protokoll einer Überzeugung

Ich sehe unser Gesundheitssystem sehr kritisch. Moderne Medizin ist teuer. Die Sozialkassen sind gedeckelt. Ich bin kein Volks-
wirt, aber die wirtschaftlichen Veränderungen haben die Arbeit an
der Basis schon seit Langem erheblich verändert und sicher nicht
immer zum Wohle des Patienten. Kann es funktionieren, in einer
Planwirtschaft marktwirtschaftlich zu arbeiten und dabei allen
Ansprüchen des Patienten und der Mitarbeiter im Krankenhaus
gerecht zu werden? Abstriche werden im Krankenhaus überall gemacht. Unser Krankenhaus hat zum Beispiel keine eigenen Reinigungskräfte mehr. Krankenhausreinigung ist eine Dienstleistung,
die ausgeschrieben und an den günstigsten Anbieter vergeben
wird. Auf dem Papier erfüllen alle Anbieter die Ausschreibungskri-
terien. Aber schafft es eine Reinigungskraft tatsächlich, ein Patientenzimmer in drei Minuten zu reinigen? Mal über den Boden wischen, ja. Aber was ist mit dem Staub auf der Lichtleiste, oder
wenn in einem Zimmer der Boden erheblich verunreinigt ist, da
sich ein Patient in der Nacht übergeben musste? Der ganze Zeit-
plan gerät durcheinander, und in den anderen Zimmern wird nur
das Nötigste gemacht.

Alle Krankenhäuser müssen auf der einen Seite sparen und auf
der anderen Seite Geld verdienen, um zu überleben. Patientenakquise. Fallzahlen steigern. Diese wirtschaftlich orientierten
Gedanken sind grundsätzlich legitim und erforderlich. Als die
Fallpauschale kam, stand ein politischer Gedanke dahinter, nämlich ausufernde, teure Behandlungs- und Liegezeiten zurückzu-

drängen. Nach der Einführung der Fallpauschalen haben sich Liegezeiten tatsächlich deutlich reduziert. Die Kosten auch? Meiner Kenntnis nach sind die Kosten weiter gestiegen.

Entscheidend ist aber für mich, nicht Erfüllungsgehilfe eines von der Wirtschaftlichkeit getriebenen Systems zu sein. Ich will meine Patienten beraten können. Für mich persönlich ist das Patientengespräch das A und O meiner Tätigkeit. Einen Patienten vor der OP gut zu beraten – ganz wichtig. Ich muss Verläufe nicht hochkomplex beschreiben. Ich muss in der Lage sein, ihm Dinge in einer normalen Sprache zu erklären. Und wenn ich das nicht vor einer OP gemacht habe, laufe ich nach der OP den Dingen nur hinterher. Je besser ein Patient vor einer OP aufgeklärt und beraten ist, desto besser kann ich ihn führen im Sinne von weiterbehandeln. Desto mehr Vertrauen hat er auch nachher. Ein kranker Mensch befindet sich in einer emotionalen Ausnahmesituation, wenn er mit einem Arzt über eine Operation spricht. In einem solchen Augenblick ist es geboten, dem Patienten nicht zu viel Angst zu machen, ihm aber schon das Gefühl zu geben, dass es relevant ist, auch über Probleme nachzudenken. Nur so kann ich – mit dem Patienten – die für ihn richtige Therapie finden.

Als Gesunder macht man sich wenig Gedanken über Krankenhäuser. Wir wissen, dass man in 24 Stunden – rund um die Uhr – die Möglichkeit hat, ein Krankenhaus aufzusuchen, wenn man umknickt, einen Unfall hat, einen schweren Magen-Darm-Infekt oder … an schlimmere Dinge möchte man gar nicht denken. Krankenhäuser sind fester Bestandteil unseres Sozial- und Gesundheitssystems, wir bezahlen ja auch mit unseren Beiträgen dafür.

Ich finde es total schade, dass Menschen Angst vor dem Krankenhaus haben; hoffentlich ist es nicht der Großteil der Gesellschaft. Die Mehrheit hat vor allem Angst vor dem Kranksein, vor dem Krankwerden. Nicht vor der Behandlung im Krankenhaus, und es ist ja normal, Angst zu haben. Ins Krankenhaus zu gehen bedeutet nicht, nur eine Grippe zu haben. Was wird einen erwarten, wie wird die Behandlung, werde ich Schmerzen haben, werde ich wieder gesund? Hinzu kommen Sorgen um Familie und Beruf.

Angst haben wir aber auch, weil wir immer mehr erfahren. Dass Krankenhäuser sparen, Ärzte in Korruptionsskandale verwickelt sind, dass es Krankenhauserreger gibt. Das sind die Themen, die immer wieder öffentlich diskutiert werden. Meiner Meinung nach ist es gerechtfertigt und erforderlich, diese Themen kritisch zu diskutieren. Aber ich gebe zu bedenken, dass Debatten, die lediglich Angst und Verunsicherung schüren, weder hilfreich sind, das System zu verändern, noch dem Patienten helfen, der sich im Krankenhaus behandeln lassen muss. Angst zu schüren ist sinnlos und gefährlich, denn manchmal gibt es keine Alternativen.

Natürlich passieren auch im Krankenhaus Fehler. Wir wissen dies aus den Medien. Die vergessene Kompresse nach einer Bauch-OP, Patientenverwechslungen, das falsche Medikament. Statistiken von Ärztekommissionen, Versicherern, Gerichten geben hierüber Auskunft. Fehler im Krankenhaus passieren auf allen Ebenen. Krankgeschwitzte Bettwäsche, die nicht gewechselt wird, weil nach Feiertagen die Reinigungskapazitäten der Wäscherei nicht ausreichen. Operationen, die verschoben werden, da ein Ersatzteil für die Reparatur am OP-Tisch nicht vorhanden ist. Wartezeiten von drei Stunden in der Notaufnahme, bis das Schmerzmittel Erleichterung beim Hexenschuss verschafft, weil dort die Mitarbeiter um das Leben eines Herzinfarkt-Patienten kämpfen. Toiletten, die zwei Tage nicht gereinigt werden, da die Reinigungskraft erkrankt ist. Vielleicht keine schlimmen Fehler, aber Dinge, die täglich passieren und die Patienten besser verstehen, wenn man sie erklärt. Gute Kommunikation macht Fehler nicht besser, aber man kann besser mit der Situation umgehen. Niemand macht mutwillig einen Fehler. Wie Fehler juristisch gewertet werden, ist ein anderes Thema.

Wie gehen Menschen mit Fehlern um? Je höher jemand in der Hierarchie steht, desto mehr Druck lastet auf ihm, desto weniger Freunde hat er und desto weniger Möglichkeiten, mit anderen über Fehler zu sprechen. Das ist ein nicht zu vernachlässigender emotionaler Druck. Ein Chef wird kaum offen über seine Fehler sprechen, er macht sich ja angreifbar. Er wird immer versuchen, einen Fehler anders auszudrücken. Und das ist ein individuelles, aber auch ein systemisches Problem.

Wir treffen uns wöchentlich zu Fallkonferenzen, in denen kleinere und größere Fehler oder Fastfehler besprochen werden, um zu sensibilisieren. Aber ob dies reicht? Fehler entstehen häufig durch eine Verkettung von Umständen. Vor einer Operation führen wir einen Piloten-ähnlichen Check durch. Hier werden vor dem Schnitt alle relevanten Dinge mit Hilfe einer Checkliste abgefragt. »Ist das der richtige Patient? Was hat er für eine Diagnose, was soll operiert werden, welche Seite soll operiert werden, liegen alle für die Operation erforderlichen Befunde vor, welche Vorerkrankungen hat der Patient? Gibt es OP-relevante Allergien oder Unverträglichkeiten? Sind alle erforderlichen Operationsinstrumente vorhanden? Welche Besonderheiten gibt es bei dieser Operation?« Diese Checkliste abzufragen, dauert wertvolle fünf Minuten. Unverzichtbare fünf Minuten. Auf diese Art habe ich bei einer Patientin erfahren, dass eine Nickelallergie vorliegt, die mir vorher nicht bekannt war. Ich habe die Operation nicht durchgeführt, da entsprechende nickelfreie Implantate erst bestellt werden mussten. Natürlich war mir das unangenehm gegenüber der Frau, die wieder auf die Station gebracht wurde und der ich den Grund erklären musste. Es stellte sich bei der Fallkonferenz heraus, dass die Patientin vor der Operation angegeben hatte, keine Metallallergien zu haben. Zur stationären Aufnahme brachte sie dann einen Allergiepass mit, der beim Anästhesisten abgegeben wurde. Ohne die Checklistenabfrage vor der Operation hätte ich nichts von der Allergie erfahren, und es hätte zu einer Implantat-Lockerung kommen können. Mit negativen Konsequenzen für die Patientin.

Natürlich war die Patientin unglücklich, wieder auf die Station gekommen zu sein. OP erst in zwei Tagen. Noch mal warten, die Aufregung. Aber sie läuft nun seit zwei Jahren wieder mit ihrem neuen Knie herum und ist beschwerdefrei. Ein Fehler war uns unterlaufen, aber ein folgenschwererer wurde doch vermieden. Eine andere Situation: Während einer Prothesenimplantation entstand an der Hüfte ein Bruch. Wir mussten nicht nur die Hüfte ersetzen, sondern auch den Bruch stabilisieren. Dem Patienten ging es nach der OP gut, keine Probleme. Ich habe dem Patienten nach der Operation trotzdem von dem Bruch erzählt, auch wenn er es vielleicht nie bemerkt hätte. Jede medizinische Behandlung hat – wie jedes Medikament – Risiken und Nebenwirkungen. Keiner ist glücklich, wenn eine Behandlung zu Komplikationen führt, und wie Patienten auf Komplikationen reagieren, kann sehr unterschiedlich sein. Wesentlich ist aber, sich ausreichend Zeit zu nehmen, die Situation und ihre Folgen offen und verständlich zu besprechen. Als Arzt behandele ich eben nicht nur die Erkrankung, sondern den Patienten. Je komplexer Erkrankungen oder Begleitumstände, desto mehr Zeit ist für die Beratung erforderlich.

Statistiken sagen aber, dass ein Patient seinen behandelnden Arzt im Krankenhaus nur fünf Minuten pro Tag sieht und nach 20 Sekunden das erste Mal vom Arzt unterbrochen wird. Das mag sein. Die normalen in Tarifvertrag und Arbeitszeitgesetz festgelegten Arbeitszeiten reichen oft nicht aus. Der Stellenschlüssel? Der wird auf dem Papier berechnet. Fünf Minuten können bei einer Grippe ausreichen. Reichen aber zehn Minuten, um einem Patienten zu erklären, wie sein Schlüsselbeinbruch behandelt werden sollte? Wie viel Zeit ist erforderlich, um einem 20-Jährigen zu erklären, was Multiple Sklerose ist? Muss man beim Krebs operieren oder besser nicht? Was bedeutet die Krebserkrankung für die Lebensqualität? Wenn jemand Krebs hat, dann weiß man, da ist oft nicht mehr viel Zeit. Wäre es wünschenswert, nichts zu unternehmen? Bestrahlen? Chemo? Nur Operation? Was bedeutet das für die Lebensqualität? Man sollte sich für jeden Weg relativ viel Zeit nehmen, und dies nicht nur bei einem Treffen, sondern bei mehreren. Klingt nach einem Idealzustand. Lässt sich das umsetzen? Es ist banal: Wenn der Arzt nicht für die operative Leistung, sondern für seinen Zeitaufwand bezahlt würde, dann könnte man auch vernünftig, sogar unnötig viel mit dem Patienten reden. Aber heute wird das große Geld mit der Operation verdient: Je weniger Zeit ich mit Ihnen verbringe, desto mehr Zeit habe ich, um mit den anderen Patienten zu sprechen, die dann bei mir auf dem OP-Tisch landen. Die meiste Zeit kann beim Patientengespräch gespart werden, leider.

Ich bin es gewohnt, zwölf Stunden und mehr pro Tag zu arbeiten. Ich bin in einer Zeit groß geworden, als das normal war. Diese Zeiten sind vorbei, der Zeitgeist ist anders. Man sieht es ja am Ärztemangel. Die Jüngeren sind nicht bereit, unter solchen Bedingungen im Krankenhaus zu arbeiten. Sie lernen schnell: Ein Arzt muss viel Scheiße fressen. Sechs Jahre Studium, sechs Jahre Facharztausbildung im Krankenhaus. Das sind zwölf Jahre deines Lebens, wo du dich für die Gesellschaft nützlich machst, wo du relativ wenig Geld bekommst, relativ wenig Freizeit hast und zwölf Jahre deines Lebens Abstriche in ganz vielen Bereichen machen musst. Und danach? Oberarzt, Chef oder Praxis übernehmen. Die Zeiten sind vorbei, in denen all dies erstrebenswert war. Fallpauschalen und Arbeitsverdichtung auf der einen und mangelnde Wertschätzung der eigenen Tätigkeit auf der anderen Seite. Das ist die Realität eines Arztes im Krankenhaus.

Woher ich persönlich Wertschätzung bekomme? Es ist ganz banal. Es ist nicht die Geschäftsführung. Es ist nicht mein Chef. Es ist nicht die Wertschätzung von Kollegen oder von irgendwem im Krankenhaus. Sondern der Patient, dem man geholfen hat, er ist für mich der einzige Antrieb. Im Krankenhaus ist niemand, der einem auf den Rücken klopft. Du wirst schlecht bezahlt. Du opferst deine Freizeit, und du hast zu Hause eine unzufriedene Familie. Es gibt viele Leute, die stehen darauf, einen weißen Kittel anzuziehen. Aber meine Motivation ist der Patient.

Der Aussteiger

Dr. Paul Brandenburg, Notfallarzt

Ein Flüstergespenst geht um in deutschen Krankenhäusern: Stimmen werden plötzlich gesenkt und Türen verschlossen, als lauere der Geheimdienst um die Ecke. Dabei geht es nur um kritische Informationen, die nicht unter Verschluss bleiben sollten. Wie oft ich im letzten Jahr gehört habe, dass das Gesundheitswesen krank ist und krank macht. Wie oft erzählte mir ein Arzt »im Vertrauen«, was um ihn herum passiert. Der Standardsatz: »Sie können das benutzen, aber ich kann nicht zitiert werden.« Wie oft Fernsehjournalisten ihre Informanten anonymisieren, deren Stimmen verfremden, ihnen Perücken aufsetzen oder zu digitalen Tricks greifen, damit sie nicht wiedererkannt werden. Whistleblower, die von unhaltbaren Zuständen berichten, fühlen sich wie Spione, wie Verräter. Manche von ihnen haben ja versucht, innerhalb ihrer Institution Kritik loszuwerden – vergeblich. Sie quälen sich im Gespräch mit dem Gefühl, Kollegenschelte zu betreiben. Sich auf Kosten anderer zu profilieren.

Auch in diesem Buch wollen einige Gesprächspartner nicht unter ihrem Klarnamen auftreten. Selbstverständlich komme ich den Wünschen nach, aber ich frage mich inzwischen, wo wir eigentlich leben. Wie kann es sein, dass ein Arzt gemobbt wird, eine Pflegekraft den Job verlieren kann, Kritiker als »Nestbeschmutzer« abqualifiziert werden, weil sie Defizite ansprechen, die die Gesellschaft erfahren muss? Ohne solche Enthüllungen würde sich nie etwas verbessern. Doch gerade im Gesundheitswesen gilt jemand, der an die Öffentlichkeit geht, schnell als Querulant. Es herrscht ein Schweigekartell, davon ist auch mein Gesprächs-

partner Dr. Paul Brandenburg überzeugt. Ich lernte ihn über ...
den Bildschirm kennen. In der ARD-Doku »Vorsicht Operation«,
ausgestrahlt im Januar 2013, machte er keinen Hehl aus seinem
Missmut über die eigenen Kollegen. Warum machen sie nicht
den Mund auf? Warum so viel Rücksicht auf Chefs? Wie kommt
der Korpsgeist unter Chirurgen zustande? Er lässt nicht gelten,
dass die Zustände an deutschen Krankenhäusern ausschließlich
mit dem wirtschaftlichen Druck auf die Akteure zu erklären sind.
Aus seiner Sicht machen viele Kollegen die Misere mit, weil der
eigene Aufstieg nur durch Anpassung möglich ist. Schweigen und
wegsehen – Teil der DNA eines deutschen Chirurgen? Der Nachwuchs erlebe die Ausbildung als Unterwerfungsprozess. Brandenburg hat gewiss keine Scheu vor Polemik und hat selbst erlebt, dass er deswegen als Versager und Querulant abqualifiziert
wurde. Und irgendwie stimme das: »Ich habe ja versagt, ich war
nicht imstande, so mitzumachen, wie es üblich ist.« Als der angehende Chirurg merkte, dass er sich zu sehr verbiegen musste, zog
er die Reißleine. Er stieg aus seinem Traumberuf aus und wurde
Honorararzt. Nun bekommt er das Krankenhausgeschehen vom
Notfallwagen aus mit. Und kämpft mit seinen Auftritten für mehr
Zivilcourage im weißen Kittel.

Selbstverleugnung brauchen wir nicht, um gute Ärzte zu sein

Protokoll eines Aufbegehrens

Ich habe in Berlin studiert und an der Charité mit meiner Forschungsarbeit angefangen. Die Doktorarbeit ist ja eine Art Weichenstellung für die spätere Kliniktätigkeit. In der Regel ist das
ein Pro-forma-Akt, damit man den Titel auf die Visitenkarte dru-
cken kann. Wenn man an der Uni bleiben will, muss man schon

mehr reinhauen. Eine Art Meisterprüfung. Ich fing also drei Jahre vor dem Studienabschluss mit den Arbeiten für meine Promotion an, in der Transplantationschirurgie. Ich bin etwas reingerutscht und geriet in eine sehr gute Arbeitsgruppe, in Fachkreisen hoch angesehen.

Als Student ist man völlig außerhalb dieses Establishments, dieses Systems und wird von den Leuten an der Klinik noch nicht einmal wahrgenommen und gegrüßt. Wenn man auf den Fluren steht, laufen diese Leute regelrecht durch einen hindurch. Man lernt sehr schnell: »Du bist hier niemand. Fang mal an zu dienen, fang mal an zu kriechen. Und dann sagen wir vielleicht guten Tag.« Ich hab das vier Jahre mitgemacht, dann war meine Laborzeit um und die Doktorarbeit fertig. Das wird entsprechend honoriert, man darf Vorträge halten und auf den Chirurgenkongressen auftreten. Der Titel dient dem ärztlichen Narzissmus. Ärzte sind unglaubliche Narzissten, und die allermeisten existieren in der Chirurgie. Ich muss zugeben: Diese Selbststilisierung hat auch bei mir gewirkt. Es ist schön dazuzugehören, ich habe mich gefreut und gerne mitgemacht. Stutzig wurde ich, als ich zunehmend im klinischen Bereich tätig war. Dieses Gebaren, diese Egomanie! Der Höherrangige hat immer recht, fachlich und menschlich! Am Anfang konnte ich darüber lächeln, bis ich merkte, dass diese Haltung normal war. Im Umgang mit Patienten, mit Schwestern, untereinander. Es geht weder um Geld noch um Patienten, sondern um die Karriereverwirklichung der Beteiligten. Da glauben viele tatsächlich, sie seien die Krone der Schöpfung.

Ob die gesellschaftliche Wertschätzung dieses Bild hervorgebracht hat? Ich bin kein Freund der Soziologie, und immer wenn ich höre, »die Gesellschaft« sei für etwas zuständig, werde ich grundsätzlich skeptisch. Ich verlange von jedem halbwegs vernünftigen Menschen, und gerade von Akademikern, so viel Distanz, dass er seine eigenen Ziele und sein eigenes Rollenbild kritisch hinterfragt.

Inzwischen bin ich überzeugt: Man wird nicht als Arzt zum

Egomanen, sondern man steigt in diesen Beruf, weil man diese Veranlagung hat. Das sollten sich die Betroffenen auch offen eingestehen. Ich zitiere gern den bösen Satz: »Wie begeht ein Chirurg Selbstmord? Indem er sich von seinem Ego auf sein Niveau stürzt.« Es gibt da nette Studien: Chirurgen tragen überdurchschnittlich gern Taucheruhren, machen Risikosportarten und fahren Motorrad. Das kann kein Zufall sein und passt zum Selbstbild des einsamen Helden. Es ist ja auch nicht schlimm. Angesichts der mäßigen Bezahlung ist es in Ordnung, wenn jemand auf diese Art Benefit für sich herauszieht. Das ähnelt doch der Eitelkeit von Schauspielern oder Journalisten im Fernsehen. Völlig okay, so lange es Grenzen hat und jemand ein bisschen über sich dabei lachen kann. Aber gerade bei den Oberärzten findet sich ein unfassbarer Bierernst, ein fester Glaube an die eigene Unantastbarkeit und Erhabenheit. Ganz schlimm. Gehen Sie mal zu einer Ordinarien-Jahressitzung – das halten Sie für Realsatire. So salbungsvoll geht es da zu. Ich nenne das Realitätsferne. Die Chirurgen sitzen in einem System, das ihnen lange Zeit erlaubt hat, nach unten maximal zu treten, und über ihnen ist der blaue Himmel. So war der Normalzustand eines Chefchirurgen. Früher hat sich das ja auch gelohnt. Da galt das klare Prinzip: zehn Jahre als Sklave arbeiten. In der Zeit wird man gebeutelt und ist nichts wert. Und dann ist man endlich Chefchirurg und rechnet ordentlich ab. Man arbeitet nicht mehr so viel und schreibt fette Liquidationen. So hat das System sehr lange funktioniert und hat viele Leute überzeugt mitzumachen. Doch die Rechnung geht jetzt nicht mehr auf. Ein Chefarzt hat weder in Personal- noch in Budgetfragen viel zu sagen. Die neuen Chefärzte kriegen solche Verträge wie früher nicht mehr, sie haben solche Arbeitsbedingungen nicht mehr, und es herrscht unglaublicher Frust, unglaubliche Aggressivität. Gerade bei vielen älteren Oberärzten. Sie haben mal angefangen mit dem Bewusstsein, sich zehn Jahre lang zu knechten, dann aber am Fleischtopf zu sitzen. Doch die Spielregeln verändern sich, der Lebensplan bricht weg. Sie fühlen sich verloren. Was sollen sie bloß machen? Ich kenne ja die Transplantationschirurgie aus eigener Anschauung: Ein Leberchirurg ist hochgradig spezialisiert, er ist geradezu ein Dinosaurier. Es gibt nur ein paar Zentren in Europa, wo er arbeiten könnte – und dann ist Ende. Seine Qualität, seine Fähigkeiten nützen nichts in einer Hausarztpraxis. Er ist auf Gedeih und Verderb dem System ausgeliefert. Seine Abhängigkeit beginnt vom ersten Tag der Weiterbildung an. Ein Weiterbildungsassistent in der Chirurgie ist sechs Jahre lang vollständig unterworfen. Irgendwann im dritten Jahr merkt er: »Mein Ausbildungskatalog mit den vorgeschriebenen OPs ist leer, ich kann noch nichts. So was Blödes. Dann halt ich schön dem Chef die Tür auf und mache alles mit.« Und jeden Tag wird ein kleines bisschen mehr gegen die eigenen Überzeugungen verstoßen. Patienten werden aufgeklärt für OPs, von denen der Assistenzarzt weiß, dass sie eigentlich gar nicht so gut sind. Oder nach den OPs werden ihnen Halbwahrheiten verkauft. Oder Kleinigkeiten verschwiegen. Dass die Wunde nicht richtig zuging. Dass es richtig geblutet hat oder der Schlauch an der falschen Stelle war. Diese Anpassung wird nicht von oben angeordnet, da gibt kein Vorgesetzter plötzlich einen illegalen Befehl. Es handelt sich um vorauseilenden Gehorsam. Sie wissen: Wer in Ungnade fällt, muss dauernd auf Station Dienst schieben oder in der Ambulanz. Aber dort bekommt man ja nicht die Ausbildungsbausteine für den Katalog zusammen, sondern nur »im Saal«, am OP-Tisch.

Garantiert bin ich ein antiautoritärer Typ, beim Militär hatte ich auch die Begabung, mich mit allen möglichen Leuten anzulegen. In der Klinik habe ich schnell gemerkt, dass ich mich in einem ultraautoritären System befand. »Oberarzt« – der Begriff kommt ja aus dem Militär, er bezeichnete in Preußen einen Dienstgrad. Und diese Geisteshaltung ist noch da. Man soll sich hochdienen. Chefs wollen nicht führen, sondern unterwerfen. Für jemand, der eine natürliche Abneigung gegen Hierarchie hat, ist das eine unerträgliche Umgebung. Meine naive Überlegung damals zu Beginn: Ich interessiere mich für den Beruf, das Drumherum werde ich ignorieren, ich werde nicht so wie die anderen. Aber von Anfang an funktionierte das nicht. Der Preis war zu hoch. Mit jedem Mal, wenn Sie auch nur ein bisschen gegen Ihre Überzeugungen verstoßen, geben Sie etwas auf. Und irgendwann fangen Sie an, das Verschweigen und Verdrehen zu rechtfertigen, und schaffen sich eine eigene Realität. Am Ende glauben alle, dass das System seine gottgegebene Richtigkeit hat. Dass es so sein muss.

Klar, ich bin daran gescheitert. Und ich bereue es kein Stück. Unter Honorarärzten kenne ich einige, die das System genauso kritisch sehen. Häufig solche, die lange Klinikzeiten hinter sich haben und dann irgendwann ausgestiegen sind. An den Kliniken kenne ich keinen. Dass Ärzte, insbesondere der Nachwuchs, es wagen, die Missgunst der Altvorderen auf sich zu ziehen durch unliebsame Äußerungen – das kommt fast gar nicht vor. Streiks? In Tariffragen dürfen sie aufmüpfig sein, denn den Chefärzten ist es wurscht, wenn gegen die Träger der Klinik gestreikt wird. Sie sind mittlerweile nicht mehr für Tarife verantwortlich. Aber Kritik inhaltlicher Art? An der Ausbildung, am Kammersystem? Würde sich keiner trauen, laut vorzubringen, der nicht komplett geschnitten werden möchte. Ich habe es selbst erlebt.

Die Ärztefunktionäre verweisen gern auf ökonomische Zwänge, auf den Druck wegen der Fallpauschalen. Es ist typisch für sie, von der eigenen Mitverantwortung abzulenken. Ich bezichtige die Ärzteschaft, zu opportunistisch und angepasst zu sein. Dieser Kadavergehorsam muss doch irgendwann verschwinden, diese Selbstverleugnung brauchen wir nicht, um gute Ärzte zu sein.

Gefährliche Pflege

Personalnotstand und Sterblichkeit bedingen sich

Seit Krankenhäuser wie Autofabriken kalkulieren, versuchen sie, ihre »Fixkosten« zu senken und mit möglichst wenig Personal die Produktivität zu steigern. Das geschieht gerade besonders in der Krankenhauspflege.

Deutschland ist Weltmeister im Operieren – und Weltmeister beim Einsparen von Pflegekräften. Wie passt das zusammen? 27 000 Stellen sind seit Einführung der Fallpauschalen gestrichen worden. Und das, obwohl die Patientenzahlen ständig steigen und die Liegezeiten kürzer sind als früher. Heißt es in Deutschland jetzt: Operation gelungen – Patient tot? Wie kann es sein, dass sich Deutschland ein sinnloses Übermaß an Operationen leistet, und gleichzeitig zu wenig Geld da ist, Patienten vernünftig zu pflegen?

Erschrocken über dieses Missverhältnis, hat sich Claudia G. im Juli 2012 an die Öffentlichkeit gewandt und an die Patientenbeauftragte im Bundesgesundheitsministerium geschrieben. Ihre Geschichte ist schnell erzählt: Ihr Vater stürzte zu Hause. Er war 90 Jahre alt, aber noch rüstig. Ein Oberschenkelhalsbruch. Danach eine Operation. Mit einem künstlichen Hüftgelenk sollte er schnell wieder auf die Beine kommen. Alles lief nach Plan. Nach der Operation blieb er kurz auf der Intensivstation, wurde dann auf die chirurgische Normalstation verlegt. Er war unruhig, auch nachts. Die Nachtschwester war alleine mit 35 Patienten. Sie hatte kaum Zeit, nach ihm zu schauen, musste sich noch um andere, ebenfalls frisch operierte Patienten kümmern. Der Vater fiel in der Nacht aus dem Bett. Wahrscheinlich wollte er auf die Toilette.

Die Nachtschwester fand ihn auf dem Boden, kurz vor sechs Uhr morgens, bei ihrem Kontrollgang. Der Vater kam wieder auf die Intensivstation, dort verstarb er.

Geschockt von dem Vorfall beginnt die Tochter nachzufragen. Was sie erfährt, beruhigt sie nicht. Es sei durchaus üblich, dass eine Pflegekraft in der Nacht für eine Station mit 35 Patienten zuständig sei und dass sich sogar acht bis zehn frisch operierte Menschen darunter befinden. Aber Claudia G. findet das nicht normal. Dass ein solches Missverhältnis nicht gut gehen kann, sagt ihr der gesunde Menschenverstand. Der Krankenschwester, die ihren Vater erst beim morgendlichen Kontrollgang fand, macht sie keine Vorwürfe, aber der Institution Krankenhaus und dem Gesundheitswesen schon. Warum, fragt sie, lassen unsere Politiker das zu? Warum gibt es keine gesetzlichen Vorschriften, keinen Personalschlüssel, an den sich Kliniken halten müssen?

Pflege als Kostenfaktor, der zu minimieren ist

Nicht nur in der Nacht, generell gibt es an deutschen Krankenhäusern den Trend, dass die pflegerische Arbeit im Zeitalter der Fallpauschalen als Kostenfaktor angesehen wird, den es so weit wie möglich zu minimieren gilt. Anhand einer großen internationalen Untersuchung, der bekannten »RN4Cast-Studie«, lässt sich nachzeichnen, wie sehr sich die Situation in der Pflege in den letzten Jahren verschlechtert hat. In dieser Studie wird in regelmäßigen Abständen Zahl und Ausbildung der Pflegekräfte in zwölf europäischen Ländern abgefragt, und dieser Vergleich macht die Misere an deutschen Krankenhäusern richtig deutlich: 2001 war in Deutschland eine Pflegekraft für zehn Patienten verantwortlich, und auch das war schon ein schlechter Standard. Heute muss hierzulande eine Krankenschwester dreizehn Patienten versorgen. Das sind Durchschnittswerte, gewiss. Aber mit dieser Pflegeausstattung ist Deutschland Schlusslicht in Europa, zusammen mit Spanien. Schlechter geht es kaum. Um die Relationen deutlich zu machen: In der Schweiz hat eine Krankenschwester im Durchschnitt sieben bis acht Patienten zu versorgen, in Norwegen fünf.

Es ist geradezu grotesk, was sich das reiche Deutschland leistet. Und es ist gefährlich. Aus internationalen Studien weiß man, dass ein direkter Zusammenhang besteht zwischen der Zahl der Pflegekräfte und der Häufigkeit von Infektionen, Lungenentzündungen, Stürzen, ja dass sich sogar die Sterblichkeit erhöht, wenn die Zahl der Pflegekräfte pro Patient reduziert wird. Die renommierte amerikanische Professorin Linda Aiken von der Universität Pennsylvania weist dies seit vielen Jahren in Studien nach. Die Ergebnisse sind eindeutig: Je stärker die Arbeitsbelastung, je weniger Personal vorhanden ist, desto höher ist die Sterblichkeit. Auch die Qualifikation ist relevant. Gut ausgebildete Schwestern und Pfleger, die lange auf derselben Fachstation gearbeitet haben, entwickeln ein unschätzbares Erfahrungs- und Expertenwissen, können Risiken besser einschätzen, wissen vielleicht eher, was zu tun ist, wenn ein Patient nach einer Operation zum Beispiel über Lungenschmerzen klagt, ob sie den Patienten nur anders lagern müssen oder ob eine Lungenembolie droht. Je spezifischer das Pflegepersonal qualifiziert ist, desto niedriger ist das Risiko für möglicherweise auch tödlich verlaufende Komplikationen[26].

Diese Zusammenhänge werden von Gesundheitspolitikern in Deutschland und von den Funktionären der Deutschen Krankenhausgesellschaft, dem Lobbyverband der Kliniken, schnell mit dem Hinweis abgetan, man könne Daten aus anderen Ländern nicht einfach auf Deutschland übertragen. Selbst wenn dies so wäre, hätte man in Deutschland diese Fragen längst untersuchen müssen. Das Institut für Qualität und Wirtschaftlichkeit im Gesundheitswesen (IQWiG), das im gesetzlichen Auftrag die Qualität der Medizin und des Gesundheitswesens in Deutschland bewerten soll, hat im Jahre 2006 in einem ausführlichen Gutachten auf diesen Mangel hingewiesen und gefordert, dass die Gesundheitspolitiker dieses Problem ernstnehmen und entsprechende Studien in Auftrag geben müssten[27]. Doch es hat sich niemand dafür interessiert, weder die Politik noch die Deutsche Krankenhausgesellschaft.

An der Universität Bremen, am Zentrum für Sozialpolitik, versucht Sozialwissenschaftler Bernhard Braun eine solche Studie durchzuführen. Doch bisher kommt er nicht recht voran. Die Untersuchung krankt daran, dass die Krankenhäuser die Daten nicht herausgeben, die er dafür benötigt. Mit wie viel Pflegepersonal die Patienten auf welchen Stationen versorgt werden und wie qualifiziert diese Mitarbeiter sind, das ist ein gut gehütetes Geschäftsgeheimnis. Das Bundesgesundheitsministerium könnte die Krankenhäuser zur Offenlegung dieser Daten gesetzlich verpflichten, doch bisher gibt es dazu keine Initiative.

Es scheint, als wollte man lieber nicht so genau erfahren, wie sich die Pflegeausstattung auf Komplikationen und Sterblichkeit von Patienten auswirkt. Denn dann müssten Konsequenzen folgen, dann müssten Politiker dazu übergehen, zum Beispiel einen Personalschlüssel gesetzlich vorzuschreiben. Das würde das Geschäft der Kliniken stören.

In jeder Fallpauschale ist für jede Krankheit zwar auch eine bestimmte Summe für den Pflegeaufwand kalkuliert, doch ob die Kliniken dieses Geld für Krankenschwestern oder für einen neuen Operationstisch ausgeben, kontrolliert keiner. Es ist alles ins Ermessen der Klinik selbst gestellt.

Es gibt Kliniken, die mit drei ausgebildeten Pflegekräften am Tag eine chirurgische Normalstation mit 35 Betten betreiben, mit zwei Krankenpflegern in der Spätschicht, und in der Nacht ist eine Pflegekraft allein verantwortlich. Das sind gefährliche Experimente und mit dem pflegerischen Aufwand in der Zeit vor der Einführung der DRGs nicht zu vergleichen. Denn als die Krankenhäuser noch nach Liegetagen abrechnen konnten, war ja ihr Bestreben, die Patienten so spät wie möglich zu entlassen. Dadurch war ein Teil der Betten mit fast Gesundeten belegt, die keine Arbeit mehr machten. Es war also nicht so gefährlich und riskant, wenn beispielsweise eine Nachtschwester 35 Patienten zu betreuen hatte.

Heute ist das völlig anders. Die Abrechnung nach Fallpauschalen gibt einen anderen Rhythmus vor: schneller Wechsel, Aufnahme, Operation, Entlassung – und das mit weniger Personal und mit einer Million mehr Patienten. Kein Wunder, dass sich in den Krankenhäusern sogenannte »Überlastungsanzeigen« häufen. Das ist eine Art Hilferuf auf einem Blatt Papier, das Pflegekräfte ausfüllen und ihren Vorgesetzten auf den Tisch legen, wenn sie den Eindruck haben, dass sie ihren pflegerischen Verpflichtungen nicht mehr nachkommen können. Die Hürde, zu diesem Mittel zu greifen, ist ziemlich hoch, sagen Insider. Denn die Geschäftsführer sehen solche Anzeigen nicht gerne und setzen Krankenschwestern und Pfleger unter Druck, davon Abstand zu nehmen. Wenn Schwester und Pfleger dennoch schriftlich anzeigen, dass die Station unterbesetzt ist und dass sie nicht mehr alle Patienten ausreichend versorgen können, muss der Arbeitsdruck enorm hoch sein.

Mittlerweile merken die Klinikmanager offenbar selbst, dass sie zu weit gegangen sind. Sie suchen wieder nach Pflegepersonal, insbesondere für anspruchsvolle Arbeiten, auf Intensivstationen oder für den Operationssaal. Doch qualifizierte Kräfte fehlen. Und: Der Nachwuchs bleibt aus. Das ist kein Wunder, denn in Deutschland ist die Stimmung unter Pflegekräften extrem schlecht. Ein Drittel der Pflegekräfte gibt in Befragungen an, sie würden ihren Kindern und Freunden nicht mehr dazu raten, diesen Beruf zu ergreifen. Genauso viele sagen, sie fühlten sich extrem erschöpft, und planten, den Beruf zu wechseln. Dagegen hilft keine Imagekampagne. Das nennt man eine Abstimmung mit den Füßen[28].

Andere versuchen, aus der Not eine Tugend zu machen, doch das ist nicht jedermanns Sache. In Bad Neuenahr-Ahrweiler, in der Nähe von Bonn, kommt Ulrike Waerder von ihrem Einsatz. Sie arbeitet gerade auf einer kardiochirurgischen Intensivstation. Die 57-Jährige ist erschöpft, die Füße tun weh, sie lächelt. Es ist alles einigermaßen glatt gelaufen, an diesem Tag, nichts Schlimmes vorgefallen. »Schwester Ulrike« rufen die Patienten sie.

Die Intensivschwester hat vor ein paar Jahren eine ungewöhnliche Entscheidung getroffen. Sie gab ihre feste Stelle auf. Die zunehmende Arbeitsverdichtung, die ständige »Rufbereitschaft«, die überbordenden Überstunden, weil mal wieder mehr Arbeit anstand und der Ausfall kranker Kollegen auszugleichen war, machte sie unzufrieden und krank. Seitdem arbeitet sie selbständig als freiberufliche Krankenschwester und lässt sich auf Honorarbasis buchen, immer für eine begrenzte Zeit. Dazwischen legt sie eine Pause von mindestens einer Woche ein. »Das muss sein«, sagt sie, »anders hält man dieses Arbeitstempo nicht aus.« Auf ihrer Internetseite verweist sie auf ihre langjährige Berufserfahrung und ihre besondere Qualifikation, in der Intensivpflege, als Narkoseschwester, in der Herzchirurgie. Das hat nicht jeder vorzuweisen, und vielleicht wird Ulrike Waerder deshalb mit Anfragen überschüttet. Sie kann sich die Kliniken sogar aussuchen, bekommt Honorare, von denen eine fest angestellte Krankenschwester nur träumen kann.

Seit 2009 arbeitet sie so. Viele Kliniken hat sie von innen gesehen: kirchliche, private, kommunale, städtische. Sie weiß, wie es zugeht. Der Druck hat überall zugenommen, so ihr Fazit. Der Druck, das Intensivbett so schnell wie möglich frei zu machen – weil ohne ein freies Bett auf der Intensivstation bestimmte Operationen nicht stattfinden können. Immer im Eilschritt, immer hochkonzentriert, immer auf dem Sprung. Sie stört, dass zu wenig Zeit ist, mit Patienten und Angehörigen zu sprechen. Dass sie nicht am Bett sein kann, wenn Patienten aufwachen und sie unruhige Patienten stattdessen fixieren muss. Dass Sondenkost gegeben wird oder Trinkpakete dazu, weil nicht genug Zeit da ist, ältere Menschen zu füttern, die beim Essen langsamer sind oder Schluckstörungen haben. Ganz zu schweigen von der adäquaten Begleitung Sterbender und ihrer Angehörigen.

Sie hat längst das Gefühl, »Teil einer Maschinerie« geworden zu sein. Eine Maschinerie, die Ziele verfolgt, die mit ihren eigenen Bedürfnissen und denen der Patienten nicht mehr richtig zusammenpassen. »Schnelles Durchschleusen muss sein, damit mehr Umsatz gemacht werden kann.« Das belastet sie, auch emotional. Der Patient werde immer weniger als Mensch wahrgenommen – und die Pflegekräfte ebenfalls: »Wir sind ja keine Roboter. Ich bin auch nur ein Mensch und muss mal durchatmen können, wenn es einem Patienten schlecht geht, wenn Angehörige verzweifelt sind oder wenn jemand stirbt.«

Auf einer Intensivstation geht es um Leben und Tod. Da gelten andere Anforderungen als auf einer Normalstation: Eine Pflegekraft sollte dort höchstens für zwei Patienten zuständig sein. Das empfehlen jedenfalls die wissenschaftlichen Fachverbände, zum Beispiel die Deutsche Vereinigung für Intensiv- und Notfallmedizin[29]. Aber um diese Empfehlungen scheren sich viele Krankenhäuser offenbar herzlich wenig. »Nur zwei Patienten, das ist schon fast Luxus«, so Ulrike Waerder, »drei Patienten sind die Regel, manchmal sogar vier.«

An solchen »Luxustagen« geht sie zufriedener nach Hause. Dann hat sie das Gefühl, ihrem Beruf wieder gerecht zu werden, auch mal Zeit zu haben für Zuwendung und Fürsorge. Und sie ist innerlich ruhiger. Wenn sie drei Patienten zu versorgen hatte, oder sogar vier, denkt sie nach Dienstende immer noch darüber nach, ob sie in der Hektik vielleicht doch etwas vergessen oder verwechselt hat.

Übertrieben? Zufall? In Köln befindet sich ein kleines Institut, das die Versorgung auf Intensivstationen gerade erst untersucht hat. Es liegt in einer Seitenstraße, äußerlich recht unscheinbar, doch in dieser Büroetage ist wohl das umfangreichste Wissen über die Pflegesituation in Deutschland gesammelt. Unzählige Fragebögen haben die Wissenschaftler hier schon ausgearbeitet und an tausende Pfleger und Schwestern verschickt. Michael Isfort ist der Leiter dieses Instituts und hat den Ehrgeiz, den Ernst der Lage so fundiert wie möglich zu beschreiben, so viele Fakten wie möglich zu präsentieren, in der Hoffnung, die Politik mit seinen Berichten aufrütteln zu können. Michael Isfort ist Professor für Pflegewissenschaften an der Katholischen Hochschule in Köln, daher rührt auch das Kreuz hinter seinem Schreibtisch. Bevor er Pflegewissenschaften studiert hat und zum Professor berufen wurde, war er selbst Krankenpfleger. Jetzt entwirft er nicht nur wissenschaftliche Studien, er unterrichtet auch Krankenschwestern, Pfleger und Studenten, weiß deshalb aus erster Hand, wonach er fragen muss, um Missstände genau zu erfassen.

Alle zwei Jahre veröffentlicht Michael Isfort das in Fachkreisen allseits anerkannte »Pflege-Thermometer«. Es liest sich wie ein Seismograph, der seit Jahren drohendes Unheil registriert. Mit diesen Berichten hat sich Isfort freilich nicht überall Freunde gemacht, vor allem nicht bei den Funktionären der Deutschen Krankenhausgesellschaft in Berlin. Dem einflussreichen Lobbyverband der Kliniken gefallen die Studien des katholischen Instituts überhaupt nicht.

Isforts Berichte lassen keinen Zweifel aufkommen: Die pflegerische Betreuung in den Krankenhäusern hat sich seit Einführung der Fallpauschalen verschlechtert. Die Patientensicherheit sei in Deutschland auf Normalstationen nicht mehr gegeben. So lautet das Ergebnis seiner Untersuchung aus dem Jahr 2009.

Jetzt hat er sich die Intensivstationen vorgenommen: An insgesamt 534 Kliniken wurden ausführliche Umfragebögen verschickt. Nicht einzelne Schwestern oder Pfleger wurden befragt, sondern die Verantwortlichen auf den Stationen, diejenigen also, die Dienstpläne erstellen, den Überblick haben und bei denen die Fäden zusammenlaufen, wenn es besondere Vorkommnisse gibt.

Diese Untersuchung bringt genau das ans Tageslicht, was die freiberuflich tätige Krankenschwester Ulrike Waerder in den verschiedenen Krankenhäusern wiederholt erlebt hat. Eine Pflegekraft – zuständig für drei Intensivpatienten. Dass Fachverbände empfehlen, wegen der Patientensicherheit solle höchstens eine Pflegekraft für zwei Intensivpatienten zuständig sein, scheint die meisten Krankenhäuser nicht zu interessieren. Für Isfort ist das nicht akzeptabel: »Da geht es nicht mehr darum, dass die Pfleger zu wenig Zeit haben, um mit Patienten zu sprechen. Die Patientensicherheit ist in Gefahr.« Und: »Solche Risiken brauchen wir in einem Land wie Deutschland nicht auszuhalten.«

Isfort weiß, wie schnell auf einer Intensivstation schon die kleinste Unachtsamkeit schlimmste Folgen haben kann. Das ist ja der Grund, warum die Fachverbände solche Empfehlungen ausgesprochen haben. Michael Isfort blickt in das gegenüberliegende Zimmer, wo die Stapel mit den Fragebögen auf den Tischen liegen, dort, wo die Studenten saßen und die Antworten in den Computer eingegeben haben. Dann ruht sein Blick wieder auf den Auswertungen am Bildschirm, streift die lange Liste der Versäumnisse und Mängel, die nun nacheinander am Computerbildschirm aufgeblättert werden. Ihm wird dabei schwindlig. Es ist vor allem das Ausmaß, das ihn erschreckt: Jede dritte Intensivstation gibt an, dass es in den vergangenen sieben Tagen zu einem gravierenden Medikationsfehler kam. 73 Prozent berichten über Mängel bei der Händehygiene, und 85 Prozent sagen, sie seien zu »vermeidbaren freiheitseinschränkenden Maßnahmen« gezwungen.

Michael Isfort erklärt, was sich hinter diesem Wortungetüm verbirgt: Patienten werden am Bett festgebunden, weil zu wenige

Pflegekräfte da sind, um sie zu überwachen. Sie werden länger als nötig beatmet und mit Medikamenten ruhiggestellt, nicht, weil es ihre Krankheit erfordern würde, sondern weil die Personaldecke zu dünn ist, um sie aufwachen zu lassen. Noch etwas gibt Isfort zu denken: Über 50 Prozent der Kliniken geben an, dass sich Patienten selbst verletzt haben, zum Beispiel weil sie verwirrt waren und sich Injektionsnadeln oder Blasenkatheter aus Versehen selber zogen. Vor allem Letzteres kann gravierende Folgen haben. Früher, so Isfort, gab es das auch, aber in Einzelfällen: »Jetzt hat es ein Ausmaß angenommen, das wir nicht mehr verleugnen können.«

Die Ergebnisse gehen dem ehemaligen Pfleger unter die Haut, das spürt man. Er weiß, dass Pflegekräfte mittlerweile unter Bedingungen arbeiten, die das Schicksal geradezu herausfordern. Es geht nicht darum, Fehler auszuschließen, sie werden billigend in Kauf genommen, da ist sich Isfort sicher.

Er selbst würde seine Eltern im Krankenhaus selbst überwachen, das Risiko für einen folgenschweren Pflegefehler sei ihm zu groß. Panikmache? Nein. »Es gibt nicht mehr die Sicherheit, dass man nach einer Operation genug Leute um sich hat, die sich gut um einen Patienten kümmern.« Und: »Das betrifft jeden, der in besonderem Maße schutzbedürftig ist, nicht nur die Alten mit Demenz.«

Das DRG-System führt zu grotesken Effekten. Es fördert unnötige Operationen und Eingriffe, die für Patienten keinen Nutzen haben, aber für das Krankenhaus einträglich sind. Was danach kommt – Pflege, Zuwendung, Überwachung – bringt keine zusätzlichen Erlöse, also wird es ausgedünnt, denn in der DRG-Logik, aus dem Blickwinkel des Betriebswirts, der im Krankenhaus sitzt und rechnet, ist das ein reiner Kostenfaktor[30].

Überversorgung hier und Unterversorgung da sind also zwei Seiten derselben Medaille. Was sich für das einzelne Krankenhaus rechnen mag, ist für die Gesundheitsversorgung insgesamt eine dramatische Fehlentwicklung.

Er sei ungeduldig und wütend, sagt Isfort. Schon so lange liefere er der Politik alle Daten, die sie bräuchte, um zu handeln. Die Politik könnte der betriebswirtschaftlichen Logik der Krankenhäuser Grenzen setzen und pflegerische Standards gesetzlich vorschreiben. Für Intensivstationen bräuchte sie nur die Empfehlungen der Fachgesellschaften zur Grundlage nehmen und als Norm ins Gesetz schreiben: Dass eine Pflegekraft höchstens für zwei Intensivpatienten zuständig sein darf. Jetzt sind es eben nur Empfehlungen, an die sich Kliniken nicht halten müssen. Und die Studie von Professor Michael Isfort zeigt, was Empfehlungen wert sind, wenn Kliniken wirtschaftlich unter Druck geraten oder Renditen erwirtschaften müssen.

Es wäre genauso möglich, für Normalstationen gesetzliche Standards für die Personalausstattung vorzugeben. Die SPD hat das allerdings in acht Jahren Regierungszeit nicht gewagt. Denn ein solches Vorhaben stößt auf den vehementen Widerstand der mächtigen Krankenhauslobby in Berlin. Die will solche gesetzlichen Vorgaben nicht. Die Debatte darüber wehrt ihr Hauptgeschäftsführer Baum mit dem Argument ab, es gäbe zurzeit gar nicht genügend qualifiziertes Personal, darum benötige man auch keine gesetzlichen Standards. Ein widersinniges Argument, denn solche gesetzlichen Vorschriften würden die Kliniken zwingen, ausreichend Nachwuchs auszubilden und die Arbeitsbedingungen so zu verbessern, dass der Beruf für Krankenschwestern und Pfleger, die sich resigniert zurückgezogen haben, wieder attraktiv wird.

Das Bundesgesundheitsministerium liegt übrigens ganz auf der Linie der Deutschen Krankenhausgesellschaft. Vielleicht auch deshalb, weil der Hauptgeschäftsführer des Lobbyverbands Georg Baum heißt und ebenfalls FDP-Mitglied ist. Eine Zeitlang war Baum als möglicher FDP-Gesundheitsminister im Gespräch. Heute pflegt Baum einen guten Draht zu Daniel Bahr. Und auch Bundesgesundheitsminister Bahr will die Personalfrage weiterhin dem Markt überlassen und den Kliniken keinen Personalschlüssel gesetzlich vorschreiben. In einem pauschalen Vergütungssystem hätten solche gesetzlichen Normen keinen Platz, heißt es in dem von FDP-Minister Bahr geleiteten Ministerium.

Stichhaltig ist diese Begründung nicht, denn auch in anderen Bereichen findet Wettbewerb innerhalb gesetzlicher Vorgaben statt. Flugzeuge dürfen zum Beispiel nur mit einer gesetzlich definierten »minimal crew« starten. Warum also Krankenstationen nicht? »Wir sehen doch, dass der Markt es nicht regelt«, betont Michael Isfort. »Worauf warten wir noch?«

Auch für Patienten ist nicht transparent, mit wie viel Pflegepersonal die Krankenstationen ausgestattet sind. Der Gesetzgeber hat die Krankenhäuser zu Beginn des DRG-Zeitalters verpflichtet, sogenannte Qualitätsberichte zu veröffentlichen. Dort soll man als Patient nachlesen können, wie häufig es beispielsweise nach dem Einsetzen eines künstlichen Kniegelenks zu einer Entzündung kam. Diese Qualitätsberichte sollen es Patienten ermöglichen, auf dem Krankenhausmarkt als »Kunden« aufzutreten und das beste Krankenhaus auszusuchen. Doch in Wirklichkeit gleichen diese Qualitätsberichte oftmals einem Zahlenfriedhof, auf dem sich Patienten kaum zurechtfinden. Und zu einem wichtigen Punkt erfahren die Patienten überhaupt nichts. Die Krankenhäuser wurden vom Gesetzgeber nicht verpflichtet offenzulegen, wie viele ausgebildete Pfleger und Schwestern vorhanden sind, um Patienten zu versorgen, wie viele Fachkräfte mit entsprechenden Zusatzqualifikationen darunter sind und wie viele angelernte Kräfte.

Bitteres Fazit: Der Gesetzgeber schreibt nicht vor, wie viele Pflegekräfte auf einer Intensivstation oder auf einer chirurgischen Station notwendig sind, die Kliniken müssen solche Daten nicht angeben. Der Markt und der Wettbewerb sollen alles regeln – aber die Patienten können und sollen nach wie vor nicht wissen, ob genügend Schwestern und Pfleger auf der Station sind, um nach einem Eingriff gut versorgt zu werden, und ob das Personal auch qualifiziert genug ist.

Übrigens: Hermann Schulte-Sasse, der Mann, der als Abteilungs-leiter der grünen Ministerin Andrea Fischer die Einführung der DRG maßgeblich vorangetrieben hat, wurde später Staatsrat und Senator für Gesundheit in Bremen. »Dieser gefährliche Abbau von Pflegepersonal war absehbar«, sagt er heute. »Das Gesundheits-ministerium in Berlin hätte rechtzeitig einschreiten müssen.« Im November 2011 stellte Bremen einen Initiativantrag im Bundes-rat. Schulte-Sasse wollte per Gesetz vorschreiben, wie Kranken-stationen besetzt werden müssen. Die Bremer Initiative scheiterte an der damals vorhandenen schwarz-gelben Mehrheit im Bundes-rat.

Ursel Sieber

Die Helfer

N. N., zwei Pfleger

Niemand im Krankenhaus kommt einem Patienten so nah wie ein Krankenpfleger, eine Krankenschwester. Über Tage und Wochen bringen sie Medizin, Ernährung, Sauberkeit. Sie sorgen für gutes Liegen oder Sitzen, sie können Blasenkatheter setzen, Darmeinläufe machen, eine Magensonde legen. Eigenverantwortlich oder mitverantwortlich. Sie können Wohlergehen spenden. Versorger, Beschützer und Vermittler sein – im Idealfall. Ich erlebte sie auch als heimliche Verbündete, wenn Komplikationen auftauchten. Sie besorgten die besser verträglichen Pillen, sie holten fix die Salbe gegen den fürchterlichen Herpes, den ich nach meinen Medikamentencocktails bekam. Wir tauschten tiefe Seifenoper-Blicke aus bei der Chefarzt-Visite, die besagten: Ärztliche Analysen gelten dem »Fall«, das Leben zwischen Bettpfannen und Infusionen spielt sich etwas anders ab.

Wenn ich nach der »Schwester« rief, war das eigentlich gestrig. Der Begriff ist ideologisch beladen, stammt aus der Zeit der christlichen Ordensschwestern. Aber manche Pflegekräfte wurden mir mit der Zeit so vertraut wie eine echte Schwester. M., die mir beim Waschen erzählte, dass sie irgendwann einen Pferdehof haben möchte. B., die mir die Scheu vor dem künstlichen Darmausgang nahm. Alle machten ihren Beruf gerne. Aber alle arbeiteten am Limit. Denn die Verwaltungen sparen besonders in diesem Bereich, stellen zu wenige Kräfte ein, kürzen fantasievoll an den Dienstplänen herum.

Auf den Namensschildern steht Gesundheits- und Krankenpfleger – eine staatlich geschützte Berufsbezeichnung seit 2004.

Holprig klingt das. Und deutet eine weitere Ausdehnung des Berufsbildes an, als ob nicht jetzt schon 1001 Ansprüche tagtäglich auf sie einprasseln.

Pflegekräftemangel – oft thematisiert, aber nichts ändert sich. Fachleute wie Professor Dr. Michael Isfort von der Katholischen Hochschule Nordrhein-Westfalen fordern zum Beispiel eine gesetzlich fixierte Personalquote auf Intensivstationen. Gerade dort steigt die Zahl von Patienten, die beatmet werden müssen. Eine Eins-zu-Eins-Betreuung würde Risiken mindern. Warum ist das nicht ein großes gesellschaftspolitisches Thema?

Davon kann noch lange keine Rede sein, wie ich an einem intensiven Nachmittag mit zwei Pflegern erfahre. Ihr großer Wunsch: mehr Transparenz im Krankenhaussystem. Schwachstellen beim Namen nennen, Standards auch umsetzen und, vor allem, nicht angekündigte, regelmäßige Kontrollen durch neutrale Fachleute einführen. Beide engagieren sich in der Gewerkschaft, damit der Druck zur Veränderung wächst – irgendwann. Auch sie machen ihren Job wirklich gerne. Ich glaube ihnen sofort, dass es ihnen egal ist, ob sie zehn Stunden in der Nacht durcharbeiten müssen oder nicht. Über die Bezahlung klagen sie nicht: »Wir sind, auch durch die Nachtzulage, zufrieden.«

Keine Querulanten, keine Störenfriede, sondern Profis, die im Alltag schwere Mängel erleben. Mängel, die behebbar sind aus ihrer Sicht: »Unser Gesundheitssystem ist insgesamt nicht schlecht, aber die Menge der Aufgaben macht uns zu schaffen. Dann entstehen Fehler. Dann wird man dem kranken Menschen, der sich uns ausliefert, nicht mehr gerecht.«

Ausliefern – ich bleibe an diesem Wort hängen. Es stimmt ja, der Patient gibt seine Selbstbestimmung ab, kann Körper und Seele nicht mehr selbst beschützen. Wie gut, eine Art »bodyguard« anzutreffen.

Irgendwo hapert es immer

Protokoll eines Notstands

Pfleger 1: Ich bin examinierter Krankenpfleger und 25 Jahre im Beruf, davon 20 Jahre hier in einem konfessionellen Krankenhaus. Die ersten zwei Jahre habe ich im Tagesdienst gearbeitet und bin dann in den Nachtdienst gewechselt. Jetzt aktuell seit fünf Jahren auf einer internistischen Station mit Schwerpunkt Gastroenterologie, Bauchspeicheldrüse, Gallengänge, Lebererkrankungen.

Pfleger 2: Ich bin seit 27 Jahren in diesem Beruf, bin auf einer internistischen Intensivstation und seit 17 Jahren permanent im Nachtdienst.

Pfleger 1: Die Motivation kam durch ein Schulpraktikum. Eine Klassenlehrerin organisierte das. Wir konnten alle ausprobieren, was wir vielleicht mal werden wollten. Ich wollte immer einen sozialen Beruf ausüben. Ich bin nicht jemand, der kommerziell eingestellt ist oder in die Privatwirtschaft will. Ich wollte immer einen sozialen Beruf ausüben. Und ich habe die Entscheidung nie bedauert, nie bereut.

Der Nachtdienst fängt bei uns um Viertel nach acht an und geht bis morgens Viertel nach sechs. Die Dienste beginnen immer mit einer Übergabe. Dabei werden die Patienten durchgesprochen: Was aktuell erledigt werden muss, worauf geachtet werden muss, der Allgemeinzustand, die Diagnosen. Für den ersten Rundgang, den wichtigsten Rundgang am Abend, bereitet man Infusionen vor. Das sind letzte Antibiotika vom Tag, Schmerzmittel oder auch Bedarfsmedikation. Manchmal zehn bis 15 Kurzinfusionen, die man beim Rundgang verabreichen muss. Danach macht man seinen Wagen fertig, mit Abendmedikamenten, mit der Blutdruckmanschette, Temperatur- und Blutdruckmessgeräten. Und dann geht es los. Ich gucke mir jeden Patienten kurz an, weiß, worauf ich achten muss, und gebe ihm, was verordnet ist. Ich gehe von Zimmer zu Zimmer, und wenn nichts dazwischenkommt, schafft man auf einer 36-Betten-Station alles in eineinhalb bis zwei Stunden. Manchmal dauert es länger, je nach Zustand der Patienten. Beim Rundgang wird auch gelagert und gesäubert. Nahrung, Infusionen, Perfusoren, Drainagen, Katheter, Verbände – alles muss kontrolliert werden. In der Zwischenzeit kommen vielleicht neue Patienten aus der Ambulanz hinzu. Dann müssen alle anderen Patienten warten, denn ich bin nachts alleine!

Manchen Patienten geht es schlecht, dann muss ich den Doktor hinzuziehen. Manchmal müssen Patienten sogar aus dem Zimmer geholt und auf den Flur verlegt werden, zur Beobachtung. Etwa wenn eine Narkose sehr spät am Nachmittag gemacht wurde oder der Patient unruhig und verwirrt ist. Ich habe sie dann besser im Blick, weil man ja auf dem Flur immer wieder vorbeigeht. Es kommt auch zu Notfällen, jemand blutet und muss in die Endoskopie, oder der Herzkreislauf bricht zusammen. Dann muss ich sofort reagieren. Aber dann steht alles andere still. Wenn man alleine ist, müssen alle anderen Patienten warten. Und ich helfe auch manchmal auf der Nachbarstation aus, wenn dort die Bude brennt.

Und hier liegt das Kernproblem, es dreht sich immer um die Personalnot. Das gilt auch für die Tagesschicht! Was die eine Schicht nicht geschafft hat, versucht die nächste nachzuholen. In der Regel ist eine 36-Betten-Station am Nachmittag immer mit drei Examinierten zu versorgen. Diese Woche traf das jedoch kein einziges Mal zu. Jeden Tag wurde jemand abgezogen oder fiel wegen Krankheit aus. Wenn fünf Neuaufnahmen hinzukommen, was nicht selten ist, sitzt im Dienstzimmer ein Examinierter und ist mit den Akten voll beschäftigt. Der andere Kollege muss die ganze Station quasi alleine versorgen, mit einem oder zwei Auszubildenden als Hilfen. Die aber auch immer wieder begleitet und kontrolliert werden müssten. Dazu kommt man oft nicht.

Die Versorgung ist schlecht, und der Stress setzt sich im Nachtdienst fort. Immer wieder kommt ja auch ein Doktor dazwischen und will irgendetwas, Blutabnahmen, neue Anordnungen und, und, und. Wir können uns nicht dreiteilen oder hüpfen und springen. Irgendwo hapert es immer. Die Übergaben sind frustrierend, weil so viel liegengeblieben ist, was nachgearbeitet oder was noch nachgefragt werden muss beim Doktor. Die man aber oft schlecht erreicht, weil sie auch überfordert sind. Ein Rattenschwanz.

Ich habe auf einer 36-Betten-Station manchmal vier bis fünf Patienten, die isoliert sind. Sie liegen aufgrund einer ansteckenden Krankheit alleine im Zimmer, und ich muss mich jedes Mal umziehen. Komplett. Kittel, Haube, Handschuhe, Mundschutz. Bei fünf Patienten ist das wirklich viel, wenn man nachts alleine ist. Wenn die anderen Patienten viel Pflege brauchen, muss man manchmal so schnell handeln, tun, machen, dass es mit der Hygiene ein bisschen danebengeht. Und dann muss man sich nicht wundern, dass Krankenhausinfektionen auftreten. Ich habe mich selbst zwei Mal angesteckt mit dem Keim. Auch das hängt mit Stress zusammen, mit Zeitmangel ...

Pfleger 2: Wir haben kaum Zeit, eine ordnungsgemäße Händedesinfektion durchzuführen ...

Pfleger 1: Außerdem finden wir es ineffizient, dass examinierte Pfleger oder Schwestern die Hälfte ihrer Zeit mit Akten, Tabellen usw. im Dienstzimmer verbringen. Wenn ich zum Beispiel ein Betäubungsmittel gebe, muss ich das vier Mal in der Kurve eintragen. Die Kurve ist die ärztliche Akte. Daneben gibt es noch die Pflegeakte, speziell für Pflegekräfte. Im Pflegebericht muss ich schreiben, was ich genau weswegen gemacht habe. Dann gibt es seit Kurzem ein Extraformular für die Akte, separat für Betäubungsmittel – das verlangt die Krankenkasse. Und noch was: Ich muss das Mittel austragen in einer Kartei, die nur Betäubungsmittel auflistet, um den Bestand der Apotheke immer korrekt nachweisen zu können. *Ein* Medikament, das ich *viermal* eintragen muss. Und so geht es bei vielen Sachen. Wir tragen ein, tragen ein, tragen ein. Die eigentliche Arbeit leidet darunter. Wenn viel zu tun ist, wenn wir sechs bis acht pflegeintensive Patienten haben, einige isoliert sind und wir uns deswegen ständig umziehen müssen, oder wenn Patienten sich selbst verletzen, weil sie Kanülen herausziehen, oder wenn sie inkontinent sind, oder ihr Kreislauf instabil ist, oder, oder, oder. Wenn Verbände nässen, Ergebnisse mit dem Doktor nicht zu klären sind, weil der schlecht erreichbar ist, wenn das alles gleichzeitig passiert, dann ist es einfach schrecklich, nachts alleine zu sein. Und das ist vor allem nicht mehr patientengerecht!

Manchmal koten sich Patienten ein, das ist nicht schön, passiert hin und wieder aber. Am Anfang im Beruf habe ich mich oft geekelt, aber inzwischen geht es. Es sind alles natürliche, organische Stoffe. Handschuhe an, Mundschutz – und durch. Man lernt es.

Ich komme aber manchmal in ein Zimmer, da ist eine Bombe explodiert. Vergangene Nacht zum Beispiel: Ein verwirrter Mann dement, ist aufgestanden, hat am Katheter und an der Infusion gezogen, überall war Blut. Am Nachtschrank, auf dem Boden, an den Wänden; Toilette, Waschbecken, Handtücher, Duschvorhang. Alles war voller Blut. Das passiert gelegentlich auch mit Stuhlgang. Da weiß ich erst einmal gar nicht, wo anfangen. Pures Chaos. Ich versuche, Hilfe zu holen von irgendwoher, aber das klappt nicht immer. Auf der Nachbarstation ist auch nur eine Pflegekraft, und die Reinigungskraft ist im OP oder in der Entbindungsabteilung, hat keine Zeit. Die Ärzte sind telefonisch erreichbar, können aber nicht immer, wie wir es uns wünschen.

Wir haben bei uns im Krankenhaus neun internistische Abteilungen, darunter eine Ambulanz und eine Intensivstation. Wenn die Ambulanz voll ist, dort sind abends manchmal zwanzig Patienten, dann ist ein Assistenzarzt damit oft überfordert. Ein zweiter Arzt ist auf der Intensivstation oder bei irgendeinem Notfall im Haus. In solchen Momenten stehen die Krankenschwestern und die Krankenpfleger in den peripheren Stationen einfach auf dem Schlauch. Die müssen gucken, wie sie allein zurechtkommen. Und dann passieren Sachen, die nicht ganz katholisch sind, die nicht in Ordnung sind. Patienten leiden, weil der Arzt keine Zeit hat zu kommen. So habe ich öfters zu Betäubungsmitteln gegriffen, obwohl ich es eigentlich nicht darf. Das ist keine Schuldzuweisung an den Doktor, nein. Er kommt einfach nicht dazu, sich den Patienten anzuschauen.

Wir sind in einer Branche, wo wir mit Menschen arbeiten. Und da gibt es Phasen mit sehr viel Einsatz, und Phasen, wo du wenig zu tun hast. In der Medizin müsste es eigentlich so sein, dass das Personal gerade für die Spitzenzeiten immer ausreicht. Dreiviertel der Zeit kann ich die Arbeit gut bewältigen, aber ein Viertel gar nicht. Das ist das Problem in der Medizin: Man kann nicht planen, man muss immer ausreichend Personal vorhalten, um alles menschlich gut durchführen zu können – und das ist teuer. Wir alle müssen uns ernsthaft Gedanken machen, was uns Gesundheit, was uns Pflege wert ist. Es ist genug Geld im Gesundheitssystem da, nur falsch verteilt. Es wird im System zu viel Geld verschwendet.

Pfleger 2: Die Fehler nehmen zu. Da kommt ein Patient auf die Intensivstation, und es heißt, der Patient habe ein akutes Lungenödem. Die Therapie wurde erst einmal völlig falsch angefangen. Wir Pfleger mussten der Ärztin sagen, dass der Mann eine Alkoholvergiftung hatte. Sie wehrte zunächst ab, gab uns später Recht. Mittlerweile ist es doch so, dass junge Ärzte auf die Pflege zurückgreifen und sich dort Rat holen. Besonders wenn sie frisch von der Uni kommen. Das Problem: Sie werden nicht erst einmal qualifiziert eingearbeitet, sondern sofort reingeworfen und sind dann überfordert.

Pfleger 1: Sie kommen frisch von der Uni und sind in der Ambulanz zu wenig erfahren; sogar auf der Intensivstation merkt man, dass manche Ärzte wenig Erfahrung haben. Hinzu kommt das Hierarchie-Denken. Die Jungen trauen sich abends noch nicht einmal, den Oberarzt, der Dienst hat, anzurufen. Viele geben das zu. Manchmal kommt der Oberarzt nicht, obwohl es unserer Meinung nach nötig wäre, in der Nacht zu endoskopieren. Kommt vor, wenn auch nicht dauernd. Die jungen Ärzte sind dann echt aufgeschmissen. Fehler in der Pflege? Die geschehen, wenn Patienten innerhalb der Station verlegt werden. Vielleicht muss einer isoliert werden, oder die Medikamentenanordnungen ändern sich. Die vorige Pflegeschicht konnte nicht in Ruhe die Pläne ergänzen oder umändern, weil zu viel zu tun war. Abends erkenne ich nicht sofort, dass die Pläne nicht übereinstimmen. Dadurch habe ich schon mal falsche Antibiosen angehängt oder falsche Medikamente verabreicht.

Vor zwei Wochen arbeiteten morgens auf einer 36-Betten-Station nur eine examinierte Pflegekraft, zwei Auszubildende im zweiten Kurs und ein Praktikant aus dem Ausland, der kaum Deutsch sprach. Ein Kollege hatte sich morgens krank gemeldet. Dort lag eine Patientin, die parenteral ernährt wurde. Dazu gibt es bestimmte Großkammerbeutel, die muss man mischen, bevor man sie verabreicht. Als ich abends auf Station kam, sah ich, dass diese Infusion nicht gemischt war. Die Patientin hatte also nur die Flüssigkeit gekriegt, die Elektrolyte, Kohlenhydrate usw. – Fehlanzeige! Das fällt den ganzen Tag niemandem auf. Ein Zeichen, dass das Personal überfordert ist.

Anordnungen von ärztlicher Seite müssen offiziell immer schriftlich festgehalten sein. Aber vor allem abends empfangen wir sehr viele Anordnungen nur zwischen Tür und Angel. Oder telefonisch. Und oft sind Anordnungen nicht eindeutig nachvollziehbar, weil die Ärzte noch nicht einmal dazu kommen, sich Patienten anzugucken. Sie müssen sich auf das verlassen, was wir telefonisch berichten. Diese Art von Anordnungen sind für mich halbherzig und – wie soll ich das sagen – riskant. Wir nehmen ein Risiko auf uns, indem wir Sachen machen, die zwar angeordnet sind, aber wenn es mal schiefgeht, haben wir nicht die Sicherheit, dass einer hinter uns steht. Alles schon vorgekommen!

Es passiert oft, dass während der Übergabe bereits gesagt wird: »Wir warten auf den Doktor schon seit drei, vier oder fünf Stunden.« Und irgendwann ist man dann als Pfleger mit seinem Latein am Ende. Wenn es einem Patienten schlecht geht, wenn er Schmerzen hat, kann man zwei, drei Mal Novalgin, Perfalgan oder Tramadol geben, doch irgendwann geht es nicht mehr. Man kann den Patienten nicht unendlich leiden lassen, dann greift man auch schon mal zu Mitteln, die nicht schriftlich angeordnet sind, Betäubungsmitteln. Ich weiß ja aus 25-jähriger Erfahrung, was möglich ist, aber die Anordnung ist nicht da. Die Ärzte haben einfach keine Zeit, sich zu kümmern.

Schüler machen alleine Rundgänge, die nicht kontrolliert werden, die nicht von Examinierten begleitet werden. Wer soll wissen, was da läuft? Selbst Patienten berichten immer wieder, dass nicht alles gemacht wurde, was angeordnet war. Obwohl der Vorgang in der Akte abgehakt wurde! Wir müssen sehr viel dokumentieren. Ich behaupte: Mehr als die Hälfte meiner Arbeit besteht aus Schreibkram. Ich bin Krankenpfleger, ich bin kein Sekretär.

Fehler passieren im Krankenhaus, und wir haben das Gefühl, dass es so etwas wie ein Schweigekartell gibt, weil Assistenzärzte weiterkommen wollen. Die wollen eingearbeitet werden, in der Endoskopie oder in der Sonografie. Die müssen während der Ausbildung dahin. Die müssen dort lernen. Aber wenn sie viel aufmucken, wenn sie viel anrufen, wenn sie dem Vorgesetzten lästig sind, dann haben sie das Gefühl, nicht dranzukommen, blockiert zu werden. Und deswegen trauen sich manche Assistenzärzte nicht, zum Oberarzt zu sagen, dass sie mit der Menge an Arbeit überfordert sind. Aus Angst, nicht weiterzukommen, wursteln sie sich irgendwie durch.

Die älteren Ärzte kritisieren sich gegenseitig nicht, wenn andere dabei sind. Sie wollen nach unten das Signal geben, dass sie sich einig sind. Kritik üben sie wahrscheinlich hinter verschlossener Tür, aber nicht vor den Assistenzärzten.

Pfleger 2: Mit Kritik gehen die Ärzte sehr schlecht um. Ein Beispiel: Da hat ein junger Arzt Nachtdienst und muss eine Schleuse für einen externen Schrittmacher anlegen. Er hat den Vorgang bislang nur einmal gesehen und ruft seinen Oberarzt an: »Kannst du mir bitte assistieren?« Der antwortet: »Ne, das schaffst du schon.« – »Das kann doch nicht wahr sein, dass ich das einfach so machen soll.« – »Ja, wer ist denn von der Pflege da? Die können dir dabei helfen.« Also, ich war dabei, wie der junge Arzt auf die Pflege verwiesen wurde. Natürlich hat er sich am nächsten Morgen bei seinem diensthabenden Oberarzt beschwert. Er war eigentlich ein ruhiger Typ, aber die haben sich am Telefon regelrecht angeschrien.

Ich denke, Ärzte und Pflegekräfte sind wie die durchschnittliche Bevölkerung. Einige sind kritikfähig, andere nicht. Den Stress bewältigt man mal gut, mal nicht. Das ist normal. Nur: Bei uns ist ein Mensch im Hintergrund, der darunter leidet. Es kann lebensgefährlich werden für den Patienten, wenn es nicht gut läuft zwischen Kollegen. An wen sie geraten, ist dann zufällig – Glück oder Unglück.

Bei Stress, bei Konflikten sind vor allem Kollegen die ersten Ansprechpartner. Dann die Stationsleitung. Aber leider muss ich sagen: Mein Stationsleiter zuckt nur noch mit den Schultern: »Was soll ich noch machen? Ich habe schon 100-mal die Problematik geschildert. Im Laufe der Jahre so oft nach oben kommuniziert. Es ändert sich nichts.« Sogar von der Pflegedienstleitung kriegen wir die Antwort: »Wir wissen, wie es ist. Wir wissen, dass es teilweise nicht mehr zu schaffen ist. Macht, was ihr könnt, und mehr können wir nicht machen.« Augen zu und durch. Ich verstehe durchaus die Pflegedienstleitung, sie kann nicht einfach Pflegepersonal herzaubern. Aus finanziellen Gründen nicht, und sie sagen das auch geradeaus. Personal ist auf dem Markt nicht zu finden. Das kann ich alles nachvollziehen. Aber dieses Problem kenne ich schon seit 25 Jahren, und grundsätzlich ändert sich nichts daran.

Die Bevölkerung wird, Gott sei Dank, älter. Aber die Menschen sind in ihrem Leben auch länger krank, länger chronisch krank, und deswegen wird der Pflegebedarf zunehmen. Die Zahl der dementen Patienten wird zunehmen. Das merken wir jetzt schon.

Im Moment habe ich zwei Sterbende auf Station, ich habe vier Leute, die schwer dement sind. Sie können aber noch aufstehen und müssen bei allem, was sie tun und machen, begleitet werden. Und ich habe im Moment zwei Schwerstpflegefälle, die immer wieder gelagert werden müssen. Das klappt alles, wenn ich abends keine Aufnahmen habe. Aber wenn fünf, sechs Aufnahmen zusätzlich kommen, bewältige ich meine Arbeit menschlich und professionell nicht so gut, wie ich möchte.

Pfleger 2: Wir sind beide in der Gewerkschaft. Im Haus existiert eine Mitarbeitervertretung. Ich war jahrelang dort Mitglied, aber irgendwann habe ich mich nicht mehr aufstellen lassen, weil wir nur abnicken sollten. Die Geschäftsleitung gab etwas vor, wir sollten zustimmen. Verbesserungen erreichen kann man eigentlich gar nicht.

Pfleger 1: Etwas muss ich unbedingt noch erwähnen. Auf der Intensivstation sind in den letzten zwei Jahren immer wieder wochenweise zwei Betten gesperrt worden, weil nicht genügend Personal für die Versorgung da war. Seit zwei Jahren geht das so, das heißt aber nicht, dass die Betten nicht belegt werden. Zunächst meldet sich das Krankenhaus bei der Feuerwehr ab, das bedeutet, sie bringen dann keine neuen Notfälle. Aber wenn dann im Haus selber jemand sich akut verschlechtert, wird er trotzdem dahin gelegt. Oder auch wenn die Feuerwehr einfach nicht weiß, wohin, dann kommen die trotzdem. Das passiert immer wieder.

Pfleger 2: Auf dem Papier arbeitet man auf der Intensivstation nachts zu dritt. Ein Viertel der Nächte ist man aber nur zu zweit. Manchmal haben wir acht Patienten zu versorgen, davon sechs künstlich Beatmete und zwei Patienten, die an der 24-Stunden-Dialyse sind. In der Nacht kommt es zu drei Reas. Also drei Patienten, die reanimiert werden müssen, weil es denen so schlecht geht. Dann kann ich die Versorgung einfach nicht mehr gewährleisten.

Diese Situation taucht immer wieder auf. Und es hat schon heftigen Streit bei uns im Haus gegeben, weil sich Schwestern dagegen gewehrt haben. Nur weil sie den Mund aufgemacht und das nicht mehr toleriert haben, wurde ihnen mit Versetzung gedroht. Eine Kollegin hat dann später eine Abmahnung bekommen, weil sie sich geweigert hatte, noch mehr Betten zu belegen. Aber das interessierte niemanden, denn der sogenannte Oberarzt hatte sich über sie beschwert.

Pfleger 1: Oft fehlt eine Linie bei der Therapie. Wir hatten letztens einen Patienten, der war todkrank. Er hatte eine schwere Lebererkrankung, die Leber war kurz vor dem Komplettversagen. Der Mann war quasi austherapiert, und es wurde beschlossen, nichts mehr zu machen. Das heißt, der Patient wird nicht mehr intubiert, kommt nicht mehr auf die Intensivstation, wird nicht mehr mit Blutkonserven versehen, und der Zustand verschlechtert sich logischerweise. Auf einmal lag er trotzdem wieder auf der Intensiv und bekam Blutkonserven. Da wurde die Therapie von einem Doktor neu gestartet. Ich frage mich, ethisch gesehen, was passiert hier eigentlich? Verlängern sie das Leben? Oder das Sterben? Das ist für mich ein ganz großer Unterschied. Das Verlängern des Sterbens ist Quälerei. Man hat dem Patienten wieder Blutkonserven gegeben, hat das Leben eingepumpt. Die Qualität seiner Existenz stand bei der Entscheidung völlig im Hintergrund. Er ist eine Woche später tatsächlich gestorben.

Wir fragen uns oft: »Was machen wir hier eigentlich?« Deswegen hat man vor Jahren bei uns die Ethikkommission eingeführt, um die Teams von Pflegern und Ärzten zu beraten: »Wie sieht es aus? Was wird noch gemacht? Wo ist die Grenze?« Aber diese Ethikkommission wird viel zu wenig zusammengerufen und funktioniert eigentlich nicht. Sie müsste bei viel, viel mehr Patienten aktiv werden.

Pfleger 2: Ich kenne auch Glücksmomente, das Gefühl, etwas richtig zu machen. Ein Patient, der mit einem Lungenödem kam und mit einer nicht-invasiven Beatmungsmaske geatmet hat. Die Ärzte standen drum herum und wollten eigentlich schon intubieren: Ich schlug vor, ihn abzuschirmen und noch eine halbe Stunde abzuwarten. Letztendlich war die Notlage nach zwei Stunden vorbei, der Patient fragte dann hinterher, warum die Ärzte nicht darauf gekommen seien? Und schon am nächsten Tag verließ er die Intensivstation.

Pfleger 1: Man kriegt immer wieder Bestätigungen, auch schriftlich, von Patienten, die sich gut aufgehoben fühlen. Sie sind einfach dankbar, dass man sich Zeit genommen und auch einmal etwas erklärt hat. Was für uns banal ist, ist für Kranke komplex und unverständlich. Solche Bestätigung kriegt man wirklich oft. Das ist schön.

Was ich mir wünschen würde? Viel mehr Kontrolle. Unangekündigte und auch anonyme Kontrolle, die man vielleicht nicht merkt. Dass jemand kommt, der Ahnung vom Fach hat und das Ganze einfach einmal beobachtet. Das würde ich mir wünschen in dieser Branche. Wir spielen letztendlich mit der Gesundheit. Jede Pommesbude wird doch unerwartet regelmäßig kontrolliert.

Pfleger 2: Die Gesundheitsbehörden kommen durchaus, aber sie müssen sich vorher anmelden. Dann wird eine Woche vorher geputzt. Ja, natürlich. Ein Team geht durch das ganze Haus und räumt auf. Es gibt ein Rundschreiben: Nichts darf auf den Fluren stehen, alles korrekt machen. Und vor allem ausreichend Personal an dem Tag!

Pfleger 1: Die Station wird von vornherein nicht überbelegt. Es wird dafür gesorgt, dass die Station dann relativ menschlich aussieht – in jeder Hinsicht.

Hinzu kommt die Brandschutzverordnung, dann geht die Feuerwehr durch. Aber eben mit Voranmeldung. Wir werden ja geschult für Brandschutz und reklamieren jedes Mal: »Kommt doch mal unangemeldet.«

Ich zeige Ihnen gleich mal Fotos, die ich heute Nacht gemacht habe. Und Briefe an die Chefin, wo ich ihr kurz die Zustände auf Station beschrieben habe. Immer wieder die Antwort: »Ich kümmere mich darum. Wir wissen es.« Aber es tut sich gar nichts. Ich habe den Eindruck, sie will nicht, oder sie kann nicht. Es tut sich einfach nichts.

Ich habe der Pflegedienstleitung öfters gesagt: »Machen Sie mal eine Woche Nachtdienst mit mir, damit wir wissen, worüber wir reden.« Das ist alles so schwer zu beschreiben. Wissen Sie, die einzelnen Situationen und Aufgaben sind zu bewältigen. Es ist die Summe an Arbeit, die Vielfalt an Handlungen, die einen plötzlich überrollen.

Die Freiwilligen

Erfahrungsberichte eines Zivis und eines Bufdis

Julian[31] bekommt einen weißen Wäschestapel in die Hand gedrückt. Drei Hosen, drei Kittel, auf dem Revers sein Name und die Beschreibung »Bundesfreiwilligendienst«. Oben drauf liegt ein schwarzer Metallchip, der aussieht wie ein MP3-Player. Der Pieper. Er würde sein Leben takten in den nächsten Monaten. Ein Sommertag im Jahr 2011.

Nachdem er sich umgezogen hatte, holt ihn eine hagere Gestalt im beigebraunen Kostüm ab und dirigiert ihn durch das große Foyer und eine Metallschleuse, über ein Treppenhaus, dessen Stufen sie scheinbar mühelos erklimmt, endlos wirkende Flure. Julian hat Schwierigkeiten, den raumgreifenden Schritten der Pflegedienstleiterin zu folgen. Während sie mit monotoner Stimme, begleitet von ausladenden Handbewegungen, mal nach links, mal nach rechts Begriffe wie »Röntgen«, »Notfallambulanz«, »Pädiatrie«, »Augenklinik«, »Strahlenabteilung« schleudert, würde Julian am liebsten wieder umkehren. Er fragt sich, ob es die richtige Entscheidung gewesen ist, hierher zu kommen. Gezwungen hatte ihn niemand.

Julian gehört zum ersten Jahrgang der Bufdis, der Bundesfreiwilligen. Er ist neunzehn und hat gerade sein Abitur hinter sich gebracht. Und weil er sich noch nicht sicher ist, ob die Ausbildung zum Krankenpfleger die richtige Berufswahl für ihn wäre, hat er sich entschlossen, erst mal ein freiwilliges Jahr einzulegen, um so einen besseren Einblick in diese Berufswelt zu erlangen.

Es ist erst einige Monate her, dass dem damaligen Verteidigungsminister Karl-Theodor zu Guttenberg eingefallen war, die

Wehrpflicht für überflüssig zu halten. Und kaum kürzer ist es her, dass man feststellen musste, dass der Zivildienst, der einst eingeführt worden war für diejenigen, die den Dienst an der Waffe verweigerten, und der also eng an den Wehrdienst gekoppelt war, davon ja auch betroffen sein würde. Zum 1. Juli 2011 fiel beides weg. Und die Arbeitgeber der Sozialberufe mussten schlagartig auf etwa 90 000 Zivildienstleistende verzichten. Um die Lücke zu schließen, sollten die Tätigkeiten, die vorher von Zivis verrichtet worden waren, nun von Bufdis, also Bundesfreiwilligen, übernommen werden.

Die Konsequenzen dieser Veränderung verdeutlicht ein Blick in die Geschichte des Zivildienstes: Mussten sich anfangs Zivildienstleistende in längeren Verfahren um Jobs bewerben, sind sie, nachdem die Arbeitgeber insbesondere in sozialen Insitutionen erkannt hatten, dass es sich um günstige Vollzeitkräfte handelte, schleichend in den dortigen Alltag integriert worden. Schließlich waren sie kaum noch wegzudenken. Nach dem Wegfall des verpflichtenden »Ersatzdienstes« werden nun freiwillige Kräfte händeringend gesucht, auch und vor allem in Krankenhäusern. Und das betrifft nicht mehr nur junge Männer: Die Krankenhäuser suchen Menschen unterschiedlichen Alters, Geschlechts und beruflichen Hintergrunds.

Was hat sich also geändert seit Ende der 80er Jahre, als die Zivildienstleistenden unentbehrlich wurden? Als Zivildienstleistende in die sozialen Dienstleistungen strömten, zu einer Zeit, in der Kriegsdienstverweigerung plötzlich zum Mittel politischen Aufbegehrens und der Emanzipation einer neuen Generation wurde? Wie hat sich das Krankenhaus in der Wahrnehmung derjenigen verändert, die diese Institution mit Distanz betrachten, weil sie in der Regel nur eine begrenzte Zeit dort verbringen? Und sind die Bufdis von heute wirklich die Zivis von gestern?

Vor gut zwanzig Jahren stand Cristian im kargen Büro der Pflegedienstleitung. Auch er bekam einen Wäschestapel, auch er einen

Pieper, nur war der ein großer orangefarbener Plastikkasten. Es war Frühsommer 1989, ein friedlicher Sommertag und Cristians erster in dieser neuen Umgebung. Sechs Uhr dreißig, er hatte kaum geschlafen, aber zur Müdigkeit fehlte ihm die Gelassenheit. In einem riesigen, mit Metall ausgeschlagenen Aufzug ging es nach oben, vierter Stock, Innere Abteilung.

Monatelang hatte Cristian neben dem Abitur gekämpft um diese Stelle. Vierzig Bewerbungen geschrieben an Essen auf Rädern, Diakonie und Caritas. Aber nirgends war etwas frei gewesen. Dann hörte er, dass das städtische Krankenhaus noch drei Stellen für Zivildienstleistende zu vergeben hatte. Und nun war er hier. Manche seiner Mitschüler hatten dieses Glück nicht gehabt. Sie waren hängen geblieben in dem zähen Verfahren von der Musterung über den Einberufungsbescheid und die Verweigerung bis zur Bewerbung um eine Stelle. Die größte Hürde: die Begründung zur Verweigerung des Wehrdienstes.

Auf mehreren Seiten musste psychologisch nachvollziehbar gemacht werden, dass man für den Dienst an der Waffe ungeeignet war. Kam die Begründung dem am Ende entscheidenden Beamten nicht nachvollziehbar genug vor, gab es eine kommentarlose Ablehnung. Dann blieben nur der Widerspruch, der Rechtsweg, die Flucht nach Berlin, wo man in dieser Zeit vom Wehrdienst befreit war, oder der Gang in die Kaserne.

Cristian war kreativ gewesen in der Schilderung seiner Traumata. Die politische Einstellung allein, die Beteuerung, Pazifist zu sein, das wusste er, zogen da nicht. Man musste härtere Geschütze auffahren, wollte man die Untauglichkeit für den Dienst an der Waffe überzeugend beschreiben.

Kindheitserinnerungen, Ängste vor häuslicher oder fremder Gewalt, eine Phobie gegen Waffen jeglicher Art, Versagensängste, Verweichlichung mussten beschworen werden. Der Wehrdienst, das galt es glaubhaft zu machen, würde ein seelisches Wrack hinterlassen und dem Staat auf diesem Weg der Gesellschaft ein produktives Mitglied entziehen. Man musste an das psychologische

Verständnis des Verwaltungsbeamten appellieren, mit dem es in dieser Zeit zumeist nicht so weit her war, und so hieß es: übertreiben und lügen, was das Zeug hält. Die allzu Ehrlichen blieben dabei leider zuweilen auf der Strecke. Cristian nicht.

Im Schwesternzimmer war niemand. Erst nach ein paar Minuten rannte Oberschwester Gertrud herein und beinahe an Cristian vorbei. Sie war für ihn zuständig. Eine schnelle Hand, ein zu einer Art Lächeln zuckender Mund, ein knappes »Komm mit!«. Das war der Anfang.

Zweiundzwanzig Jahre später eilt Julian durch die Flure des Krankenhauses, in dem er nun ein Jahr lang seine Tage verbringen wird. Im Innern ähneln sich die Häuser damals und heute, aber die Wege hinein haben nichts miteinander gemein. Bufdi Julian brauchte keine lange Begründung, er brauchte kaum eine schriftliche Bewerbung. Ein Telefonat, ein persönliches Kennenlernen hatten genügt. Für ihn war schnell spürbar: Hier wurde er gebraucht.

Viele hatten daran gezweifelt, ob sich die Lücke, die die Abschaffung des Zivildienstes reißen würde, mit Bufdis würde schließen lassen. Immerhin, die Bufdis kamen so zahlreich wie erhofft. 35 000 im ersten Jahr 2011. Damit hatte die Bundesregierung das von ihr gesteckte Ziel erreicht. Ausschlaggebend für die relativ hohe Zahl Freiwilliger ist, dass man den Dienst für alle Alters- und Gesellschaftsgruppen geöffnet hat. Damit haben auch Beschäftigungslose, Arbeitslose, Rentner und Hausfrauen die Möglichkeit, einer Tätigkeit nachzugehen, in der sie sozialversichert und mit einem Taschengeld von etwa 12 bis 17 Euro pro Tag, je nach Dienststelle, ausgestattet sind – immerhin besser als bei einem Ein-Euro-Job. Bisher galt für ein freiwilliges soziales Jahr die Altersobergrenze von 27 Jahren. Bei Bufdis gilt sie nicht, sie sind in jeder Altersgruppe zu haben.

Trotzdem ist der Übergang von Zivis zu Bufdis nicht allerorten so geschmeidig verlaufen, wie man es sich gewünscht hätte.

Dass man sich um Julian gerissen hat, spiegelt sich auch in seiner Entlohnung: Er bekommt den Höchstsatz an Taschengeld, weil das Krankenhaus auf den Bundeszuschuss noch etwas drauflegt, insgesamt 336 Euro im Monat. Schnell ist er in den Dienstplan aufgenommen, bekommt seinen Spind, seine Tasse, seinen Platz am Tisch im Schwesternzimmer. Und er bekommt eine Einweisung. Innerhalb einer Woche lernt er das Krankenhaus kennen: die kürzesten Wege zur Röntgenabteilung und in den OP, er lernt, wo Bestrahlungen, wo das Langzeit-EKG, das EEG, die Ultraschall-Untersuchung gemacht werden. Er lernt, wie man sich die Hände desinfiziert, indem man die Finger ineinandergleiten lässt und auch die Kuppen dabei nicht vergisst – in den nächsten Monaten wird er allerdings feststellen, dass er der Einzige ist, der das auch mit aller Regelmäßigkeit betreibt. Er lernt, wie man Patienten wäscht, bettet, in den Rollstuhl hievt. Es dauert ein paar Wochen, bis er die Scham verliert vor Bettpfannen, Urinbeuteln und Einlagen, bis die Gerüche vertraut werden – von der Waschlösung und dem beißenden Desinfektionsmittel, dem Gummigeruch der Einmalhandschuhe und dem süßlichen Geruch von Flüssignahrung, dem metallischen von Blut und dem bitteren von verbrannter Haut –, bis er die Gerüche von Alter und Krankheit akzeptiert. Aber all das passiert während der Arbeit. Zeit, sich darüber auszutauschen, hat er nicht, denn Pausen gibt es kaum. Der Alltag ist durchrationalisiert, und sowohl Ärzte als auch Pfleger und Schwestern kommen kaum mit der Arbeit hinterher.

Bei Cristian war das zwanzig Jahre zuvor nicht anders. In den 80er Jahren wurde der Begriff »Pflegenotstand« geprägt. Nur wenige wollten damals noch einen Beruf in der Pflege ergreifen, das Verhältnis von Arbeit und Bezahlung, die für eine Krankenschwester oder einen Pfleger damals bei etwa 1500 Euro brutto lag, erschien wenig verlockend, und so warben die Krankenhäuser vergebens um Arbeitskräfte. Aber die Kranken wurden deswegen nicht weniger.

An seinem ersten Tag hatte sich Cristian noch gewundert, dass gegenüber dem Schwesternzimmer ein Raum lag, der anders war als alle anderen Zimmer. Eine Nummer hatte er nicht, stattdessen eine Glasfront zum Flur. Auf der anderen Seite nach außen gab es Balkontüren, Tische standen an den Wänden, und an der Decke hing ein brauner Grundig-Fernsehkasten, der einzige auf der ganzen Station. Kreuz und quer standen Betten mit Patienten. Erst in den nächsten Tagen erfuhr der Zivi, dass es sich eigentlich um den Aufenthaltsraum der Station handelte, der aufgrund des großen Andrangs zum Patientenzimmer umfunktioniert worden war. Bald sollte sich herausstellen, dass es die Patienten in diesem Provisorium noch gut getroffen hatten, denn wenig später reihte sich Bett an Bett entlang des breiten Mittelflures. Erst nach und nach wurden diese Betten in eines der Vier- oder Sechsbettzimmer verschoben, sobald eben ein Bett darin frei geworden war. Die Bettenwarteschlange.

Weil auf der Station, die eigentlich maximal 40 Patienten aufnehmen konnte, in Cristians erster Zeit 52 Kranke lagen und weil von 15 Pflegestellen nur elf besetzt waren, blieb für die Schwestern so gut wie keine Zeit, dem neuen Zivi irgendetwas zu zeigen oder zu erklären. Er schaute sich an, wie die Schwestern arbeiteten, »pack mal hier an«, hieß es dann, »fass da unten an«, »zieh«, »schieb«. Die Patienten mussten mitmachen, Cristian musste mitmachen, jede Hand wurde gebraucht.

Schon nach zwei Wochen war er wie selbstverständlich Teil des Teams. Zwar schob er noch immer in erster Linie Patienten durch die Katakomben des weitläufigen Krankenhauses, in dem Alt- und Neubauten durch Behelfsflure miteinander verbunden waren. Wenn zwischendurch Zeit war, ging Cristian mit zum Waschen, Bettenmachen, Blutdruck messen, zum Verbinden, Urinbeutel wechseln, Medikamente verteilen und manchmal sogar zum Spritzen. Niemand auf der Station hatte die Zeit, sich zu fragen, ob das, was der ungelernte Zivi da tat, eigentlich erlaubt war. Hätte sich das jemand gefragt, wäre er schnell wieder zum Patiententransporteur degradiert worden. Denn es war natürlich alles andere als erlaubt. Aber darüber sprach eben keiner.

Die Engpässe in der Pflege führten auch dazu, dass niemand die Untersuchungen koordinierte. Wohin die Patienten gebracht werden sollten, musste Cristian bald selbst den Dienstplänen und Patientenakten entnehmen. Das führte dazu, dass manche Untersuchung nicht mehr am vorgesehenen Tag stattfinden konnte, wenn beispielsweise zu viele Patienten gleichzeitig zur Computertomografie sollten. Freilich betrafen solche Verschiebungen nicht Patienten, die operiert werden sollten. Die mussten natürlich zur vorgesehenen Zeit abgeliefert und auch wieder abgeholt werden – eigentlich in Begleitung mindestens einer Schwester, aber wer fragte da schon?

Bei anderen Patienten kam es vor, dass sie Stunden, einen Tag und manchmal sogar ein paar Tage warten mussten, bis sie ihren Termin zu einer Untersuchung bekamen. Cristian und die Schwestern teilten so ein stillschweigendes Abkommen, das dem Zivi faktisch die Neuorganisation des Ablaufs überließ. Patienten hatten schließlich Zeit. Sie konnten warten. Es blieb nichts anderes übrig, als den Druck, den der Personalmangel mit sich brachte, an die Patienten weiterzugeben.

Getaktete Heilung

Auch in dem Krankenhaus, in dem Julian seit September 2011 seinen Dienst versieht und die Patienten durch die Flure schiebt, ist die Zeit knapp. Zwar sind heute alle Planstellen besetzt, aber es sind längst nicht mehr so viele wie noch vor zehn oder zwanzig Jahren, das bekommt er immer wieder von den Pflegern und Schwestern zu hören. Und wo früher der zeitliche Engpass auf die Patienten abgeladen werden konnte, geht von ihnen heute umgekehrt der zeitliche Druck aus; denn Patienten sollen nicht länger als nötig im Krankenhaus liegen, sonst macht das Krankenhaus

Verlust. War es 1989 noch lukrativ, Patienten so lang wie möglich zu behalten, weil jeder Liegetag von den Kassen bezahlt wurde, wird heute nach Fallpauschalen vergütet, das heißt, alles muss schneller gehen. Und es geht schneller. Die Liegezeiten verkürzen sich, die Untersuchungen müssen schnell aufeinander folgen, es bleibt keine Zeit nachzufragen, ob diese oder jene Voruntersuchung in jüngster Zeit von einem niedergelassenen Arzt gemacht worden ist.

Kaum ist der Patient im Krankenhaus, muss Julian ihn zum Röntgen bringen, zum EKG, die Blutröhrchen ins Labor. Sich Gedanken darüber zu machen, was hinter den Türen geschieht, bleibt ihm keine Zeit. Die Patienten lassen das Prozedere in der Regel ohne Widerspruch über sich ergehen. Manchmal aber auch nicht. In der zweiten Woche schiebt eine resolute Frau ihre Mutter in einem Rollstuhl auf die Station, auf deren Schoß eine Akte und mehrere Röntgentüten balancieren. Kaum ist die Mutter im Zimmer abgeliefert, weist die Frau die Krankenschwestern darauf hin, dass zahlreiche Untersuchungen jüngst gemacht wurden, also keine Notwendigkeit bestehe, Untersuchungen vorzunehmen, die ihre Mutter unnötig belasten. Falls es darüber Diskussionsbedarf bei der Ärzteschaft gebe, solle man sie kontaktieren. Wie sich bald herausstellt, ist die Frau selbst niedergelassene Ärztin. Sie weiß, wovon sie spricht.

Doch das ist die Ausnahme. In der Regel sind die Untersuchungen genau durchgetaktet. Und sie müssen schnell aufeinander folgen, nicht so, wie noch vor zwanzig Jahren, als man Patienten oft schon Tage vor einer Operation in die Klinik bestellte. Heute geht es wie am Fließband. Voruntersuchung, Operation, ein paar Tage Erholung, der Nächste bitte.

»Ist das Krankenhaus ein menschlicher Raum?«, fragt sich Julian nach ein paar Wochen. Er ist mit seinen 19 Jahren der einzige Bundesfreiwillige unter vierzig in diesem städtischen Krankenhaus. Julian macht den Dienst, weil er sich überlegt, Krankenpfleger zu werden. Er will mit Menschen arbeiten. Die

Vorstellung, dabei mitzuwirken, dass Menschen geheilt und in ihr Leben zurückgebracht werden, fasziniert ihn. Durch den Dienst will er herausfinden, ob dies der Ort sein könnte, an dem er einen Großteil seines Lebens verbringen wird. Die Wirklichkeit ernüchtert ihn.

Dazu trägt noch eine weitere Erfahrung bei. In der Regel hat Julian Frühschicht, manchmal wird er aber auch zur Spätschicht eingeteilt. Dann wird es ruhig im Schwesternzimmer. Nicht aber auf den Fluren.

Oft gehen gleich mehrere Lichter vor den Patientenzimmern an. Aber zu welcher Glocke sollen die Schwestern oder Pfleger zuerst? In der Spätschicht kümmern sich zwei Schwestern oder Pfleger um 35 Patienten, sie verteilen Essen, Medikamente, verbinden, befolgen die Anordnungen der Ärzte und lindern die akuten Nöte der Patienten. Jeder Fehler dabei wäre fatal. Und Fehler passieren. An einem Herbsttag, an dem auch Julian auf der Station ist, kollabiert eine Patientin, während das Personal in den anderen Zimmern unterwegs ist. Er findet sie in schwerer Luftnot und kann gerade noch rechtzeitig einen Arzt rufen. Die Patientin verbringt die nächsten Tage auf der Intensivstation. Danach darf sie zurück. Als Julian die Frau in ihrem Bett von der Intensivstation holt und dem Arzt begegnet, den er in der Spätschicht gerufen hatte, kneift ihn dieser anerkennend in die Schulter. In diesem Moment weiß Julian, dass er angekommen ist in diesem Krankenhaus. Für ihn wird das der schönste Moment seines Jahres bleiben. Aber was, wenn er ein paar Tage zuvor nicht zufällig in das Zimmer der Frau gegangen wäre? Und in welchem Verhältnis steht das gerettete Leben zu dieser Geste der Anerkennung?

Julian beobachtet, dass das Pflegepersonal einen Großteil seiner Arbeitszeit mit Dokumentationen verbringt. Immer wieder sitzen die Schwestern und Pfleger über den Patientenakten. Alle Schritte müssen genau festgehalten werden. Klagen gegen das Krankenhaus nehmen zu. Und so werden Überstunden angehäuft, die sich zu unrealistischen Türmen aufbauen; keine Chance, sie jemals in Freizeit umzuwandeln. Den Ärzten geht es genauso, auch sie sitzen mitunter noch nachts und an den Wochenenden vor Computerprogrammen und Papieren. Immer weniger Raum bleibt da für den unmittelbaren Kontakt zum Patienten.

Auch wenn Julian während der Transporte seiner Patienten Zeit hat, sich diese oder jene Sorge anzuhören, wird ihm doch bewusst, dass es niemanden gibt, der sowohl die Kompetenz als auch die Zeit hat, dem Patienten zu erklären, was genau medizinisch in dieser Maschinerie mit ihm geschieht, was ihm bevorsteht und welche Alternativen es geben könnte. Immer wieder wollen die Patienten von Julian ärztlichen Rat, und er kann noch so häufig beteuern, dass er da nicht helfen könne, die Fragen hören nicht auf.

Julian hat im Grunde nichts gegen die Taktung. Warum sollte ein Mensch länger im Krankenhaus bleiben als nötig? Es wäre eine Überforderung, aus einer Institution, die Menschen heilen soll, eine Sozialstation zum Abladen persönlicher Sorgen zu machen, besonders für jene, die nicht mehr von ihren Angehörigen aufgefangen werden. Ein Erlebnis dazu in den ersten Tagen seines Dienstes beeindruckt ihn nachhaltig.

Eine 61-jährige Frau hatte sich selbst ins Krankenhaus eingeliefert. Sie klagt über unerträgliche Schmerzen in der Herzgegend. Die Untersuchungsmaschinerie setzt sich in Gang. Bei ihr allerdings wird das gesamte Repertoire nötig. Nach zwei Tagen stellt sich heraus: Brustkrebs, Metastasen in den Lymphknoten, Wasser in der Lunge. Einen Arzt hatte sie vorher nicht aufsuchen wollen, und keiner will sich ausmalen, welche Schmerzen die Frau in den vergangenen Wochen ausgehalten hatte. Es ist fraglich, wie viel Zeit ihr noch bleiben würde. Die Frau wird unter Morphium gesetzt, nach zwei Tagen ist sie kaum noch ansprechbar.

Julian wird aufgetragen, in einem Adressbuch, das sich in der Handtasche der Frau gefunden hat, nach den Angehörigen zu suchen. Er telefoniert erst die gleichlautenden Namen ab, dann alle anderen. Ein paar Angehörige kann er erreichen. Drei Tage später stirbt die Frau. Niemand hatte Zeit gefunden, sie vorher noch einmal zu besuchen.

Kann das Krankenhaus solche familiären Defizite, das gesellschaftliche Manko auffangen? Nein. Nicht unter den Bedingungen, wie es organisiert ist, findet Julian. Und es wäre auch nicht richtig. Die Menschen müssen so bald wie möglich wieder nach Hause kommen. Das Krankenhaus als Pflegeeinrichtung zu missbrauchen, wie es früher mitunter der Fall war, lehnt er ab. Er fände es allerdings wünschenswert, ein wenig Raum für Erklärung, für Kommunikation zu lassen – und ein Gefühl für den einzelnen Fall. Ob er ein solches Gefühl allerdings entwickeln, ob er es behalten könnte, wenn er eines Tages im Krankenhaus als Pfleger arbeiten würde, er weiß es nicht.

An einem Spätnachmittag im August 1989 kam Cristian von einem Transport in die Strahlenabteilung zurück. Schon beim Aussteigen aus dem Fahrstuhl schlug ihm ein süßsaurer Geruch entgegen, dem noch nicht mal der vertraute und stets alles überdeckende Desinfektionsessig gewachsen war. Je näher er dem Schwesternzimmer kam, desto stärker wurde der Geruch. Im Aufenthaltsraum schien die Arbeit still zu stehen. Die Balkontür war weit aufgerissen, draußen stand Schwester Gertrud mit zwei anderen, und alle balancierten ein Glas Schnaps in der Hand. »Komm, nimm auch einen«, raunte Gertrud ihm zu. Es war wahrscheinlich das erste Mal, dass sie das Wort an ihn richtete, ohne dass es um die Arbeit ging.

Sein Blick fiel in das angrenzende Arztzimmer. Die Tür stand offen. In dem Bett, das vor den Schreibtisch gestellt worden war, lag eine Patientin. Ein Zimmer war nicht frei gewesen, und es wäre ohnehin nicht zumutbar gewesen, die Frau zu einem der anderen Patienten zu legen.

Wie er erfuhr, war sie gerade 54 Jahre alt. Der Sohn hatte sie ins Krankenhaus einliefern lassen, nachdem er sie zuhause gefunden hatte. Die Tür zu ihrer Wohnung hatte er aufbrechen müssen. Ihn musste dabei derselbe Geruch überfallen haben wie nun Cristian. Die Frau hatte in ihrem Bett gelegen, das wie ein Floß inmitten eines Chaos schwamm. Weil sie aufgrund ihrer Leibesfülle ihre Füße nicht mehr erreichen konnte, waren die Socken, die sie trug, mit der Haut zu einer zähen milchigen Flüssigkeit verwachsen, die Quelle des beißenden Geruches. Parasiten hatten sich darin eingenistet. Abgründe des Lebens. Das Bild würde ihn nie wieder loslassen.

Warum sich der Sohn erst heute in die Wohnung geschlagen hatte, wie die Frau dort gelebt haben mochte, vielleicht jahrelang, wie es darin aussah, all das erfuhr Cristian nicht. Aber er erfuhr, dass es solche Geschichten gab, in der Mitte unserer Gesellschaft. Als Cristian sich für den Dienst im Krankenhaus entschieden hatte, hatte er mit derlei nicht gerechnet. Ihm war nicht klar gewesen, dass sich an diesem Ort die Eckpfeiler menschlichen Daseins so ungeschminkt zeigen würden. An diesem Nachmittag bekam Cristian einen Schnaps, weil der angeblich das einzige Mittel war, um den Geruch zu vertreiben. Ganz gelang dies nicht. Aber später, wenn er an diese Geschichte zurückdachte, war er dankbar für die Lehre, die ihm an diesem Ort erteilt worden war.

Ausverkauf der Zeit

Im zweiten Monat von Julians Dienstzeit, im Spätherbst 2011, findet ein besonderes Ereignis statt. Es ist Samstag, zehn Uhr. Normalerweise die stillste Zeit im städtischen Krankenhaus, aber heute ist der Teufel los. Ein großer Teil des Personals und viele ortsansässige Hotelbesitzer sind in die Katakomben des Hauses hinabgestiegen, um das Schauspiel nicht zu verpassen.

Julian hatte die Waschküche bisher noch nie gesehen, und nun fragt er sich, wie Menschen hier im Keller hatten arbeiten können, den ganzen Tag bei Kunstlicht und in der stickigen Luft, die den Maschinen entweicht.

An diesem Tag werden eimerweise Waschpulver, Bleich- und Desinfektionsmittel, mannshohe Maschinen, zwei Meter breite Mangeln samt Zubehör, riesige Bottiche und Wäschewagen versteigert. Die Waschküche der Klinik wird aufgelöst. Der Krankenhausleitung scheint es günstiger, wenn die Wäsche künftig von einem überregionalen Betrieb übernommen wird, der bereits für einige Altenheime, Hotels und Internate wäscht. Outsourcing heißt das Zauberwort. Was mit dem Personal der Wäscherei passiert, weiß keiner so genau. Aber plötzlich sind die immer gleichen Gesichter verschwunden, die zweimal täglich Wäsche auf die Station gebracht haben: Peter mit dem runden Gesicht und Steffi, die immer so viele Zähne zeigte beim Lächeln. Warum es sinnvoll sein soll, die Wäsche erst anfahren zu lassen, erschließt sich Julian nicht.

Ein paar Monate später kommen dann Putzdienste und Hausmeister an die Reihe, doch hier wird nichts versteigert, nur Stellen werden abgebaut und die bekannten Reinigungskräfte ersetzt durch Menschen in roten Kitteln, die ständig wechseln und im Eiltempo über die Station huschen, so dass man sie nie länger zu Gesicht bekommt. Für jedes Zimmer bleiben nur ein paar Minuten. Kaum hat sich eine Zimmertür hinter der Putzkraft geschlossen, kommt sie auch schon wieder heraus. Julian sieht die Staubflocken in den Ecken liegen, die Kalkflecken auf den Armaturen, die getrockneten Rinnsale in den Duschen. Wie sollten sie auch verschwinden, wenn es kein Geld mehr für die Zeit gibt, sie zu entfernen?

Gespart werden muss an allen Ecken und Enden, das hat Julian schon mitbekommen. Dabei scheint es allerdings keine Rolle zu spielen, dass diese hauseigenen Versorgungsdienste auch eine Konstante im Krankenhausleben waren, die sowohl den Patienten als auch den Mitarbeitern Sicherheit gegeben haben. Es ist ein Unterschied, so berichten die Schwestern, ob ich jeden Tag dieselbe Putzfrau sehe, ob ich fragen kann, ob sie bei Bedarf mal ein bisschen früher oder später kommen kann, oder nach Bettzeug außer der Reihe, ob man fragen kann, ob jemand die Blut- oder die Urinflecken wegwischen kann, wenn ein Patient sich den Katheter herausgezogen hatte. Es ist ein Unterschied, ob im Krankenhaus Menschen arbeiten, die ich kenne, solche, die Verständnis dafür haben, dass hier Kranke wieder gesund gemacht werden sollen, oder ob das Krankenhaus versorgt wird von Zulieferern, denen die Empfänger ihrer Dienste weitgehend egal sind. Und es ist ein Unterschied, wenn das Verständnis, der Heilung von Kranken zu dienen, sich nur noch bei den Ärzten und beim Pflegepersonal ansiedelt und die übrige Welt davon ausgenommen bleibt. Denn wenn gerade diesen Ärzten und Pflegern auch noch die Zeit genommen wird, gemäß diesem Verständnis zu handeln, wird auch das Verständnis selbst bald nicht mehr vorkommen, findet Julian.

Dienst hat er auch auf der Privatstation. Sie war gerade umgebaut worden und der Stolz der Klinikleitung. Und sie war eine der größten Abteilungen im Haus geworden. Dies lag einerseits daran, dass sich hier unterschiedliche Patiententypen trafen, während man die gesetzlich Versicherten je nach Krankheitsbild auf die verschiedenen Stationen verteilte, zum anderen daran, dass die Zahl der Privatversicherten in den vergangenen Jahren stark zugenommen hatte. Und es lag daran, dass die Zimmer schlicht größer waren. Denn in der Regel handelte es sich um geräumige Einzelzimmer, und auch die Bäder waren deutlich größer als auf den übrigen Stationen. Ausgestattet waren die Zimmer neben dem obligatorischen Krankenbett und Nachtkästchen auch mit Sideboard, einem Lesesessel, einem Tisch mit Stühlen, einem Bücherregal und selbstverständlich mit Flachbildfernseher und Entertainment-Anlage.

Julian liebt es nicht, Patienten von dieser Station zu befördern. Die Ausstattung der Räume steigt mit der Anspruchshaltung der Patienten hier und umgekehrt, findet er. Einen Punkt, an dem sich das zur Zufriedenheit einpendelt, kann er sich nicht vorstellen. Die Anspruchshaltung bekommt er regelmäßig zu spüren, wenn er ein paar Minuten zu spät kommt, aber auch, wenn Patienten beim Hinüberhieven in den Rollstuhl ungeduldig oder missmutig werden. Was das Medizinische anbelangt, liegen die Dinge allerdings anders. Julian hat den starken Verdacht, dass die Privatpatienten sich hier vom Budenzauber einwickeln lassen. Und der besteht darin, dass bei der täglichen Visite eine ganze Abordnung hinter dem Chefarzt, der sich noch auf dem Flur über den Patienten kundig gemacht und über das Krankheitsbild von seinen Assistenzärzten ins rechte Bild hat setzen lassen, ins Patientenzimmer stürmt. Immer wieder kann Julian schmunzelnd solche Szenen beobachten.

In der medizinischen Behandlung kann er allerdings keinen Unterschied feststellen. Was den wahren Unterschied ausmacht, ist Zeit. Während man auf der Inneren oder der Chirurgischen Station kaum die Muße hat, den Patienten über das Ergebnis seiner Operation aufzuklären, sitzt im Privatzimmer nicht selten der Chef- oder Oberarzt eine Stunde bettzugewandt im Lesesessel und antwortet geduldig auf alle Fragen. Manchmal, wenn Arzt und Patient es erlauben, lässt man den Bufdi dabei sein, um den Umgang mit dem Patienten zu studieren, wie der Chef verlauten lässt. Und dabei erfährt Julian, dass man bereit ist, jeglichen medizinischen Weg zu gehen, der hilfreich erscheint, selbstverständlich auch jenseits der üblichen Behandlung.

Wie lukrativ Privatpatienten für ein Krankenhaus sind, scheint nicht nur den Chefärzten in Fleisch und Blut übergegangen zu sein. Während eines Transportes zum Röntgen erzählt ihm ein Patient aus der Chirurgie von einem Erlebnis, als er wegen seines Schienbeinbruchs ins Krankenhaus gekommen war. Er war privatversichert, wollte aber auf die Chefarztbehandlung verzichten, da er gehört hatte, dass Oberärzte bei solchen Eingriffen oft sehr viel routinierter vorgingen. »Na, Sie müssen ja selbst wissen, was Ihnen Ihre Gesundheit wert ist«, bekam er schon bei der Aufnahme zu hören. Spielt man hier mit der Angst vor dem medizinischen Unterschied, oder gibt es diesen Unterschied wirklich?

Ein Unterschied in der Behandlung ist jedenfalls, dass man Privatpatienten auch im Krankenhaus immer genau zum vorgesehenen Termin zu einer Untersuchung bringen soll, während Kassenpatienten, wenn es ihr Gesundheitszustand zulässt, quasi am Fließband zu den Behandlungen gefahren werden. Julian holt einen nach dem anderen aus seinem Zimmer, manchmal in einer ganzen Gruppe, und liefert die Patienten beispielsweise in der radiologischen Abteilung ab. Die lange Schlange, die sich dann dort bildet, wird den Vormittag über abgebaut, sodass sich für den Behandler niemals eine ungenutzte Zeitlücke auftut.

Wenn der Tod sich einschleicht

Die prägendste Erfahrung aber, die Julian in den ersten Monaten seiner Bundesfreiwilligen-Zeit macht, ist die erste Begegnung mit dem Tod. Plötzlich stirbt einer, der mit der Zeit zu einem guten Bekannten geworden ist. Er ist eine Ausnahme, denn der 78-Jährige war Privatpatient gewesen und trotzdem so dankbar über Julians Einsatz, dass er ihn regelmäßig mit Lob und kleinen Geschenken bedacht hatte.

Der Mann war ursprünglich wegen eines chirurgischen Eingriffs ins Krankenhaus gekommen, eigentlich Routine, wie der Arzt Julian sagt. Aber die Wunde will nicht heilen. Immer wieder wird der Patient nach Hause geschickt, immer wieder kommt er zurück auf die Station. Bei einem der Aufenthalte wird Darmkrebs diagnostiziert. Aber anders als andere Patienten, die schon wegen eines Knochenbruchs verzweifeln, bleibt der alte Mann gefasst. »Ich schaffe das schon«, beteuert er immer wieder. Julian beeindruckt das sehr. Die Ärzte debattieren lange, ob seine allgemeine Konstitution eine weitere Operation zulassen würde, und vielleicht hätten sie den Eingriff längst vorgenommen, wenn

nicht die Schwestern entschieden gegen die aus ihrer Sicht unnötige Qual des Patienten protestiert hätten. Der Tod des Mannes
beendet jäh die Diskussion. Julian ist im Zimmer, als er die letzten Atemzüge macht. Er kann sich vom Anblick des sich in un-
regelmäßigen Abständen hebenden und senkenden Brustkorbs
nicht losreißen. Auch eine Krankenschwester ist dabei und eine
Enkelin des Sterbenden. Als die Schwester den Tod feststellt, wirft
sich die Enkelin Julian weinend in die Arme. Es ist dieses Bild, das
ihn nach seiner Bundesfreiwilligenzeit am meisten beschäftigen
wird. Würde er, wenn er später wirklich im Krankenhaus seinen
Beruf ergreift, Professionelles von persönlichen Gefühlen trennen
können? In den Augenblicken nach dem Tod des Patienten hegt
er große Zweifel daran, denn am liebsten würde er nicht trösten,
sondern selbst getröstet werden.

Auch früher wurde im Krankenhaus gestorben. Im heißen Sommer 1989 in einer Frequenz, die den Zivildienstleistenden Cristian tief beeindruckte. Dies lag sicher auch daran, dass die Patienten länger blieben und nicht, sobald es ihr Gesundheitszustand
erlaubte, in Pflegeheime überwiesen wurden. Den Angehörigen
gab dies manchmal die Zeit, in Ruhe zu entscheiden, was mit dem
Kranken geschehen sollte, und den Patienten gab dies manchmal
die Zeit, während dieser Entscheidungsphase in Ruhe zu sterben.
In den ersten Wochen verlor die Innere Station auf diese Weise
dreizehn Patienten, mehr als zwei pro Woche. Cristian lernte,
wie Krankheit zum Leben gehört und das Sterben zur Krankheit.
Doch so wichtig er auch das Krankenhaus empfand, so ungeeignet fand er es doch als Ort für den Tod. Denn dieser Ort blieb
anonym. Für die Patienten war es, als würde man sie durch das
Versprechen, gesund zu werden, getäuscht haben, für die Angehörigen, als müssten sie sich selbst in dieser Situation noch vor
den anderen Patienten und dem Personal benehmen. Das einzig
Private: eine Vorhangwand auf Rollen, die den Verstorbenen von
den anderen abschirmte. Da häufig schwerkranke Patienten zu-

sammengelegt wurden, passierte es mitunter, dass der eine sich den Tod des anderen zum Vorbild nahm und auch verschied. Das erzählten ihm die Schwestern, und einmal konnte Cristian das auch selbst erleben. In solchen Momenten war es besser, man brachte die anderen Patienten schleunigst in anderen Zimmern unter, zumindest falls dafür Platz war. Solange musste eben die Rollwand herhalten.

Im Frühherbst 1989 änderte sich die Lage im Krankenhaus schlagartig. Plötzlich konnten etliche freie Planstellen auf einmal neu besetzt werden. Das lag allerdings nicht an einer Schwemme neuer Pflegeschulabsolventen, sondern vielmehr daran, dass die Ungarn beschlossen hatten, ihren Teil des Eisernen Vorhangs zu lüften. Binnen eines Monats strömten durch dieses Schlupfloch etwa 200 000 DDR-Bürger über Ungarn und Österreich nach Westdeutschland, darunter eben auch zahlreiche Schwestern und Pfleger, die hier mit 100 D-Mark und Kusshand empfangen wurden.

Von da an wurde Cristian wieder stärker im Patiententransport eingesetzt, und seine illegale Karriere als Krankenpfleger-Assistent endete. Die Arbeit wurde langweiliger, aber er war erleichtert, denn das Risiko, das ihm bei der Versorgung von Patienten stillschweigend zugeschoben worden war, war ihm sehr bewusst.

Julian hat sich noch während seines Dienstes als Bufdi dafür entschieden, den Krankenpfleger-Beruf zu ergreifen. Im Herbst 2012 fängt er seine Ausbildung an. Ausgebildet wird er am selben Krankenhaus, in dem er ein Jahr lang den Freiwilligendienst absolviert hat. Er verdient nun das Doppelte, aber er trägt auch mehr Verantwortung, und er hat sein Ziel vor Augen: den Beruf, den er schon lange anstrebt.

Seine Erfahrungen haben ihn nicht abgeschreckt, sondern aufmerksam gemacht für das, was man in Zukunft ändern müsste, und sie haben ihn sensibilisiert für das, was er sich bewahren muss, allem voran sein Menschenbild. Ihm ist klar, dass er viele von den wirklich unangenehmen Tätigkeiten nicht hatte ausführen müssen in diesem Bufdi-Jahr. Er musste Kranken nicht Erbrochenes aus dem Hals fingern oder eitrige Wunden säubern, er musste kaum Blut aufwischen, und er war nur einmal mit in der Kühlhalle im Keller, in der die Leichen aufbewahrt werden. Das wird sich nun ändern. Aber er wird auch direkt beteiligt sein daran, Menschen wieder gesund zu machen. Und er wird sich von innen gegen ein System stemmen können, in dem das Gesund-Machen immer schneller gehen muss, ohne dass Zeit bleibt, den Verstand und die Seele der Menschen mitzunehmen. Julian hat sich dafür entschieden, im Wohnheim neben dem Krankenhaus zu leben, einen Schritt hinaus zu machen aus dem Elternhaus, das nur ein paar Kilometer entfernt liegt. Er möchte ganz nah dran sein, auch mal kommen, wenn nachts oder am Wochenende etwas passiert. Er ist der Einzige der Bundesfreiwilligen an seinem Krankenhaus, der die Ausbildung absolviert. Nun ist er eine Stufe höher gestiegen, hat selbst mit Bundesfreiwilligen zu tun. In diesem Jahr ist es eine ältere Frau, die ihre Rente aufbessern möchte, eine Hausfrau, die nie zuvor gearbeitet hat, und ein junger Mann, der gerade von der Schule kommt. Der erinnert ihn sehr an sich selbst vor einem Jahr. Ohne Bufdis, das weiß er, wird es auch in den nächsten Jahren kaum gehen. Solange sich im System nichts ändert, sind sie sowohl wegen ihrer Tatkraft, mehr aber noch wegen der Zeit, die sie ins Krankenhaus tragen, unentbehrlich. Während seines Jahres hatte es immer Mitarbeiter gegeben, die auf die Bufdis herabgesehen haben. Das will Julian nicht wiederholen.

Es gibt viele Gemeinsamkeiten zwischen den Krankenhauswelten, die Cristian und Julian erlebt haben. Vor allem der Aspekt »Zeit« spielt eine entscheidende Rolle. War sie allerdings zu Cristians Zeiten knapp, weil die Krankenhäuser nicht genug Personal fanden, wurde später, seitdem das Krankenhaus zum Geschäftsbetrieb geworden war, mit der knappen Zeit kalkuliert.

Ähnliches trifft auch auf die beiden Institutionen Zivildienst und Bundesfreiwilligendienst zu. Cristian hat miterlebt, wie aus der politischen Notwendigkeit, dem Wehrdienst eine zivile Alternative gegenüberzustellen, in den 80er Jahren quasi im Handumdrehen eine arbeitsmarktpolitische Realität geworden ist, die sich heute nicht mehr wegdenken lässt. Ohne die Bundesfreiwilligen wären viele soziale Einrichtungen ernsthaft bedroht. Vor allem weil ihr Stellenwert in unserer Gesellschaft und in der Politik in den vergangenen zwanzig Jahren deutlich gesunken ist, wären die Sozialträger kaum imstande, die von den »Billigkräften« geleistete Arbeit durch Angestellte zu ersetzen.

Vor dem Hintergrund einer älter werdenden Bevölkerung gewinnen freiwillige Kräfte immer mehr an Bedeutung. Die Erfahrungen der vergangenen zwanzig Jahre lassen es aber mehr als fraglich erscheinen, ob auch die politischen Weichen gestellt werden, diese Säule der Gesellschaft zu stützen. Schon in der Pflege kann man feststellen, wie Verantwortung zunehmend in den häuslichen und privaten Bereich verlagert wird, weil dies billiger ist. Im Krankenhaus lässt sich das aufgrund der medizinischen Erfordernisse naturgemäß nicht bewerkstelligen. Aber auch hier versorgen Menschen andere Menschen. Und das heißt: Auch hier muss zuallererst umgedacht werden, zum Wohle der Versorger und der Versorgten. Dringend. Es ist und bleibt eine Frage der Zeit.

Jan Schmitt

Operation Geldsegen

Wirtschaftliche Anreize regieren die Medizin

Wer Deutschland nicht kennt und nur vom Übermaß an Operationen gehört hat, muss sich überaus klapprige und kranke Menschen vorstellen, die nur notdürftig, mit künstlichen Gelenken, Prothesen, Schrauben oder Metallröhrchen, ihren alltäglichen Verrichtungen nachgehen können. Der Blick in die Nachbarländer offenbart, was das Operieren angeht, ist Deutschland ein Land der Rekorde: In keinem anderen Land in Europa kommen die Patienten so oft unters Messer wie hier.

Egal, um welches Organ es sich handelt – Deutschland liegt immer an der Spitze. Und diese Entwicklung scheint unaufhaltsam voranzuschreiten. Seitdem nach Fallpauschalen abgerechnet wird, sind insbesondere die Zahlen der Eingriffe am Rücken und am Herzen in einem geradezu atemberaubenden Tempo angestiegen. Eine Entwicklung, die höchstens zu einem Drittel mit der älter werdenden Bevölkerung erklärt werden kann[32].

Die Zahlenreihen, die das Statistische Bundesamt Jahr für Jahr veröffentlicht, geben haarklein Aufschluss darüber, welchen Trends die Abteilungen der Krankenhäuser gerade folgen und welche Medizingerätehersteller beim Vermarkten ihrer Geräte und Gelenke besonders erfolgreich sind. Das ist ja der Vorteil des neuen Abrechnungssystems: Seitdem jede Krankheit, jede Behandlung, jeder Handgriff mit einem bestimmten Code versehen und in den Computer eingegeben wird, ist das geschäftige Treiben der Krankenhäuser transparent. Jeder, der es wissen wollte, konnte den Trend hin zum Schneiden, Sägen und Kathetern in den vergangenen Jahren so genau nachverfolgen wie niemals zuvor.

Umso erstaunlicher, wie lange Politiker und Krankenkassen den Kopf in den Sand gesteckt und so getan haben, als müssten sie nichts unternehmen, um diesen Auswüchsen Einhalt zu gebieten. Fast scheint es so, als wolle man die Nebenwirkungen dieses Abrechnungssystems nicht wahrhaben.

Erst im Sommer 2012 sah sich Bundesgesundheitsminister Bahr genötigt, ein Gutachten zur sogenannten »Mengenentwicklung« in Auftrag zu geben, das jedoch erst im Sommer 2013 vorliegen soll.

Anfang 2012 ließ auch der Spitzenverband der Krankenkassen ein Gutachten zu diesen Auswüchsen erstellen. Das Fazit ist eindeutig: Der rasante Anstieg der Operationen lässt sich mit der Alterung der Gesellschaft nicht erklären, er muss durch wirtschaftliche Anreize »getriggert« sein[33]. Und das wissenschaftliche Institut der AOK befasst sich zum ersten Mal in seinem Krankenhausreport 2013 mit diesem brisanten Thema. Fazit aller Beiträge: Wirtschaftliche Anreize regieren die Medizin im Krankenhaus. Nur die Deutsche Krankenhausgesellschaft behauptet weiterhin stur, der Anstieg der Eingriffe sei auf die älter werdende Bevölkerung zurückzuführen – obwohl das alle seriösen Analysen widerlegen[34].

Fast alle Bandscheiben-Operationen sind überflüssig

Beginnen wir mit einem der krassesten Beispiele, den Operationen an der Wirbelsäule. Der Vergleich mit zwei europäischen Nachbarländern offenbart hier eindrucksvolle Unterschiede. Pro 100 000 Einwohner werden in Deutschland 700 Eingriffe am Rücken vorgenommen, in Schweden 187 und in Frankreich gerade mal 81[35].

Es wäre verkehrt anzunehmen, die Deutschen seien mit Rückenschmerzen besonders gebeutelt. Wenn etwas das Etikett einer Volkskrankheit in Industrienationen verdient, dann ist es der Schmerz im Kreuz, das ist in Frankreich oder Schweden kaum anders als in Deutschland. Dasselbe gilt für die Probleme mit der Bandscheibe. Doch mit einem Bandscheibenvorfall, mit dem Schmerz und mit der Möglichkeit, die aus der Wirbelsäule herausgerutschte Bandscheibe zum Rückzug zu bewegen, gehen diese Länder anders um: Ein Bandscheibenvorfall wird in Deutschland doppelt so häufig operiert wie in Schweden und siebenmal häufiger als in Frankreich.

Wer hat nun Recht – die Deutschen, die so schnell zu den neuen mikrochirurgischen Operationsgeräten greifen? Oder die europäischen Nachbarn, die mit dem Schneiden am Rücken zurückhaltender sind und eher konservativ behandeln, also Schmerzmittel, Spritzen, Krankengymnastik verordnen?

Die Wissenschaft hat diese Frage längst beantwortet. Amerikanische Forscher zählen Operationen am Rücken sogar schon zu den großen Irrtümern in der Medizin. Denn verschiedene Untersuchungen, zum Beispiel die weltweit größte Studie mit dem Namen »SPORT«[36], die an amerikanischen Kliniken durchgeführt wurde, zeigten keinen Vorteil der Operation: Für diese Studie wurden Patienten mit einem Bandscheibenvorfall nach dem Zufallsprinzip in zwei Gruppen geteilt: Die einen wurden operiert, die anderen konservativ mit Schmerzmitteln und Physiotherapie behandelt. Das Ergebnis fällt eindeutig aus: Auf längere Sicht haben die Patienten keinen Vorteil von einer Operation im Vergleich zu den konservativen Anwendungen. Die akuten Schmerzen sind zwar schneller weg, wenn zum Skalpell gegriffen wird, aber nach zwei Monaten hatte sich auch in der Gruppe der Nichtoperierten der Bandscheibenvorfall von selbst wieder zurückgebildet. Auch nach zwei Jahren zeigten sich keine Unterschiede mehr. Es braucht nur mehr Zeit und Unterstützung durch Bewegung und Schmerzmittel, bis sich die gallertartige Masse, die bei einem solchen ›Vorfall‹ aus der Bandscheibe austritt und auf den Nervenstrang drückt, von selbst zurückzieht und eintrocknet.[37]

Wer sich operieren lässt, ist zwar die Schmerzen schneller los, aber manchmal ist die Freude darüber nur von kurzer Dauer. Bei 10 Prozent der Patienten kommen die Schmerzen ein paar Wochen nach der Operation wieder, 5 Prozent geht es nach der Operation sogar schlechter. Denn bei einer Operation entstehen Narben und Verwachsungen, die zusätzliche Beschwerden verursachen können. Kommt der Schmerz zurück, wird oft nachoperiert und wieder operiert, was sich für die Betroffenen zu einer regelrechten Tragödie ausweiten kann. Die Schmerzen können chronisch werden. Ein Teufelskreis.

Der weltweit anerkannte Verbund von Medizinern, die sich in der Cochrane Collaboration zusammengeschlossen haben, wertet Studien nach strengen Kriterien aus. Die Cochrane Collaboration kommt 2007 zum selben Ergebnis: Die Patienten haben auf lange Sicht keinerlei Vorteil von einer Operation, tragen jedoch höhere Risiken, wenn der Schmerz zurückkommt, der gewünschte Erfolg ausbleibt oder die Operation gänzlich misslingt[38].

Geht man nach der Evidenz, also nach dem, was durch wissenschaftlich kontrollierte Studien bewiesen ist, sollte nur eine Minderheit der Betroffenen in den Operationssaal dirigiert werden: nämlich nur absolute Notfälle, also Patienten mit gravierenden Lähmungen der Beine, der Blase und des Darms. Weil in diesen seltenen Fällen die Nerven bleibend geschädigt werden könnten, müsste sogar innerhalb weniger Stunden operiert werden.

Von all diesen Alarmzeichen verspürt Karin Beimel nichts, als sie im Jahr 2005 einen Neurochirurgen aufsucht. Es sind die starken Schmerzen im linken Arm, die die damals 44-jährige Frau in die Sprechstunde treiben. Sie kann greifen, den Arm heben, hat keinen Kraftverlust und keine Taubheitsgefühle in den Fingern, spürt nichts von all den Alarmsignalen, die eine sofortige Operation erforderlich machen würden.

Ein Bandscheibenvorfall, erklärt ihr der Arzt. Und: Das müsse sofort operiert werden. Er bietet ihr nichts anderes an, keine Schmerztherapie, kein Rezept für Rückengymnastik, nichts. Er schlägt gleich seinen Kalender auf und sucht nach einem Termin. In drei Wochen soll sie in der Klinik sein, schon am Vorabend.

Karin Beimel willigt ein. Sie weiß zu diesem Zeitpunkt nichts über Bandscheibenvorfälle, über das Für und Wider einer Operation. Sie vertraut dem Arzt, der ihr erklärt, so ein Vorfall werde bleibende Schäden verursachen und zu dauerhaften Lähmungen führen. Das macht ihr Angst.

Es ist nur ein kleiner Schnitt. Die Methode zur Operation der Bandscheibe ist heute schonender als noch vor zehn Jahren. Nach dem Schnitt werden Bänder und Muskeln beiseite geschoben, um zur vorgefallenen Bandscheibe vorzudringen und sie ganz oder teilweise zu entfernen. Aber in ihrem Fall geht die Operation schief. Der Arzt verletzt Nervenstränge am Rückenmark, eine zwar seltene, aber fürchterliche Komplikation. Die Frau mit den halblangen blonden Haaren und der sportlichen Figur ist seitdem ein Pflegefall, kann sich fast nur im Rollstuhl fortbewegen.

Sie, die immer beweglich war, viel auf den Beinen, als Krankenschwester in einem Hospiz für andere da, ist nun selbst auf Hilfe angewiesen. Einen größeren Einschnitt im Leben kann es wohl kaum geben. Sie verliert ihre Arbeitsstelle, und auch privat verändert dieser Eingriff ihr Leben radikal. Die Ehe geht in die Brüche, ihren Traum zu reisen, wenn die Kinder einmal groß sind, muss sie aufgeben.

Heute hat sie es auch schwarz auf weiß, dass sie unnötig operiert worden ist. Sie führt Klage gegen den operierenden Arzt, hat das Verfahren gewonnen. Gutachter haben ihr bescheinigt, dass ihre Beschwerden keinen zwingenden Grund für eine Operation darstellten.

Hätte sie vor der Operation bloß noch einen anderen Arzt aufgesucht! Dieser Gedanke geht ihr manchmal nicht aus dem Kopf. Wie oft hadert sie deshalb mit sich selbst. An der Vorstellung, dass sie nicht im Rollstuhl sitzen müsste, hätte sie noch eine »zweite Meinung« eingeholt, ist sie schon fast verzweifelt. Karin Beimel glaubt sicher, dass wirtschaftliche Gründe bei der Entscheidung dieses Arztes eine Rolle spielten. Er hatte die Operation selbst durchgeführt und an dem Eingriff verdient. Gerade deshalb findet sie es unbegreiflich, wenn sie hört, dass Chefärzte mit Bonuszahlungen dazu angehalten werden, die Fallzahlen und die Umsätze der Abteilung zu steigern. Wie soll sie Ärzten vertrauen, die ein eigenes wirtschaftliches Interesse an Operationen haben?

Rund zweihundert Kilometer von Karin Beimel entfernt untersucht Dr. Michael Küster eine Patientin mit Rückenschmerzen. Michael Küster ist ein Arzt, der eine zweite Meinung abgibt. Hätte die Krankenschwester bei ihm damals vorgesprochen, wäre ihr viel erspart geblieben. Der jugendlich wirkende Arzt hat sich mit seiner Praxis in Bonn auf die Linderung von Schmerzen spezialisiert. Er gehört zu einem Verbund von 33 Schmerzzentren in Deutschland. Die Techniker Krankenkasse hat diese Zentren ausgewählt, um ihren Versicherten die Möglichkeit zu geben, noch eine zweite Meinung einzuholen. Zu Dr. Küster kommen Menschen wie Karin Beimel: Menschen mit chronischen Rückenschmerzen oder mit einem akuten Bandscheibenvorfall. Sie bringen immer einen Stapel Unterlagen mit: »Hier sind meine Bilder«, erklären sie ihm dann, »ich soll operiert werden.«

Dr. Küster bittet sie, die Aufnahmen auf den Tisch zu legen. »Wir operieren keine Röntgenbilder«, sagt er. Dann untersucht er konzentriert Rücken, Beine, Zehen, tastet, prüft Reflexe, fragt, wo der Schmerz genau herkommt, prüft, ob die Patienten auf Zehenspitzen laufen können oder einsacken. Er nimmt sich Zeit. Die Patienten sind hinterher oft erstaunt, weil sie so genau und so ausführlich noch nie untersucht worden sind.

Es ist ein Pilotprojekt, das die Techniker Krankenkasse gestartet hat und an dem Michael Küster teilnimmt. 33 Schmerzmediziner in Deutschland beteiligen sich, und alle haben sich verpflichtet, den Patienten innerhalb von zwei Tagen einen Termin zu geben und sofort eine Anschlussbehandlung sicherzustellen, wenn sie von einem operativen Eingriff abraten. Über 4000 Patienten haben sich bisher in diesen Schmerzzentren vorgestellt, alle hatten eine Einweisung für eine Operation. Manchmal stand der Termin für den Eingriff sogar schon fest. Michael Küster schüttelt den Kopf, wenn er daran denkt, wie häufig er und seine Kollegen nach der Untersuchung schon erklärt haben: »Sie müssen nicht operiert werden.« Neun von zehn Bandscheibenoperationen sind überflüssig, haben die Schmerzmediziner herausgefunden: Bei 87 Prozent der untersuchten Patienten konnten sie die Notwendigkeit einer Operation nicht bestätigen. Nach diesem Pilotversuch der Techniker-Krankenkasse wäre also die weitaus überwiegende Zahl der Betroffenen sinnlos operiert worden. »In meinen Augen ist das Körperverletzung«, sagt Schmerzmediziner Küster.

Wirbelsäule als lukrative Einnahmequelle

Was Ärzte am Rücken vieler hunderttausend Patienten seit einigen Jahren entfachen, mutet wie ein regelrechter Furor an. Zwischen 2006 und 2011 sind allein die Bandscheibenoperationen um 38 Prozent gestiegen, zählt man die Eingriffe an der Wirbelsäule insgesamt, kommt man sogar auf eine Zunahme von beinahe 90 Prozent[39]. Jörg Friedrich, Forschungsleiter beim Wissenschaftlichen Institut der AOK, drückt diese groteske Steigerung etwas vornehmer aus: »Operationen im Bereich des Muskel- und Skelettsystems gehören zu den dynamischsten Leistungsbereichen.« Der aktuelle Krankenhausreport des AOK-Instituts widmet diesem Phänomen ein ganzes Kapitel und teilt die Landkarte Deutschlands in dunkle und helle Flecken auf – Bayern ist auf diesen Karten deshalb schwarz eingefärbt, weil derzeit dort am Rücken am häufigsten geschnitten, gesaugt und geschraubt wird.

Mit dem Älterwerden der Bevölkerung hat das herzlich wenig zu tun[40]. Es handelt sich hier vor allem um jenen Effekt, den der Münchner Sportmediziner Martin Marianowicz in seinem Patientenratgeber »Unser Rückenbuch« so zusammenfasste: »Die Zahl der Operationen korreliert mit der Dichte der Neurochirurgen.« Bayern hat pro Kopf der Bevölkerung tatsächlich besonders viele Kliniken mit neurochirurgischen Abteilungen[41]. Mit anderen Worten: Das Angebot sorgt selbst für seine Kundschaft. Das ist im Gesundheitswesen ein seit Langem bekanntes Phänomen[42]. Die Operationen am Rücken sind dafür ein Paradebeispiel.

Immer mehr Krankenhäuser haben in den letzten Jahren den Schmerz am Kreuz als Markt entdeckt. Überall in Deutschland sind sogenannte »Wirbelsäulenzentren« wie Pilze aus dem Boden geschossen. Die Zahl dieser Abteilungen stieg von 550 im Jahr 2006 auf über 700 im Jahr 2011, und mit dem Angebot stieg das Interesse an lukrativen Eingriffen am Rücken[43]. Auf den Internetseiten wird zwar immer brav die konservative Therapie als Behandlungsmöglichkeit genannt, aber dann folgt eine lange Liste neuer operativer Techniken. Und die werden vor allem anderen eingesetzt – denn die bringen das Geld.

Hoch im Norden, an der Universitätsklinik Rostock, leitet Chefarzt Professor Piek die Neurochirurgische Abteilung. Ein ruhiger, erfahrener Arzt, der fast täglich mit Patienten zu tun hat, die mit einer fragwürdigen Indikation operiert worden sind und schließlich mit Komplikationen oder sogar mit schweren Schädigungen bei ihm in der Universitätsklinik landen. Tragische Schicksale hat er kennengelernt. Die junge Frau zum Beispiel, die nach einem leichten Bandscheibenvorfall sofort zur Operation einbestellt wurde, anstatt sie mit einer guten Schmerzbehandlung und Krankengymnastik zu behandeln. Auch diese Operation ging schief; sie, die Mutter einer kleinen Tochter, ist heute querschnittsgelähmt. Nervenstränge wurden verletzt. Professor Piek hat sie nachoperiert. An dem Schaden, der bei der ersten Operation angerichtet worden war, konnte er allerdings nichts mehr ändern.

Das DRG-System belohnt das schnelle Operieren, sagt Piek. Für eine einfache Bandscheibenoperation bekommt die Klinik eine Pauschale von 4200 Euro, für die konservative Behandlung dagegen nur 2660 Euro. Nach der Operation ist das Bett in der Regel nach spätestens fünf Tagen wieder frei für den Nächsten. Bei der konservativen Behandlung wäre es vielleicht zwei Wochen belegt, oder der Arzt müsste den Patienten sogar wegschicken, zu einer ambulanten Behandlung in ein Schmerzzentrum. »Wenn Sie das machen, haben Sie keinen ›Fall‹, weniger Geld, und Sie handeln sich eine Menge Ärger ein.« Ärger mit dem Geschäftsführer. Ärger vielleicht mit dem Medizinischen Dienst der Krankenkassen, der sich an der langen »Liegezeit« stößt. »Wenn jemand operiert wird, fragt keiner.« Das klingt ziemlich verbittert.

Für Piek steht fest: Die Operationen am Rücken sind mit seriöser Medizin nicht zu vereinbaren. »Da sind Ärzte in einem Graubereich unterwegs.« Er spricht oft mit Kollegen aus anderen Universitätskliniken darüber, auf Kongressen oder bei Fachtagungen. Alle ärgern sich insbesondere über private Anbieter, die das Rückenleiden als Markt für sich entdeckt haben. »Der junge Patient mit dem einfachen Bandscheibenvorfall, der wird von den Privaten operiert«, so die Erfahrung von Professor Piek. »Uns schicken sie dann die komplizierten Eingriffe: die Patienten, die nachoperiert werden müssen, nachbluten können oder zuckerkrank sind. Da heißt es dann: Dafür sind wir nicht ausgestattet, gehen Sie lieber in ein großes Haus.«

Professor Piek ist lange genug Arzt, um zu wissen, dass Patienten mit Rückenschmerzen oft eine schnelle Lösung suchen und mit einer großen Erwartungshaltung im Wartezimmer sitzen. Sie lassen sich allzu bereitwillig auf eine Operation ein, wenn ihnen der Arzt einen solchen Eingriff als unkompliziert darstellt. Schmerztherapie, Rückengymnastik, Aufbau der Muskeln, das alles erfordert eigenes Engagement, den Willen, sich zu bewegen, Zeit und Geduld. Viele wollen rasch wieder zurück in den Beruf. »Aber man soll Patienten ehrlich sagen, was sie von einer Operation erwarten können«, so Piek. Cathleen Augustin, die junge

Frau, die nach einer unnötigen Bandscheibenoperation gelähmt zu ihm kam, hatte der Operateur nicht über die möglichen Risiken aufgeklärt. Sie wusste nichts von möglichen Komplikationen. Auch sie klagt jetzt auf die Zahlung von Schmerzensgeld. Das Leben einer jungen Frau, die auf eigenen Beinen gehen kann, bringt ihr jedoch niemand zurück.

In Baden-Württemberg sind es offenbar vor allem städtische, kommunale und kirchliche Krankenhäuser, die durch den von der Politik inszenierten Wettbewerb mit dem Rücken an der Wand stehen, um ihre Existenz kämpfen und nun auch die Operation an der Wirbelsäule als einträgliches Geschäft für sich entdeckt haben. Die Zahl der Krankenhäuser, die Eingriffe an der Wirbelsäule anbieten, stieg dort von 50 im Jahr 2008 auf 116 im Jahr 2011. Das sind interne Erhebungen der AOK Baden-Württemberg. Mit Vernunft habe das nichts mehr zu tun, sagt der dortige AOK-Vorsitzende Christopher Hermann. Er hat die Patienten, die in diesen drei Jahren operiert wurden, nachbeobachten lassen – das kann eine Krankenkasse, wenn sie sich dafür interessiert. Was diese kleine Untersuchung ans Tageslicht brachte, mochte der AOK-Chef anfangs kaum glauben: Vor dem Eingriff klagten 80 Prozent der Patienten über heftige und anhaltende Rückenschmerzen – das schien ja noch relativ normal zu sein. Dass aber nach der Operation 62 Prozent dieser Patienten immer noch wegen Rückenschmerzen in Behandlung waren, belegt, wie sinnlos und überflüssig diese Eingriffe gewesen sein müssen.

Die überall entstandenen »Zentren für Wirbelsäulenchirurgie« werben vor allem mit neuen Operationsmethoden um Patienten. Tatsächlich ist die Operation der Bandscheibe heute einfacher als früher: Der Chirurg arbeitet jetzt mit feinen Gerätschaften statt mit grobem Skalpell. Ein feiner Hautschnitt. Die Rückenmuskulatur wird beiseitegelegt. Unter dem Mikroskop sieht der Operateur bis in den Wirbelkanal. Weil sich ein solcher Eingriff so einfach darstellt, fällt sicherlich eine gewisse Hemmschwelle für den

Arzt, die Operation zu empfehlen, und auch für den Patienten, sich darauf einzulassen.

Krasse Fehlentwicklung: der schnelle Griff zum Skalpell

Und es kommen immer neue Behandlungsverfahren dazu. Ein Beispiel von vielen: Am 2. September 2006 berichtet die »Hamburger Morgenpost« über das neue Wirbelsäulenzentrum des privaten Krankenhausbetreibers Asklepios. Das Zentrum sei in seiner Vielschichtigkeit bundesweit »einzigartig«, zitiert die Zeitung den Geschäftsführer. Neue Operationsmethoden würden den Patienten angeboten, bei Verschraubungen und Implantationen sei man heute schon »Marktführer«. Der Chefarzt wolle den Patienten nun vermehrt das Einsetzen künstlicher Bandscheibenprothesen anbieten[44]. Auch andere Zentren versuchen mit intensivem Marketing und mit Artikeln in Regionalzeitungen, Patienten auf diese angebliche Innovation aufmerksam zu machen.

Die Methode klingt einleuchtend: Ein künstliches Gelenk soll die abgenutzte Bandscheibe ersetzen und die Wirbelsäule beweglich halten. Ob dieses neue Verfahren den Patienten irgendeinen Vorteil bringt oder ob sie vielleicht sogar schlechter ist als die konventionelle Therapie mit Krankengymnastik und einer Schmerzbehandlung, ist bis heute nicht erwiesen. Aber die Zahl der Operationen, bei denen künstliche Bandscheibengelenke eingesetzt wurden, schnellte sofort in die Höhe und ließ die Zahl der Bandscheibenoperationen insgesamt ansteigen. Kaum hat die neue Methode Fuß gefasst, gibt es bereits neue Trends. Medizingerätehersteller bewerben auf Kongressen die sogenannten Cages – jetzt sollen Metallkäfige die Wirbel stabilisieren, wenn die Bandscheibe herausgenommen wird. Kontrollierte wissenschaftliche Untersuchungen, die einen Nutzen dieser Cages belegen, gibt es nicht. Oder bei Versteifungen werden neuartige, bewegliche Schraub-

systeme angeboten – auch solche Neuerungen senken die Hemmschwelle für einen operativen Eingriff.[45]

Der Bundesverband der Medizingerätehersteller gibt den Krankenhausärzten eigene Kodierrichtlinien an die Hand, damit die
Kliniken gleich wissen, welche »Sonderentgelte« in welcher Höhe
mit welchen neuen Schraubsystemen oder Cages abgerechnet werden können. Ein dickes Buch, in dem genau beschrieben ist, wie
sich die Erlöse verändern, wenn ein oder zwei Schraubsysteme
oder Cages installiert werden. So sichert die Medizingeräteindus-
trie ihren Absatz in den Krankenhäusern.

Gesundheitspolitisch sind das krasse Fehlentwicklungen. Denn
junge Ärzte werden in den Kliniken ausgebildet, und da lernen
sie seit Einführung des DRG-Abrechnungssystems fast nur noch
den schnellen Griff zum Skalpell. Das Wissen und die ärztliche
Kunst, Rückenschmerzen konservativ zu behandeln, geht immer
mehr verloren. Fritz Niethard, Generalsekretär der Gesellschaft
für Orthopädie, beklagt bereits öffentlich, dass in der Facharzt-
Ausbildung kaum noch Kenntnisse und Fertigkeiten konservativer Behandlungsmethoden vermittelt werden und dieses wichtige
Wissen der nachwachsenden Ärztegeneration nicht mehr zur Verfügung stehen wird[46].

Patienten im freien Feldversuch

Es wäre falsch, die Fallzahlvermehrung allein dem DRG-System
anzukreiden. Auch neue Operations- und Behandlungsmethoden, die sogenannten Innovationen, tragen ihren Teil dazu bei.
Besser gesagt, die Art und Weise, wie neue Operationsverfahren
im deutschen Gesundheitswesen Fuß fassen dürfen und vergütet
werden. Denn in Deutschland gibt es die merkwürdige Konstruktion des sogenannten Verbotsvorbehalts, der es den Kliniken erlaubt, neue Diagnose- und Therapieverfahren einzuführen, ohne
dass sie vorher in wissenschaftlichen Studien überprüft wurden.

Das soll eigentlich die Einführung von medizinischen Neuerungen fördern und alle Patienten schnell am medizinischen Fortschritt teilhaben lassen. Was aber, wenn die neuen Verfahren mehr schaden als nutzen? Zugleich erleichtert dieser freie Zugang den Einfluss der Medizingerätehersteller auf die Versorgung und treibt die Operationszahlen in die Höhe. Es wirken also zwei Kräfte in dieselbe Richtung, und eigentlich muss sich niemand wundern, dass nur noch die Gier nach Masse die Medizin dirigiert.

Wenn der Chefarzt einer Klinik ein neues Operationsverfahren für ausgereift hält, wenn der Geschäftsführer glaubt, mit dieser Neuerung in der Öffentlichkeit um Patienten werben und die Fallzahlen steigern zu können, dann wird es auch angeschafft. Die Kliniken stellen einen sogenannten »NUB-Antrag« – einen Antrag auf »neue Untersuchungs- und Behandlungsmethoden« – und handeln mit den Krankenkassen zunächst ein Sonderentgelt aus. Das »Institut für das Entgeltsystem im Krankenhaus« (InEK) im beschaulichen Siegburg[47] liefert dazu den passenden DRG-Code. Dann wird das Verfahren Teil der Versorgung im Krankenhaus. Viele Kliniken ziehen nach, kaufen ebenfalls die entsprechenden Geräte, operieren, therapieren, und die Krankenkassen zahlen.

Neue Operationsmethoden müssen in Deutschland in keiner kontrollierten wissenschaftlichen Studie getestet werden – anders als bei Medikamenten. Oft stützen sich die Hersteller solcher Geräte nur auf Fallserien mit 30 oder 50 Patienten, wenn sie bei TÜV-ähnlichen Firmen die Einführung auf dem Markt beantragen. Dabei müssen die Firmen für den europäischen Markt nur nachweisen, dass das neue Behandlungsverfahren technisch funktioniert; es muss in vergleichenden Studien nicht untersucht werden. Aber nur die könnten Aufschluss darüber geben, ob die medizinische Neuerung für die Patienten einen Vorteil bringt oder nicht. Wenn nur Fallserien vorliegen, werden die Nachteile dieser Neuerung häufig übersehen und die Vorteile überschätzt. Nur kontrollierte Studien, in denen das neue Verfahren mit der herkömmlichen Operation verglichen wird, könnten etwas über die Wirksamkeit und den Nutzen der Innovationen aussagen. Doch solche Studien werden vom Gesetzgeber bei Medizinprodukten, neuen Behandlungsverfahren oder Prothesen nicht gefordert, und so gelangen Innovationen schnell und ungeprüft in die Versorgung.

Ein anderes auffälliges Beispiel für diese riskante Entwicklung ist die Behandlung von Herz- und Kreislaufkrankheiten. Neben dem Rücken sind es vor allem Behandlungen am Herzen, die aus Sicht der Krankenhausgeschäftsführer wirtschaftlich lukrativ sind. Gerade in der Kardiologie überbieten sich die Gerätehersteller mit Innovationen, deren Nutzen fraglich ist. Das Problem ist, dass diese Neuerungen nicht zuvor an dafür ausgewählten Zentren, im Rahmen von kontrollierten Studien erprobt werden müssen, sondern dass sie sofort und überall von jedem Krankenhaus angeschafft werden dürfen. Da alle Krankenhäuser eigene betriebswirtschaftliche Interessen verfolgen, sind sie bestrebt, die Fallzahlen mit Hilfe solcher Innovationen kräftig zu steigern, und so verbreiten sich solche Neuerungen in Windeseile flächendeckend in ganz Deutschland. Die Patienten erfahren oft gar nicht, wie experimentell die Behandlung ist, die ihnen im Krankenhaus als neu und innovativ angepriesen wird.

Gerade erst hat das unabhängige Institut für Qualität und Wirtschaftlichkeit im Gesundheitswesen (IQWiG) die bisher letzte Generation von Stents untersucht – das sind kleinen Metallröhrchen, die nach einem Herzinfarkt oder bei starken Brustschmerzen benutzt werden, um die Herzkranzgefäße offen zu halten, damit das Herz weiterhin durchblutet werden kann. Allerdings schützen diese winzigen Röhrchen nicht ewig. Es gibt viele Patienten, bei denen die Stents zuwachsen und sich die Herzkranzgefäße erneut verengen.

Um dies zu verhindern, wurden Stents mit verschiedenen Medikamenten beschichtet. Diese Arzneimittel werden im Körper freigesetzt und sollen verhindern, dass Gewebe nachwächst und dadurch auch die Metallröhrchen wieder verschlossen werden. Bislang ist es jedoch noch nicht gelungen, solche Stents zu entwickeln. Darum wurden zuletzt Stents auf den Markt gebracht, die mit sogenannten »Antikörpern« beschichtet sind. Das sind moderne Medikamente mit einem neuen Wirkprinzip. Sie sollten das Risiko für Thrombosen und für den Wiederverschluss der Herzkranzgefäße senken. Mit genau diesem Versprechen haben seit 2009 über 200 Kliniken die modernen Stents bei ihren Patienten eingesetzt. Die Ergebnisse kontrollierter Studien, in denen die neue Stent-Generation mit der vorherigen verglichen wurde, waren noch nicht veröffentlicht. Erst im Nachhinein stellt sich nun heraus, dass diese neuen, mit Antikörpern beschichteten Stents nicht halten, was sie versprechen, sondern sogar zu mehr Herzinfarkten führen als die mit herkömmlichen Medikamenten beschichteten Stents, Patienten also schaden[48].

Überhaupt ist Deutschland das Land, in dem so häufig Stents eingesetzt werden wie in keinem anderen europäischen Nachbarland.

Immer häufiger werden in Deutschland ältere Menschen mit einem anderen Wunderwerk neuer Medizintechnik am Herzen operiert. Die Methode ist schonender als die Operation am offenen Herzen und nennt sich kurz TAVI. Die Betroffenen plagen oft schwere Atemnot, weil eine Herzklappe, die sogenannte Aortenklappe, verkalkt ist und nicht mehr ausreichend durchblutet wird. Eine typische Alterserscheinung.

In solchen Fällen empfehlen die Herzspezialisten in der Regel, die erkrankte Herzklappe durch eine künstliche Herzklappe zu ersetzen. Das geschieht normalerweise durch eine Operation am offenen Herzen. Der Brustraum wird geöffnet, der Patient wird an eine Herz-Lungen-Maschine angeschlossen, die Verkalkungen werden fein säuberlich entfernt, die alte Herzklappe herausoperiert, eine neue eingesetzt. Das ist ein schwerer Eingriff, der jedoch erfolgreich ist, wenn der Operateur genügend Erfahrung hat und der Patient nicht zu alt oder zu gebrechlich ist.

Das neue Verfahren mit dem Namen TAVI erfordert keine Operation am offenen Herzen mehr und ist deshalb schonender. Was dabei passiert, klingt in der Tat beeindruckend: Die neue Herzklappe wird auf ein winzigkleines Maß zusammengepresst, auf eine so minimale Größe, dass sie mit einem Katheter durch die Gefäße bis zum Herzen hochgeschoben werden kann. Dann erst bläht sie sich wieder zur normalen Größe auf und wird einfach über die schadhafte Herzklappe gesetzt.

»Spektakulär«, schrieb die Ärztezeitung über die neue Methode. Doch was weiß man über das Verfahren eigentlich? Im Jahr 2008, als den ersten Patienten diese neue Methode als schonend und innovativ angepriesen wird, so gut wie nichts[49]. Dennoch verbreitet sich das TAVI-Verfahren schnell an immer mehr Krankenhäusern, wohl auch deshalb, weil diese Innovation zunächst mit einem hohen Sonderentgelt bezahlt wird und seit Beginn des Jahres 2010 dann auch, mit einem eigenen, gesondert abrechenbaren Operationscode ausgestattet, in den DRG-Katalog aufgenommen wurde. Es ist der OPS-Code mit der Nummer 5-35a.0. Und wer diesen OPS-Code aufruft und die Methode anwendet, erhält eine Stange Geld: 36 000 Euro pro Eingriff. Die herkömmliche Operation am offenen Herzen wird dagegen deutlich schlechter vergütet, nämlich mit 13 000 Euro pro Eingriff.

Seitdem empfehlen, wen wundert das, immer mehr Kliniken dieses innovative System mit dem freundlichen Namen TAVI, führen die neue Herzklappe mit dem Katheter zum Herzen.

Die Studien, die die Medizingerätehersteller in Europa vor der Zulassung vorlegen mussten, sind nur solche Fallserien. Das bedeutet, man weiß nur, dass das Verfahren technisch überhaupt durchführbar ist, es also möglich ist, eine Herzklappe auf eine so winzige Größe zusammenzupressen, dass man sie mit einem Katheter durch ein Blutgefäß schieben kann.

Es sind zwar vorwiegend amerikanische Firmen, die dieses TAVI-System anbieten – doch in den USA ist das Verfahren bis Ende 2011 noch gar nicht zugelassen. Dort werden neue Verfahren und Medizinprodukte nämlich strenger geprüft als in Deutschland.

Anders als hierzulande reicht in den USA ein technisches Prüfsiegel nicht aus, um ein solches Produkt auf den Markt zu bringen.

Die amerikanische Zulassungsbehörde hatte die Firmen deshalb verpflichtet, kontrollierte Studien durchzuführen und die TAVI-Methode unter anderem mit der herkömmlichen Operation am offenen Herzen zu vergleichen. Erste Ergebnisse wurden Ende 2011 veröffentlicht, weitere Ende 2012. Sie zeigen einen Vorteil dieser Methode – allerdings nur bei sogenannten »Hochrisikopatienten«, bei Menschen also, die einen Eingriff am offenen Herzen wahrscheinlich nicht überleben würden. Nur für diese kleine Gruppe sehr alter, gebrechlicher und demzufolge nicht-operabler Patienten haben die Hersteller 2011 in den USA überhaupt eine Zulassung erhalten[50].

Und noch etwas zeigte diese Studie: Die TAVI-Methode birgt höhere Risiken als die Operation am offenen Herzen, zum Beispiel das Risiko, dass sich beim Durchschieben des Katheters durch die Gefäße Verkalkungen ablösen und dadurch ein Schlaganfall ausgelöst wird[51].

Es ist nur folgerichtig, dass die Deutsche Gesellschaft für Herzchirurgie dieses Verfahren den Krankenhausärzten nur bei Patienten empfiehlt, die eine Herzoperation nicht überleben würden – zumal sich ein hoher Prozentsatz der so eingesetzten Herzklappen später sogar als undicht erwies[52]. Doch offensichtlich folgen viele Kliniken dieser Empfehlung nicht: Fast 60 Prozent der Eingriffe wurden 2011 an Patienten vorgenommen, die nicht zu der Risikogruppe gehören. Diese Zahlen sind öffentlich zugänglich – doch diese falsche Anwendung des TAVI-Verfahrens hat für die Kliniken keinerlei Konsequenzen. Sie müssen keine Sanktionen befürchten. Ihr Name wird nicht bekannt, auch die Kassen prüfen nicht nach, ob dieser Eingriff sachgerecht war oder nicht. Sie zahlen den Eingriff einfach. Das Institut für Angewandte Qualitätsförderung (AQUA), dem die Kliniken ihre Eingriffe, das Alter der Patienten und Komplikationen freiwillig melden sollen, bereitet die Daten, die es von den Kliniken anonym bekommt, zwar auf, und Insider verstehen sie auch – aber die vielen Krankenhäuser, die das TAVI-Verfahren entgegen den Empfehlungen der Fachgesellschaft anwenden, werden folglich auch künftig keine Scheu haben, die lukrativere DRG aufzurufen, solange sie nicht zur Rechenschaft gezogen werden[53].

Bemerkenswert ist darüber hinaus der Umstand, dass diese Eingriffe teilweise auch in Kliniken durchgeführt werden, die nur über ein Herzkatheterlabor, jedoch über keine herzchirurgische Abteilung verfügen[54]. Das ist deshalb fatal, weil die Gefahr besteht, dass der Patient »auf dem Tisch liegen bleibt«, wie die Kardiologen zu einem plötzlichen Tod sagen. Denn wenn bei dem Kathetereingriff irgendetwas schiefgeht, kann ohne die Herzchirurgie im Hintergrund nicht sofort operiert werden.

Selbst einer der Autoren der amerikanischen Studie kritisiert diese Praxis in Deutschland: Das deutsche Gesundheitsministerium solle »den Mut haben, der unkontrollierten Einführung eines so wenig erprobten Verfahrens Einhalt zu gebieten«[55].

In den USA ist die Anwendung dieses Katheterverfahrens streng geregelt. Matthias Dettloff vom Spitzenverband der Krankenkassen hat das Kleingedruckte in dem Bescheid der amerikanischen Zulassungsbehörde studiert. Darin ist festgelegt, dass ein Ärzteteam, und zwar ein Herzchirurg und ein Kardiologe, bescheinigen muss, dass eine Operation am offenen Herzen tatsächlich nicht mehr möglich ist oder mit einem extrem hohen Risiko verbunden wäre. Erst danach darf das Verfahren mit dem Katheter überhaupt zum Einsatz kommen. Strenge Auflagen, von denen die Patienten in Deutschland nur träumen können[56].

In Deutschland hat derweil der vierte Hersteller eine Klappe auf den Markt gebracht, die, auf einen Katheter aufgesteckt, durch die Gefäße eingebracht wird. Das Experiment am Herzen geht also weiter. Und in Deutschland dürfen alle Krankenhäuser daran teilnehmen. Der Patient im freien Feldversuch.

Es ist der mächtige Lobbyverband in Berlin, die Deutsche Krankenhausgesellschaft, die diese Freiheit der Kliniken vehement verteidigt. Im Gemeinsamen Bundesausschuss, dem Gremium, das im Auftrag der Politik die Gesundheitsversorgung in Deutschland steuert, hat die Deutsche Krankenhausgesellschaft bisher jeden Versuch blockiert, die Einführung neuer Behandlungs- und Operationsverfahren auf bestimmte Zentren an ausgewählten Kliniken zu beschränken und im Rahmen von kontrollierten Studien erst einmal zu erproben, ehe diese flächendeckend von allen Krankenhäusern in Deutschland gekauft und eingesetzt werden dürfen.

Aber bis heute dürfen in Deutschland alle Krankenhäuser jede Methode sofort einführen, auch wenn ihr Nutzen nicht belegt ist. Die Politik hat bisher nicht gewagt, Schritte zu ergreifen, die die wirtschaftlichen Interessen der Mehrzahl der Krankenhäuser empfindlich treffen würden. Dies wäre jedoch zum Vorteil der Patienten, die ohne ihr Wissen mit solchen unkontrollierten neuen Verfahren behandelt werden. Und Universitätskliniken und andere große Krankenhäuser könnten davon profitieren, denn sie würden sich als Zentren, die neue Methoden im Rahmen von Studien erproben, auch international einen Namen machen.

Solange die Politik die geprüfte Einführung neuer Behandlungen im Rahmen von Studien nicht gesetzlich vorschreibt und neue Behandlungsverfahren nicht erst in wenigen Zentren erprobt, wirkt sich auch der Wettbewerb der Krankenhäuser untereinander nachteilig auf das Gesundheitswesen aus. Wie oft werben Kliniken mit neuen Behandlungsverfahren, mit neuen Geräten, um gegenüber anderen Kliniken zu »punkten«, um sich ins Gespräch zu bringen und Fälle zu »generieren«.

Kein Wunder, dass gestandene Ärzte sogar ein Internetportal eröffnet haben, weil sie glauben, dass sie Patienten nur so vor unnötigen Eingriffen schützen können. »Vorsicht Operation!« hat Professor Hans Pässler dieses Portal genannt, über das sich Betroffene bei Spezialisten eine zweite Meinung einholen können. Pässler ist ein Orthopäde aus Heidelberg, eine Kapazität auf seinem Gebiet, der seit Jahren die irrwitzig hohe Zahl an Kniespiegelungen in Deutschland anprangert und nun, da er sich in den Ruhestand zurückgezogen hat, Patienten vor unnötigen Eingriffen warnen möchte. Im Rahmen der Kniespiegelungen werden meistens auch noch Knorpel geglättet – ein Verfahren, das nachweislich schadet.

Pässler hat andere renommierte Mediziner für sein Portal gewinnen können. Alles erfahrene Spezialisten aus Krankenhäusern und Spezialpraxen, die ihr langjähriges Wissen nun Ratsuchenden zur Verfügung stellen und damit Patienten die Möglichkeit geben, bei den Operationen, die derzeit en vogue sind, eine zweite Meinung einzuholen[57]: Kniespiegelungen, künstliche Gelenke, Rückenoperationen.

Unter Orthopäden gibt es einen bestimmten »Talk«, erzählt Pässler. Erst eine Kniespiegelung mit Knorpelglätten, dann noch mal eine Kniespiegelung, wieder Knorpelglätten, und dann folgt einige Jahre später ein künstliches Kniegelenk. In Deutschland – auch das ist ein Phänomen – werden so viele künstliche Kniegelenke eingesetzt wie nirgendwo sonst in Europa, fast doppelt so viele wie zum Beispiel in Frankreich[58]. Spitzenreiter ist Deutschland zudem bei den künstlichen Hüftgelenken. Auch das kann nicht damit erklärt werden, dass die Bevölkerung immer älter wird. Die Professorin Eva Bitzer hat das detailliert nachgewiesen, als sie 2010 die Operationszahlen der bei der Barmer und Gmünder Ersatzkasse versicherten Patienten untersucht hat[59]. »Nur ein kleiner Teil der Zunahme ist durch das Altern der Gesellschaft erklärbar«, so Eva Bitzer, als sie ihre Ergebnisse in Berlin vorstellte. Doch das wollen viele nicht hören. Verwundert rieb sie sich die Augen, als sie am nächsten Tag die Pressemitteilung des Verbands der Medizingerätehersteller zu ihrer eigenen Studie las: Der Lobbyverband der Medizingerätehersteller behauptete darin das Gegenteil, nämlich dass der Anstieg dieser künstlichen Implantate »überwiegend auf die demografische Entwicklung zurückzuführen ist«. Vielleicht wurde da einfach das Wörtchen »nicht« vergessen.

Aus den Abrechnungsdaten der Krankenhäuser kann man jedenfalls ersehen, dass die Patienten mit künstlichen Hüft- und Kniegelenken immer jünger werden. Auch das ist ein Auswuchs des DRG-Systems: Obwohl es sich bei dieser Operation um einen geplanten Eingriff handelt, der nur in speziellen Zentren erbracht werden sollte, bieten heute deutlich mehr Krankenhäuser diese Leistung an als noch vor fünf Jahren. Auch da gilt die Regel, dass sich das Angebot im Gesundheitswesen seine Nachfrage sucht: Je mehr Krankenhäuser den künstlichen Gelenkersatz anbieten, umso mehr Patienten werden auch mit künstlichen Gelenken bedacht. Dabei sind die Ergebnisse insbesondere für die künstlichen Kniegelenke seit Jahren katastrophal schlecht: In Befragungen gibt die Hälfte der Operierten an, dass sie trotz des künstlichen Gelenks immer noch Schmerzen im Knie haben[60].

Die Gesundheitspolitiker in Berlin haben versucht, den Anstieg dieser Operationszahlen zu bremsen, und deshalb eine sogenannte »Mindestmengenregelung« eingeführt. Sie wollten bestimmte Eingriffe auf spezielle Zentren begrenzen und haben deshalb die Vorgabe gemacht, dass solche Eingriffe nur die Kliniken durchführen dürfen, die eine bestimmte Mindestanzahl an Operationen vornehmen. Ausgestaltet wurde diese gesetzliche Regelung im Gemeinsamen Bundesausschuss, in dem Gremium also, das die Gesundheitsversorgung in Deutschland steuert und in dem die Funktionäre der Krankenkassen, der Krankenhäuser und der niedergelassenen Kassenärzte das Sagen haben. Die Deutsche Krankenhausgesellschaft konnte durchsetzen, dass die Kliniken nur 50 Knieersatzoperationen im Jahr durchführen müssen, um diese lukrative DRG weiterhin abrechnen zu können. Das war letztlich eine Einladung an alle Kliniken, diese 50 Eingriffe im Jahr zu »schaffen«, egal, ob die Patienten, die bei ihnen in der Ambulanz saßen, ein künstliches Gelenk auch wirklich nötig hatten. So sorgte die Politik letztlich für eine Verschlimmbesserung und für einen zusätzlichen Antrieb zur »Fallzahlsteigerung«.

Ursel Sieber

Die Verletzte

K. D., Patientin

Beim Treffen erzählt sie einen verbreiteten Ärztewitz:

Ein Chirurg, ein Pathologe, ein Internist und ein Psychologe gehen auf Entenjagd. Über einem Teich fliegt ein Schwarm Vögel empor.

Der Psychologe: »Sehen aus wie Enten. Aber fühlen sie sich wie Enten?«

Der Internist: »Enten? Könnte sein. Aber ich muss noch eine CT zusätzlich machen.«

Der Chirurg sagt nichts, lädt durch und holt Dutzende Vögel vom Himmel. Und sagt dann zum Pathologen: »Lauf mal hin und schau, ob eine Ente dabei ist.«

K. D. vertraut Ärzten, insbesondere Chirurgen, nicht mehr. Sie hat eine überflüssige, bedrohliche OP hinter sich und ist seitdem sehr misstrauisch. Ob irgendjemand glaube, dass sich ein Arzt ständig fortbildet? Sich vor einer OP hinsetzt und Fachliteratur liest? Ihr Leben lang war sie im eigenen Beruf gefordert, sich neue Techniken anzueignen, zu vergleichen, Fortbildungen zu besuchen. Wer verschafft Ärzten Zeit und Freiraum, in ihrem Fach auf dem Laufenden zu sein? Möchten sie überhaupt dazulernen? Vorsichtig ausgedrückt hält sie viele Ärzte für maulfaule Wesen, die schnell und leicht Geld verdienen wollen und keine Fehler zugeben. Sie bringt Zeitungsartikel mit, in denen von Aktenmanipulation bei verpfuschten Operationen die Rede ist.

K. D. will anonym bleiben, weil sie sich viel zu sehr über sich selbst ärgert. Dass sie damals einen Diagnosemarathon widerspruchslos über sich ergehen ließ. Dass sie alles mit sich allein ausmachte, auch die Entscheidung, sich operieren zu lassen. Dass sie, eine angstfreie Persönlichkeit, ihre behandelnden Ärzte später nicht zur Rechenschaft zog. Weder von Angesicht zu Angesicht noch juristisch. Inzwischen seien die Herren pensioniert. Immer wieder fällt in unserem Gespräch der Satz: »Sie haben mich verrückt gemacht, das war subtiler Psychoterror.«

K. D. hatte früher stets Respekt vor Profis, vielleicht weil sie selbst in ihrem Fach eine anerkannte Spezialistin ist, so mutmaße ich. Als sie krank wurde, war es darum selbstverständlich, die Autorität von den Fachleuten in Weiß zu akzeptieren.

Sie spricht geradeaus, eine Frau aus dem Leben. K. D. ist eine berufstätige, alleinstehende Frau, die sehr viel Wert auf Disziplin, auf Ästhetik und Ordnung legt. In ihrer Wohnung, in ihrer Kleidung, in ihrem Aussehen. Aber als sie mir eine 25 Zentimeter lange Narbe auf ihrem Bauch zeigt, wird die Stimme zögerlich. Die hässliche Erinnerung an die schlimmsten Wochen ihres Lebens. Ich kann mir ausmalen, dass sie die Narbe als Schimpf empfindet. Als fleischgewordene Niederlage.

Man kann dieser Ärzteschaft keinen Menschen überlassen

Protokoll eines Übergriffs

Es begann mit einem sehr, sehr starken Schwindel, ich konnte kaum noch alleine gehen und habe mich deshalb selber ins Krankenhaus eingewiesen. Dort haben sie festgestellt, dass ich einen exorbitant hohen Blutdruck hatte, haben mir irgendwas unter die Zunge gelegt, und schließlich ist der Blutdruck langsam runtergegangen. Dann hieß es aber: Das war so stark, sie müssen mich stationär aufnehmen.

Warum ich ins Krankenhaus und nicht zu einem Arzt ging? Eine Freundin von mir hatte dort ihr Praktisches Jahr als Ärztin gemacht. Sie überzeugte mich, dass die Innere Abteilung gut ist. Außerdem hatte ich panische Angst vor einem Schlaganfall und dachte, in einer Praxis sind die vielleicht nicht auf alles gefasst.

Also, sie sagten im Krankenhaus, sie würden gerne noch nachsehen, ob durch den hohen Blutdruck innere Organe geschädigt sind. Und weil ich so glücklich war, dass der Blutdruck wieder unten war, habe ich mich damit einverstanden erklärt.

Mein erster Eindruck war positiv. Man sagte, ich sollte das Medikament weiternehmen, die Beschwerden wären wahrscheinlich ein einmaliger Ausreißer, eventuell psychosomatisch, man wüsste es nicht. Dann haben sie einen Ultraschall gemacht und dabei festgestellt, dass ich eine Geschwulst zwischen Bauchspeicheldrüse und Magen und eine an der Niere habe.

Nein, ich war vorher nicht misstrauisch. Als sie von Ultraschall sprachen, habe ich nicht die Bremse gezogen, denn ich war doch so glücklich, dass es mir wieder gut ging, dass mir nicht mehr schwindelig war, dass ich wieder alleine gehen konnte. Ich war mit allem einverstanden, und Ultraschall ist ja auch nichts Schlimmes. Da kommt man ja in keine Maschine und gar nichts, und deswegen...

Der Arzt kam jedenfalls rein und sagte: »Ja, also wir haben da was festgestellt. Wir können nicht sagen, ob gut- oder bösartig; das muss weiter abgeklärt werden. Wir haben hier nicht alle Maschinen im Haus. Wir können nur eine Darmspiegelung machen, eine Magenspiegelung...« Dann kam ich in eine Röhre. Danach hieß es: »Darm und Kopf und so weiter alles ohne Befund. Jetzt muss eine Gewebeprobe entnommen werden, und das können wir hier nicht. Dazu müssen Sie in die Uniklinik.«

14 Tage hat diese erste Phase gedauert, und eigentlich wurde ich hauptsächlich herumgefahren, von Krankenhaus zu Krankenhaus. Für die verschiedenen Untersuchungen.

Ich habe wahrscheinlich nicht genug gefragt, weil ich in diese

Maschinerie geraten war: jeden Tag woanders hin... Und diese Ärzte, diese Radiologen, haben immer gesagt: »Hm. Also wir wissen nicht, was es ist... es muss abgeklärt werden.«

Sie wackelten mit dem Kopf hin und her, und ich kam in die nächste Maschine. Ich war mehr irritiert als alarmiert. Ich hatte die Sache nicht unter Kontrolle.

Eigentlich müsste man jemanden haben, der die richtigen Fragen für einen stellt. Ich hatte zwar viel Besuch, aber keiner ist auf die Idee gekommen, dass man sich vielleicht mal einschalten müsste. Alle dachten, ich hätte das im Griff. Und ich dachte das selbst auch. Aber als Laie, erst recht als Betroffener, ist man nicht fähig, für sich selber zu sprechen, zu fragen, Entscheidungen zu treffen. Ich habe das alles über mich ergehen lassen, alles mitgemacht.

Der eine Punkt, an dem ich anfing, mich bedroht zu fühlen, kam nicht. Ich bin eher hineingeglitten. Noch mehr Ultraschall im nächsten Krankenhaus; dort wurden wieder diese Knubbel festgestellt. Die Ärzte meinten am Anfang nur, sie müssten ihren OP-Plan dahingehend ändern, dass sie mich beide – also sowohl der Urologe als auch der Bauchchirurg – gemeinsam operieren.

Sonntags war ich noch zu Hause, und montags bin ich mit all meinen Unterlagen vom A-Krankenhaus rein. Schon am Dienstag fielen die bösen Worte: Krebs und Metastasen. Ich war geschockt, habe aber sofort laut gesagt: »Das kann nicht sein, dass ich das habe, weil ich mich sehr gut fühle. Es ist ja auch noch nicht abgeklärt, deswegen werde ich ja aufgeschnitten. Ich glaube das einfach nicht.« Den Herd konnten sie nicht feststellen, aber sowohl der Urologe als auch der Bauchchirurg erklärten: »Es sind eindeutig Metastasen.«

Am Dienstagabend wurde ich auf die OP vorbereitet, die schon Mittwoch stattfinden sollte. Jetzt wurde es ganz massiv. Da kam der reizende Bauchchirurg zu mir: »Wenn wir den Magen wegnehmen, dann formen wir einen neuen aus einer Darmschlinge.« –

»Wieso den Magen wegnehmen?« Sie stotterten herum, bei Metastasen und einer so großen Geschwulst müsste man halt den Magen entfernen, wäre aber nicht schlimm, wird mit einer Darmschlinge rekonstruiert. Hat er mir dann aufgemalt. Ich saß da, völlig erstarrt.

In fünf Minuten lief das ab. Ich habe immer nur gesagt, ich habe das nicht, ich fühle mich gut, das kann nicht sein. Aber er hat das als Zweckoptimismus ausgelegt, sich verabschiedet und mir vorher noch kurz erklärt, wie die OP laufen wird. Dass nämlich der … Urologe vorne öffnen und die Niere entfernen wird. Und dann käme er hinzu und würde die Geschwulste an der Bauchspeicheldrüse entfernen und dann zunähen. Und danach käme ich auf Intensiv, und da ich keine Angehörigen habe, sollte ich noch sagen, wer mich dort besuchen darf. Es war unfassbar!

Er hat nicht gesagt: »Wir wollen eine zweite Meinung einholen, wir denken auch über Alternativen nach …« Nicht mal: »Frau D., es könnte Krebs sein, wir wissen es nicht. Deswegen schneiden wir Sie ja auf. Und erst der Pathologe kann endgültig sagen, ob es gut- oder bösartig ist.« Das hat er in keiner Sekunde gesagt. Sondern: Je mehr ich der Diagnose widersprach, umso derber wurde er und umso direkter …

Im Hinterkopf dachte ich die ganze Zeit, die sind alle verrückt. Am Tag der OP wurde die Lunge geröntgt; ich hatte einen Zettel in der Hand für die Röntgenassistentin, stehe im Aufzug und gucke mir so verträumt diesen Zettel an und lese dann … Nierenkarzinom. Hinterher hab ich diesen Arzt, der das ausgestellt hatte – ein junger Assistenzarzt –, zur Rede gestellt: »Andere Leute stürzen sich, wenn sie so etwas lesen, aus dem Fenster, und wie können Sie es wagen, so etwas zu schreiben, wenn die Diagnose nicht bekannt ist?« – »Ich kann ja nicht so einen Roman draufschreiben …« – »Wie wäre es denn mit einem Fragezeichen?«

Also ich dachte öfter, in dieser Klinik sind alle verrückt. Und als ich dann für die OP fertig gemacht wurde, kam wieder ein Arzt –

ich weiß schon gar nicht mehr, wer – und faselte irgendwas: »Wir haben auch was an der Lunge gesehen.« Aber da hatte ich schon diese ... Beruhigungstablette intus.

Ich hatte keine Angst, eher Wut! Weil ich dachte, so kann man nicht mit jemandem umgehen. Ich meine, das ist doch das Einfachste von der Welt. Man macht mir keine Hoffnung, sondern man sagt: »Wir können nicht sagen, was Sie haben.« Warum hat man mir alles so krass ins Gesicht gesagt? Es tut mir heute noch leid, dass ich die Ärzte nicht irgendwann zur Rede gestellt habe.

Dann hat der Anästhesist – der sehr, sehr nett war – mir noch so eine Rückengeschichte gemacht. Ein Schlauch irgendwie hinten, mit einer Maschine verbunden, wie ein Werkzeugkasten, und die gibt kontinuierlich Schmerzmittel ab. Wenn sie leer ist, dann trötet es, tolle Sache, das hat der Arzt sehr schön gemacht. Ja, und dann bin ich eingeschlafen.

Warum ich keinen Widerstand geleistet habe? Sie haben mich so verrückt gemacht, dass ich selber auch wissen wollte, was es ist. Ob gut- oder bösartig. Die haben mich so krank, so verrückt gemacht, dass ich es einfach wissen wollte.

Nach der OP war der Anästhesist bei mir und hat gesagt: »Es ist alles in Ordnung. Es war nichts, es waren nur Fettgeschwulste.« Dann hab ich gesagt: »Hab ich ja gleich gewusst, klar.« Und dann bin ich wieder eingepennt. Und nun habe ich eine Riesennarbe am Bauch.

Hinterher habe ich den Assistenzarzt gefragt, wie die OP verlaufen ist. Es war in der Tat so, dass der Urologe aufgeschnitten hat, aber da ihm dieses Ding an der Bauchspeicheldrüse so ins Auge gehüpft ist, machte er sich schon mal drüber her. Hat eine Probe entnommen, zum Pathologen geschickt. Gutartig! Da hat er wahrscheinlich schon schlechte Laune bekommen, hat sich dann an die Niere gemacht, und die war dann auch noch gutartig, und dann ist der Bauchchirurg vorbeigekommen: »Wenn ihr mich braucht, ich bin da.« Aber leider hat der Urologe zugenäht, und ein Urologe macht ja normalerweise Nieren-OPs von hinten und ist gar keinen Bauchschnitt gewöhnt. Und so hat er nicht schön genäht, meine Narbe ist wirklich nicht gelungen.

Keiner der Ärzte hat in irgendeiner Form die Diagnosefehler bedauert, erklärt, angesprochen. Und ich habe sie, dummerweise, auch nicht drauf angesprochen, weil die OP so schwer war und ich tagelang nur noch geschlafen habe. Es tut mir heute noch leid, dass ich sie nicht zur Rede gestellt habe. Aber in einem Krankenhaus gelten andere Gesetze. Ich hätte wirklich jemanden gebraucht. Im Krankenhaus braucht man jemanden, der für einen spricht. Einen Mentor, einen Moderator, einen Mediator – ich weiß es nicht. Aber man kann keinen Menschen dieser Ärzteschaft überlassen. Das ist mein Fazit.

Ob irgendjemand überhaupt in der Lage ist, Distanz zur Situation zu entwickeln? Ich behaupte, aus vollstem, tiefstem Herzen: Nein! Man braucht einen anderen. Da könnte man glatt einen Beruf draus machen. Wirklich! Jemand, der mit den Ärzten spricht, und zwar eine Person, die dem Patienten zugewandt ist und nicht den Ärzten. Ich stehe inzwischen jedem meiner Freunde bei, der in die Klinik muss, oder auch nur zu einem wichtigen Arztbesuch. Ich bin nicht der Typ, der sich einem Verein anschließt oder ein Ehrenamt übernimmt, aber ich will etwas tun für Patienten, die wenig Anhang haben. Ich gehe einkaufen oder besorge etwas für Leute, die ich nur vom Hörensagen kenne und wahrscheinlich außerhalb des Krankenhauses kaum wiedertreffen werde. Wenn die Mutter eines Bekannten im Krankenhaus liegt und den Arzt nicht gut versteht, bin ich am nächsten Tag da und hole ihr die Informationen. Wenn ein Kollege in die Kurzzeitpflege muss, lese ich im Internet alles dazu und erkläre, warum er nicht das gesamte Kontingent von 28 Tagen in Anspruch nehmen soll, sondern vielleicht 14 Tage für die Zeit nach der zweiten Bestrahlungsrunde »aufbewahrt«. Ich mache mich halt schlau und kann dann die richtigen Fragen stellen. Aber ich wage nach wie vor zu bezweifeln, dass ich dieses kritische Auftreten hätte, wenn ich selbst die

Betroffene wäre, wenn ich Schmerzen hätte. Ich glaube, dass ich in solch einem Augenblick auch wieder klein und arm und ängstlich bin.

Die Geschichte vom erloschenen Leuchtturm

Zur Privatisierung des Universitätsklinikums Gießen-Marburg

Einer der heißesten Tage des spät erwachten Sommers 2012 neigt sich dem Ende zu. Für diejenigen, die an diesem Montag nicht im Urlaub sind, dürfte die Verlockung groß sein, den Abend mit Freunden und Familie draußen in der Nähe des kleinen Flusses zu verbringen, der sich wie eine kühle Ader durch die Stadt schlängelt und dessen Ufer dicht mit alten Laubbäumen bewachsen sind. Stattdessen strömen Scharen von Bürgern zu ungewöhnlicher Zeit in die gotische Elisabethkirche im Herzen Marburgs an der Lahn. Sie kommen zum Beten. Aber es ist kein gewöhnliches Gebet: Es ist eine Protestveranstaltung.

Angelehnt an die Montagsdemonstrationen in Leipzig treffen sich seit Monaten Menschen jeden Alters und aller Schichten und Szenen in dieser ältesten rein gotischen Kirche Deutschlands.

Marburg hat schon viele Demonstrationen gesehen. Stets war diese geschichtsträchtige Studentenstadt ein Zentrum politischer Meinungsäußerung. In den Siebzigern ging es um die Frauen- und Friedensbewegung, in den Achtzigern um Umweltschutz, Atomenergie, Pershing-II-Raketen, in den Neunzigern um den Irak- und später um den Afghanistankrieg. Aber jetzt ist es anders: Jetzt geht es um Marburg.

Doch was treibt die Menschen seit Monaten und zu Hunderten zu diesem Schritt? Gegen was muss man hier, in dieser beschaulichen, mittelalterlichen Stadt, in der sich Fachwerkhaus an Fachwerkhaus neigt, demonstrieren, für was sich solidarisieren? Der Star dieser Demonstrationen, der Held dieser Geschichte ist nicht zugegen. Es ist die Universitätsklinik, die sich auf den Lahnbergen gegenüber dem Marburger Schloss erhebt. Um sie wird gerungen, seit Jahren – seit sie zunächst mit der 30 Kilometer entfernten Uniklinik in Gießen fusioniert und dann 2006 vom Land Hessen an einen privaten Klinikkonzern verkauft und damit privatisiert wurde, als erstes und bislang einziges Universitätsklinikum in Deutschland. »Ein Leuchtturmprojekt«, schwärmte der damals verantwortliche Ministerpräsident Roland Koch. Die Menschen in der Elisabethkirche sehen den Leuchtturm längst erloschen.

Beim Eintritt in die Kirche umfängt die Besucher ein kühler Hauch. Die sandsteinernen Säulen wachsen 20 Meter in die Höhe und heben das gotische Deckengewölbe mit Leichtigkeit empor. Kein überflüssiger Schmuck stört die protestantische Nüchternheit. Durch die alten Fenster der Seitenschiffe und die neueren des Hauptschiffs fällt warmes, gelbes Licht.

Wo gerade an den Wochenenden reihenweise Plätze leer bleiben, sind nun alle Stühle, die die Kirchengemeinde zu bieten hat, dicht an dicht gestellt. Und sie sind besetzt. Die etwa 500 anwesenden Menschen sitzen nicht nur auf den Stühlen und Bänken, sondern auch auf den Steinabsätzen am Rande des Mittelschiffs, und die, die keinen Platz mehr ergattern konnten, stehen.

Die Forderung der Demonstranten ist schnell ausgemacht: Der Eingangsbereich und einige Säulen sind beklebt mit Plakaten, auf denen »Rückkauf jetzt« steht, »es reicht!«. Die Stimmung ist aufgewühlt, aber friedlich.

War die Situation ähnlich Ende der 80er Jahre in Leipzig? Warum wird gerade diese Tradition heraufbeschworen? Ist es legitim, sich an diese einzigartige revolutionäre Stimmung, die zum Ende der Teilung Deutschlands führte, anzulehnen, sie vergleichend zu gebrauchen?

Eine Parallele liegt auf der Hand: Es versammeln sich Menschen aus dem Volk, die eigentlich keine Macht haben. Sie stellen sich betend gegen die Politik, die sich über ihre Köpfe hinweg für den Verkauf ihrer Universitätsklinik entschieden hat. Sie demonstrieren friedlich und haben als Werkzeug hauptsächlich ihre große Präsenz und den Willen, diese durchzuhalten. Zum neunten Mal findet heute das Montagsgebet statt, und bisher war die Kirche stets bis auf den letzten Platz gefüllt.

Der Pfarrer der Gemeinde und der Dekan sprechen begrüßende Worte, dann werden die vorgestellt, die heute diskutieren sollen: der Marburger Oberbürgermeister Egon Vaupel, Klinikdirektor Matthias Rothmund, zwei Professoren und schließlich derjenige, auf den man in den vergangenen Wochen vergeblich gewartet hatte: Martin Menger. Das Vorstandsmitglied des Konzerns wurde zum 1. April vom privaten Krankenhausbetreiber Rhön als Geschäftsführer am Klinikum eingesetzt. Er soll sich erklären.

Zwei Söhne habe er, erklärt Menger, 52 sei er und um Verständnis und christliche Tradition bemüht. Das Wort des verstorbenen Bundespräsidenten Rau »versöhnen statt spalten« müsse auch hier gelten. Und um den Anwesenden den Wind aus den Segeln zu nehmen, benennt er die Vorwürfe an den Klinikkonzern gleich selbst: Der Mensch und der Patient stünden seit der Privatisierung nicht mehr im Mittelpunkt, stattdessen der Gewinn im Vordergrund, und die Versorgung habe sich verschlechtert. Hierzu kein Widerspruch aus dem Publikum.

Raunen gibt es erst, als Menger aus Denkschriften des ehemaligen EKD-Vorsitzenden Huber und seines aktuellen Amtsnachfolgers Schneider zitiert: »Man solle das Maß nicht aus dem Blick verlieren«, und »unternehmerisches Handeln sei durchaus positiv«, wenn es zu nachhaltigem und erfolgreichem Wirtschaften, gepaart mit sozialem Handeln, führe. »Nur mit Gewinn«, folgert Menger, sei eine Verbesserung der Leistung für Patienten auch am Universitätsklinikum zu erzielen. »Gewinn« ist das Wort, das er wieder und wieder benutzt. »Gewinn« ist das Wort, an dem sich alles aufheizt.

Mit auf dem Podium sitzt Professor Andreas Neubauer, ein schlanker, freundlicher Mann, Mitte 50, von überaus jugendlicher

Art. Seinem bescheidenen Auftreten lässt sich nicht entnehmen, dass er Direktor der Marburger Klinik für Hämatologie, Onkologie und Immunologie ist und vielfach preisgekrönt. Neubauer lächelt während der Rede des Geschäftsführers. Dessen Argumentation hat Neubauer schon oft gehört, aber im Gegensatz zu ihm kennt Neubauer das Klinikum schon sehr lange.

Der Klotz am Bein

Rückblick: In der Auffahrt vor den weißen, auf einige Hektar Berggrund verteilten Bauklötzen des Uniklinikums Marburg sammeln sich etwa zweihundert Weißkittel und halten Plakate in die Höhe. »Keine Privatisierung« ist darauf zu lesen, »Freiheit für Forschung und Lehre«, »kein Ausverkauf von Bildung«. Wir schreiben das Jahr 2005. Unter den Beschäftigten sorgen die Beschlüsse der CDU-Landesregierung Hessens unter Roland Koch, das Uniklinikum in Marburg mit jenem in Gießen zu fusionieren und anschließend zu verkaufen, für Aufruhr. Jetzt sollen auch die Medien wachgerüttelt werden.

Es ist die Hochphase der Privatisierungswelle. Landauf, landab werden öffentliche und kommunale Krankenhäuser an private Krankenhausketten verkauft. Helios[61], Rhön, Sana und Asklepios heißen die großen Player in Deutschland, und sie können gar nicht genug Krankenhäuser erwerben. Binnen weniger Jahre steigt ihr Marktanteil von 15 Prozent auf 25 Prozent und ihre Umsätze auf über fünf Milliarden Euro (2005). Ein Grund dafür ist, dass viele Krankenhäuser mit dem neu eingeführten Fallpauschalen-System Schwierigkeiten haben. Der Kostendruck ist enorm, und wo öffentliche Kliniken aufgrund eingerosteter Strukturen häufig Schwierigkeiten haben, ihr Abrechnungssystem umzustellen, haben private, zentral geführte Krankenhausketten schon das Muster in der Tasche. »Rationalisierung« heißt das Zauberwort. So lange, bis das Krankenhaus ökonomisch arbeitet, und noch darüber hinaus. Denn am Ende muss ein Gewinn her, um die Aktionäre zu erfreuen. Mit 10 bis 15 Prozent rechnet man bei den Klinikkonzernen, Krise hin oder her.

»Rationalisiert« wird in erster Linie beim Personal, denn viele andere Wege lässt das neue Fallpauschalen-System nicht zu. Danach bekommen die Kliniken von den Krankenkassen nicht mehr wie bisher Gelder pro Liegetag, sondern pro Diagnose und Fall, das heißt: Alles muss schneller gehen. Und billiger. Wäschereien, Putzdienste, manchmal auch die Küche werden in eigene Tochterunternehmen oder andere Betriebe ausgelagert, Wege innerhalb der Kliniken umstrukturiert, Abläufe beschleunigt. Auch in der Ärzteschaft und in der Pflege heißt es: so viel Personal wie gerade nötig. Der Patient soll möglichst schnell durch die Klinik geschleust werden, denn längere Aufenthalte werden von den Krankenkassen nicht mehr bezahlt. Viele Krankenhäuser trieb diese – im Kern durchaus sinnvolle – Umstrukturierung in eine wirtschaftliche Schieflage, und so schlug die Stunde der privaten Klinikkonzerne. Sie boten oftmals die einzige Alternative zur Schließung.

Richtete sich der Hunger der privaten Krankenhausketten in den ersten Jahren vor allem auf kleinere, kommunale Häuser, geraten seit 2005 zunehmend auch größere Kliniken in ihren Fokus. Höhepunkt bis dahin soll das »Leuchtturmprojekt« Marburg-Gießen werden, fusioniert wird es die drittgrößte Uniklinik in Deutschland sein.

Aber warum regt sich nun, im Sommer 2005, Protest? Nur weil ein Universitätsklinikum privatisiert werden soll? Was ist der Unterschied zu den vielen bereits privatisierten kommunalen Kliniken?

Unikliniken haben einige Besonderheiten. Sie sind groß, und sie sind Maximalversorger. Das heißt: Niedergelassene Ärzte und andere Kliniken überweisen schwierige Fälle an die meist hochspezialisierten Häuser, denn hier wird in der Regel alles behandelt. An Universitätskliniken bündelt sich Know-how. Aber die

Unikliniken müssen auch mit Gerätschaften und Personal für alle Notlagen, auch für die komplizierten medizinischen Fälle, ausgestattet sein und diese vorhalten – und das kostet Geld.

Darüber hinaus sind sie Zentren für Forschung und Lehre. Zukünftige Ärzte-Generationen werden direkt am Patienten geschult, und Studien für den Einsatz lebenswichtiger Medikamente werden hier durchgeführt, im Labor und am Patienten. Unikliniken ruhen also auf drei Säulen: Patientenversorgung, Forschung und Lehre. Diese Verbindung soll nach den 2004 gefassten Beschlüssen der in Hessen damals mit absoluter Mehrheit regierenden CDU aufgebrochen werden, denn das Land will zwar weiter über Forschung und Lehre wachen, die Patientenversorgung soll aber an den privaten Klinikbetreiber gehen.

Und dazu läuft im Sommer 2005 das Bieterverfahren, gerade zu der Zeit, als die Ärzte auf den Lahnbergen protestieren. Doch von dem Stand der Verhandlungen wissen die meisten Ärzte nichts. An der Klinik denken viele, ihre Proteste könnten die Koch-Regierung noch umstimmen.

Professor Neubauer denkt nicht so. Er weiß, dass die Würfel gefallen sind. Er geht auch nicht protestieren, denn er ist Pragmatiker. »Vielleicht wird es ja auch besser«, sagt er damals und ergänzt: »Ich glaube es zwar nicht, aber wer weiß?« Zu diesem Zeitpunkt ist der Neuroonkologe Neubauer bereits fünf Jahre an der Klinik. Schnell hat er sich den Ruf eines international anerkannten Leukämie-Spezialisten erworben. Auch für die Klinik ist er ein Glücksfall, denn er sammelt Jahr für Jahr Millionensummen für die Krebsforschung, veröffentlicht Studien, die auch in den USA große Anerkennung finden, arbeitet eng mit der Deutschen Krebs-Stiftung und der José-Carreras-Stiftung zusammen. Er ist beliebt bei den Kollegen, beliebt bei den Studenten und bei seinen Patienten, für die er den Feierabend oft endlos hinausschiebt, bis dieser sich mitunter in Luft auflöst.

Neubauer hat mitgewirkt an Forschungen, die Leben retten.

Das betrifft Krebsarten, an denen vor wenigen Jahren noch 90 Prozent der Patienten gestorben sind; »heute überleben 90 Prozent genau diesen Krebs«, sagt er leidenschaftlich. Man merkt, wie überzeugend der Arzt den Studenten die Bedeutung seiner Forschungen vermitteln kann, und man spürt, wie sehr er an seine Forschung glaubt. Vor allem darum macht er sich nun Sorgen. »Ob die Zeit dafür noch reichen wird?«, fragt er sich. Am meisten Bedenken hat er hinsichtlich der klinischen Studien, also jener, die direkt am Patienten erfolgen müssen. »Die großen Schritte bei der Krebsbekämpfung können wir nur mit den Patienten gemeinsam gehen«, sagt Neubauer. Er beobachtet schon jetzt, dass einige seiner Kollegen das Handtuch werfen. »Die wollen nicht abwarten, was passiert.« Unter einigen herrsche geradezu Katastrophenstimmung, besonders belastend sei die Unklarheit, wer nun kaufen und was nun kommen würde.

Zwar sollen die Bereiche »Lehre und Forschung« weiter in der Verantwortung des Landes stehen, aber sobald Patienten betroffen sind, hat in Zukunft der private Konzern Mitspracherecht, und Neubauer weiß nicht, wie unter der Rationalisierungsprämisse noch klinische Studien durchgeführt und Studenten am Patienten ausgebildet werden sollen.

Eine Notwendigkeit, das Klinikum zu verkaufen, sieht er im Übrigen ohnehin nicht. Und in der Tat: Die Uniklinik in Marburg hat die Einführung der Fallpauschalen gut verkraftet. Sie ist die einzige unter den 32 deutschen Universitätskliniken, die zu diesem Zeitpunkt schwarze Zahlen schreibt. Investitionen von mehreren hundert Millionen Euro sind in den letzten Jahren von Land und Bund geflossen und haben Marburg fit für die Zukunft gemacht. Warum also privatisieren? Warum gerade jetzt?

Der Grund dafür findet sich 30 Kilometer südlich, in Gießen. Fährt man über das weiträumige Gelände der dortigen Universitätsklinik, beschleicht den Betrachter schnell die romantische Anmutung eines Freilichtmuseums. Zahllose kleinere und größere

Gebäude aus allen möglichen Epochen der letzten Jahrhunderte bedecken den Klinikhügel wie eine kleine Spielzeugstadt. Guckt man genauer hin, hat die Nostalgie bald ein Ende. Von den Wänden blättert der Putz, Rollläden hängen traurig herunter, und Eisengitter rosten ungeschützt vor sich hin. Was sich draußen schon zeigt, findet drinnen seine Fortsetzung. An den Decken der Flure kleben braune Stockflecken, Linoleumböden sind aufgerissen, in den Operationssälen fallen die Fliesen von den Wänden. 200 Millionen Euro Investitionsstau haben sich angehäuft, 200 Millionen Euro, die die Koch-Regierung und ihre Vorgänger hier nicht investiert haben. Diese Summe ist das Hauptargument zur Rechtfertigung des Verkaufs. Sie wäre für das Land kaum aufzubringen, wird die Regierung nicht müde zu behaupten, bis heute. Zu bezahlen, so heißt es aus der Staatskanzlei, wäre mit Mühe gerade mal die Aufrechterhaltung der Krankenversorgung im laufenden Betrieb. Für Investitionen darüber hinaus bliebe kein Geld. Die aufgelaufene Summe belege überdies, dass zwei Unikliniken in unmittelbarer Nähe nicht tragfähig seien. In der Rückschau wirkt diese Argumentation reichlich unglaubwürdig, denn Koch selbst legte wenig später, im Jahr 2007, ein Investitionsprogramm für die hessischen Hochschulen in Höhe von drei Milliarden Euro auf, das leichthin die Investitionen in die Universitätskliniken als wichtige Ausbildungsstandorte mit hätte auffangen können.

Sehnsüchtig geht 2005 also der Blick der Gießener nach Marburg, wo man in den vergangenen Jahren mehrere hundert Millionen Euro an Landes- und Bundesmitteln eingestrichen hat. Da man hier, in der »Pavillonsiedlung von Schrottwert«, wie der Gießener Betriebsrat Klaus Hanschur seine Klinik damals nennt, seit Jahren unter der kurzen Landesleine leidet und immer wieder vergeblich auf dringend nötige Reparaturen und Neuanschaffungen hingewiesen hat, sieht man einer Fusion mit dem nahegelegenen und besser ausgestatteten Marburger Uniklinikum mit Zuversicht entgegen. Auch weil die Landesregierung dem unrentablen Klinikum, in das sie kaum noch investiert, offen mit Schließung droht. Und hört man sich auf dem Gelände um, glaubt selbst hier kaum einer daran, dass die Klinik unter den momentanen Voraussetzungen noch eine lange Lebenserwartung hat.

Die Meinungen, wie der Umschwung erreicht werden kann, gehen allerdings weit auseinander. Vor allem die Ärzteschaft bevorzugt eine Privatisierung ohne Marburg. Hintergrund ist der seit 400 Jahren währende Wettbewerb der beiden Standorte, in dem Marburg seit einigen Jahren die Nase vorn hat. In einer Privatisierung und den damit möglicherweise einhergehenden Investitionen sehen die Gießener Ärzte die Chance, die ehemalige Vormachtstellung in der Region zurückzuerobern.

Die meisten anderen Angestellten hätten lieber eine Fusion mit Marburg; ob man sich nun in die Arme des stärkeren Partners wirft oder nicht, scheint hier zweitrangig, Hauptsache, die Arbeitsplätze werden gesichert. Warum das fusionierte Klinikum gleich verkauft werden soll, erschließt sich ihnen nicht.

Unstrittig ist, dass bei einer Fusion auch ohne Privatisierung viel gespart werden könnte. Denn nicht alle Strukturen müssten an beiden Standorten vorgehalten werden, man könnte die Wäschereien, die Kantinen, manche Versorgungseinrichtungen zusammenlegen, in der Verwaltung sparen und Fakultäten enger verzahnen.

Die Landesregierung aber will den Klotz am Bein um jeden Preis loswerden. Allen voran Joachim-Felix Leonhard. Er ist einer der Architekten des Verkaufs. Der Staatssekretär sitzt damals im Ministerium für Wissenschaft und Kunst in Wiesbaden. Von dort betont er regelmäßig, für Investitionen jeglicher Art fehle das Geld. Man würde es mit viel Anstrengung gerade schaffen können, den Krankenhausbetrieb aufrechtzuerhalten, alles darüber hinaus sprenge die Kassen. Wie ein privater Krankenhausbetreiber es aber fertigbringen soll, endlos zu investieren und obendrein noch Gewinn abzuschöpfen, erklärt Leonhard nicht. Auch zu einem anderen Punkt möchte er damals lieber keine Auskunft

erteilen: Für die Kliniken könnten in Zukunft nicht nur die Fallpauschalen und die Gewinnerwartungen eines privaten Konzerns
zum Problem werden. Denn die Erfahrung zeigt, dass die Kran-
kenhauskonzerne für ihre Investitionen meist die Kliniken bezahlen lassen. Sie selbst investieren kaum, sondern lassen die Kliniken Kredite aufnehmen, deren Zins und Tilgung dann durch den
Krankenhausbetrieb wieder erwirtschaftet werden müssen.

Deutlich wird jedenfalls, dass Leonhard es dem Land und der
öffentlichen Trägerschaft nicht zutraut, die Kliniken zumindest
mit einer schwarzen Null zu führen. »Und wenn alles schiefgeht,
gibt es ja noch eine Rückfallklausel«, betont er. Danach ginge
das Klinikum – wenn gar nichts klappt und der private Betreiber
pleitegeht – automatisch wieder zurück ans Land. Kein Kommen-
tar dazu, was in einem solchen Fall mit den angehäuften Schulden
passieren würde.

Für den Bereich Forschung und Lehre erwartet er nicht nur
keine Beeinträchtigung, im Gegenteil könnten sie »durch die un-
ternehmerische Gestaltungsfreiheit erheblich gestärkt« werden,
so Leonhard.

Von unternehmerischer Gestaltungsfreiheit hält man 30 Kilometer nördlich in einem hellen Gründerzeitgebäude der Marburger Innenstadt nicht viel. Schmale Stufen winden sich in dem engen Treppenhaus empor. Ganz oben in einem kleinen, spartanisch
eingerichteten Büro mit Dachschräge und Gaubenfenster begrüßt
ein freundlicher Herr um die siebzig die Besucher, die es bis hier
hinauf geschafft haben. Viele sind es nicht, aber das muss auch
nicht sein, denn Aufgabe des hier ansässigen Fördervereins für
Herzchirurgie ist es, selbst auf die Leute zuzugehen. Der frühere
Landtagsabgeordnete Karl Schnabel ist sein Vorsitzender. Noch
in den 1990er Jahren war Marburg die einzige Universitätsklinik,
die keine Herzchirurgie-Station hatte. Der Förderverein war 1988
angetreten, um das zu ändern. Durch die von ihm gesammelten
Spendengelder konnte die Station 1995 eingeweiht werden. Seit-

dem werben der Verein und Karl Schnabel weiter für Gelder, und darin ist er mit seinen Gleichgesinnten sehr erfolgreich. »Schauen Sie mal«, sagt er lächelnd. Auf Fotos zeigt er Geräte aus der Intensivstation, einen Herz-Laser, einen Operationssaal. »Darin steckt unser Geld.« Nur ein paar Beispiele, wohin die Millionen geflossen sind, die der gemeinnützige Verein bisher für die Uniklinik gesammelt hat. »Die Forschung braucht unsere Unterstützung«, davon ist Schnabel überzeugt. Ein Großteil der Gelder ging aber in die Versorgung direkt am Patienten. Damit könnte demnächst allerdings Schluss sein.

In der vergangenen Woche hatte der Förderverein eine Krisensitzung. Der Beschluss, der hier gefasst worden ist, ist weitreichend. Im Falle einer Privatisierung wird man sich aus großen Teilen der Förderung zurückziehen, möglicherweise ganz die Arbeit einstellen. Denn für einen privaten Konzern wollen und können die Mitglieder laut Satzung kein Geld sammeln. »Wir haben die Medizin unterstützt, damit Menschen schneller und besser geheilt werden können. Aber einem Konzern wollen wir das Geld nicht in den Rachen werfen.« Das sagt Schnabel mit aller Bestimmtheit. Schnabels Hände sortieren die Fotos wieder chronologisch und legen sie beiseite. Wer weiß, ob jemals wieder jemand danach fragen wird.

In einem Glaspavillon nur etwa 50 Meter entfernt vom Büro des Fördervereins treffen sich seit einigen Wochen die Betriebsräte der beiden Krankenhäuser und diskutieren über die Aussichten der Kliniken unter einer privaten Führung. Dabei überwiegt die Skepsis, denn an einen Patientenansturm nach einer Privatisierung wollen sie nicht so recht glauben. Eher daran, dass Patienten noch schneller durchs Klinikum geschleust werden, als es unter den neuen Fallpauschalen ohnehin schon der Fall ist, besonders die schwierigeren Fälle. »Die Privaten wollen Gewinne machen, chronisch Kranke stören da das Betriebsergebnis«, ist der Gießener Betriebsratsvorsitzende Klaus Hanschur überzeugt.

Und warum ein privater Klinikkonzern, der nur für die Krankenversorgung zuständig sein wird, ein Interesse an Grundlagenforschung haben soll, ist ihm und seinem Marburger Kollegen schleierhaft. Er denkt, dass auf diesem Weg die Forschung und Lehre am Patienten, die ja weiter hoheitliche Aufgabe sein sollen, leiden könnten und Zeit und Arbeitskraft vor allem dem Unternehmen zugute kommen, das mit der Krankenversorgung Geld verdienen will. Für ihn also eine Subventionierung der Krankenversorgung durch Forschung und Lehre. Besonders sorgen sich die beiden allerdings um die Arbeitsplätze. »Aus anderen Privatisierungen ist ja bekannt, dass bei solchen Übernahmen reihenweise Stellen gestrichen werden.«

Streichen können aber auch andere. Denn während sich die Betriebsräte über die Zukunft sorgen, nimmt das Stellensparen schon munter seinen Lauf. Seit 2004, seit Bekanntwerden der Pläne Roland Kochs, sind in Marburg und Gießen bereits fast ein Zehntel der ursprünglich 10 500 Mitarbeiter eingespart worden. Die Braut wird aufgehübscht für die Hochzeit.

Geheiratet wird im Januar 2006. Kurz vorher wird verkündet, dass der in Bad Neustadt an der Saale ansässige Rhön-Konzern den Zuschlag der Landesregierung bekommen hat und für 112 Millionen Euro 95 Prozent der fusionierten Uniklinik Gießen-Marburg, kurz UKGM, erwerben wird. Das Land behält eine fünfprozentige Beteiligung. Die Bereiche Forschung und Lehre sollen davon unberührt und weiter hoheitliche Aufgabe bleiben. Wie groß der Drang der Landesregierung zu diesem Schritt ist, macht schon der Kaufpreis deutlich; denn allein der Wert der Immobilien in Marburg liegt um ein Vielfaches darüber, ganz abgesehen davon, dass in den vergangenen Jahren Bund und Land in dreistelliger Millionenhöhe in den Standort investiert haben.

Trotzdem ist Andreas Neubauer über die Entwicklung nicht unglücklich. In den vergangenen Wochen durfte er einigen Beteiligten beim Bieterverfahren immer mal über die Schulter gucken, bei der Frage nach seinen Quellen grinst er aber nur verschmitzt. »Jedenfalls hat der Betreiber den Zuschlag bekommen, der die größte Lust auf Lehre und Forschung signalisiert hat«, sagt er. Seine Hoffnung ist, dass nun wieder Ruhe einkehrt am Uniklinikum, Ruhe, die er für seine Arbeit in der Leukämieforschung dringend braucht. Von Rhön verspricht er sich die schnellsten und auch die größten Investitionen.

Und Rhön legt auch gleich los. In Gießen wird innerhalb kürzester Zeit ein Zentralgebäude errichtet, das sowohl innen als auch außen keinen Vergleich scheuen muss, und in Marburg macht man sich daran, das zweite Protonentherapiezentrum an einer Uniklinik in Deutschland zu bauen; die Kosten alleine dafür belaufen sich auf über 100 Millionen Euro. Die riesige Apparatur wird in der Krebstherapie eingesetzt, um Bestrahlungen schadhafter Krebszellen punktgenau durchzuführen und nicht, wie es bei anderen Bestrahlungsmethoden der Fall ist, das Gewebe vor, hinter und um den Tumorherd zu zerstören. Ein solches Zentrum gibt es in Deutschland bislang nur in München und an der Uniklinik Heidelberg. Dort werden vor allem Studien durchgeführt für einen möglichst genauen Einsatz der Apparatur zur Behandlung am Patienten. In Marburg soll die Protonentherapie von Beginn an gewinnbringend arbeiten und dazu beitragen, den Wissenschaftsstandort dauerhaft zu sichern. Roland Koch legt darauf besonders großen Wert. Seine Vision der Privatisierung besteht auch darin, ein »Zentrum der nationalen Exzellenz«[62] zu schaffen. Unter anderem deswegen war der Bau des Protonentherapiezentrums auch Bestandteil einer Zusatzvereinbarung beim Kauf durch Rhön.

Ein paar Jahre wurde es still um das Universitätsklinikum, bis 2009. Da macht sich plötzlich Widerstand breit. In einem Internetforum namens »Rhönwatch« häufen sich Klagen von Beschäftigten und Patienten über die Unikliniken. Zu wenig Zeit für die Patienten und Überforderung des Personals, steht dort zu lesen. Aber nur für kurze Zeit. Nach wenigen Wochen wird das Forum wieder geschlossen. Auf Druck der Klinikleitung heißt es. Ein Beweis dafür existiert allerdings nicht, und die Klinik bestreitet dies.

Fast zeitgleich formiert sich eine Gruppe niedergelassener Ärzte, die sich über die Situation am Klinikum beschweren. Aus den einzelnen Beschwerden wird bald organisierter Widerstand.

Unter der Initiative »Notruf 113« finden 2009 die ersten Treffen von Ärzten statt, die mit den Zuständen am Uniklinikum hadern. Jeder kennt Geschichten aus eigener Erfahrung und aus der seiner Patienten. Sie würden durchgeschleust, erzählen die Ärzte, im Klinikum gäbe es kaum noch Zeit, es wäre eine regelrechte Fabrik. Das Pflegepersonal wäre hoffnungslos überlastet, Zeit für die Patienten sei nicht vorgesehen, Diagnosen und Therapien würden zum Teil nicht nach medizinischen Gesichtspunkten gemacht, sondern nach Profitabilität. Kurz, die Ärzte wollen, wenn irgend möglich, Patienten nicht mehr in die Uniklinik überweisen oder nur noch in Fällen, in denen man nichts falsch machen könne. Starke Vorwürfe, deren inhaltliche Grundlage die Klinikleitung bestreitet. Bei der großen Anzahl von Behandlungen könnte niemand erwarten, dass in jedem Fall alles optimal läuft, heißt es von Rhön, »aber wir haben die mitgeteilten Fälle analysiert und können nicht nachvollziehen, dass dort eine Veränderung stattgefunden hat«. Aus den einzelnen Fällen lässt sich in der Tat eine Systemschwäche nur schwer belegen, da jeder einzelne Krankheitsfall auch einen individuellen Verlauf hat. Es handelt sich um unterschiedliche Erkrankungen der Patienten und naturgemäß auch um unterschiedliche Verläufe. Selbst wenn im Einzelfall eine Fehlbehandlung nachgewiesen wird, kann sich die Klinik also auch regelmäßig auf den jeweiligen Einzelfall berufen, der eben bedauerlich sei.

Einer der Fälle, die in dieser Zeit öffentlich werden, ist der der Familie Heckmann. Ilse Heckmann wird im Frühjahr 2009 wegen eines Schwächeanfalls in die Marburger Uniklinik eingeliefert. Das Gitter an dem Bett der alten Dame sei nicht hochgezogen worden und sie daraufhin aus dem Bett gefallen. Sieben Stunden hätten sie und ihr Mann dann auf die Röntgenuntersuchung warten müssen bis zur Diagnose: Oberschenkelhalsbruch. Tödlich könne das sein, sagt Ehemann Alfred Heckmann knapp. Auch danach hätten Pfleger und Schwestern kaum Zeit gehabt, sich angemessen um seine Frau zu kümmern, sagt Heckmann. »Die haben mir auch selbst gesagt, wir können das nicht machen, wir haben sie immer gefragt, meine Tochter und ich, können Sie denn nicht das und das machen, meine Frau muss zum Beispiel das Gebiss abends rausgenommen kriegen und so, ja, wer soll's denn machen, wir haben kein Personal, das ist zu wenig, das schaffen wir nicht, das hab' ich dauernd gehört.« Angesprochen auf diesen Fall, sagt die Geschäftsleitung der Klinik damals: »Wenn es passiert ist, ist das schlecht, und es mag durchaus sein, dass bei 85 000 stationär behandelten Patienten und 300 000 ambulant behandelten Patienten auch so etwas passiert.«

Für Ilse Heckmann ist jedenfalls nach dem Klinikaufenthalt die Treppe, die in ihrem Haus am Rande Marburgs hinauf ins Schlafzimmer führt, zum unüberwindlichen Hindernis geworden. Sie und ihr Mann übernachten nun auf Gartenliegen im Wintergarten. Den hat Alfred Heckmann vor Jahren an das Wohnzimmer angebaut für Abende, an denen es im Garten zu kühl ist. Nun liegen Bücher und Rätselhefte auf dem Gartentisch, und neben der Liege auf dem Boden stehen Medikamentenschachteln und eine Schnabeltasse. Für den Sommer mag das gehen, aber wo sie im Winter schlafen sollen, das wissen Ilse und Alfred Heckmann bislang nicht. Nur ein bedauerlicher Einzelfall oder ein Zeichen für die Überforderung des Personals an dieser Klinik, wie die niedergelassenen Ärzte glauben?

Einer der Ärzte, die regelmäßig zu den Treffen von »Notruf 113« kommen, ist Dr. Hendrik Eckert. An Wochenenden arbeitet der niedergelassene Allgemeinmediziner oft in einem kleinen grauen Bungalow aus den 70er Jahren am Fuße der Lahnberge. Ein großes Hinweisschild soll die Patienten in die dortige ambulante Notfallstation lenken. Vor allem am Wochenende teilen sich niedergelassene Ärzte die Schichten hier und sind Anlaufstelle für alles, was plötzlich auftritt. Der knapp über 60-jährige Eckert bekommt Vieles zu sehen. Brüche, Schnitte, Infektionen, aber nichts davon schreckt ihn mehr. Hendrik Eckert ist ein ruhiger Mann, er tut, was nötig ist, und lässt sich nicht hetzen, auch wenn das Wartezimmer voll ist, wie meistens. Eine Sprechstundenhilfe gibt es nicht. Der Reihe nach ruft der grauhaarige Arzt seine Patienten in einen quadratischen weißen Raum, der mit allem ausgestattet ist, was der spontanen Diagnosefindung dient. Die meisten Patienten kann er direkt hier behandeln, nur die schweren Fälle und die, bei denen eine genauere Untersuchung zur Diagnosefindung nötig ist, muss er gleich zur stationären Untersuchung weiterschicken, meist in die nur ein paar Kilometer entfernte Uniklinik. Aber genau hier läge das Problem, sagt er, denn seit der Privatisierung würden die Patienten immer häufiger aus der Klinik entlassen, ohne dass die Erkrankung festgestellt worden sei. »Damit ist der Grund, warum Patienten in die Klinik überwiesen werden, ad absurdum geführt, denn jetzt müssen die niedergelassenen Ärzte versuchen, trotz dieses Defizits, dieses Mangels herauszubekommen, was der Patient hat.«

Kann das stimmen? Geschäftsführer Werner Seeger wiegelt ab und zitiert wieder die Zahlen: »Dazu möchte ich sagen, dass dieses nach unseren Untersuchungen nicht nachvollziehbar ist.

Zunächst mal, bei mehr als 85 000 stationären Patienten und mehr als 300 000 ambulanten Patienten wird niemand, niemand die Erwartung äußern, dass alles in jedem Fall optimal läuft. Das wäre unrealistisch.«

Im Verweis auf die Behandlungszahlen liegt ein Schlüssel, um die Situation zu erklären; denn eben diese Zahlen sind in Marburg und Gießen seit der Privatisierung deutlich gestiegen; laut Auskunft der Klinikleitung um 4500 allein im Jahr 2008 auf insgesamt 85 000. Aber sind auch die Planstellen mitgewachsen? Oder verteilte sich immer mehr Arbeit auf dieselbe Anzahl Beschäftigter?

In einem Nebengebäude der Uniklinik Marburg, hinter einigen Bauwagen und Containern, liegt das Büro von Betriebsrätin Bettina Böttcher. Die kleine, gemütlich wirkende Frau macht keinen Hehl daraus, dass sie zufällig in ihre Position gekommen ist, gerissen hat sie sich nicht darum; »aber einer musste es ja machen«, sagt sie. Über 15 Jahre hatte sie in der Wäscherei der Klinik gearbeitet, bevor sie als Personalrätin im Jahre 2002 freigestellt wurde. Seit 2006 ist sie Betriebsratsvorsitzende und sitzt heute regelmäßig mit Vertretern der Klinikleitung an einem Tisch, verhandelt über Arbeitsplätze, Arbeitszeiten, über Löhne, Freiräume und vieles mehr. Nur eines kennt die Betriebsratsvorsitzende seltsamerweise nicht: die genauen Beschäftigungszahlen an der Klinik. Denn die will ihr die Klinikleitung nicht geben. »Ein bisschen wie Blindflug«, erklärt Bettina Böttcher. »Wir müssen uns mühsam durch die Stellenpläne der einzelnen Stationen arbeiten, um uns einen Überblick zu verschaffen.« Und dabei wurde Bettina Böttcher fündig: »Es wurden Stellen abgebaut nach einem Rasenmäherprinzip«, sagt sie. »Und faktisch hat es die Pflege besonders getroffen, viele Fristverträge sind nicht verlängert worden.«

Anfangs war es schwer für sie, bei den Verhandlungen sprachlich und taktisch mit der Klinikleitung mitzuhalten, kompensiert hat sie das dann durch ihre Zähigkeit. Denn gerade in den letzten Jahren hat Bettina Böttcher ihr Kämpferherz entdeckt. Freizeit kennt die Mutter von Zwillingen seitdem kaum noch. Es sind stürmische Zeiten für die Betriebsrätin. Hunderte Überlastungsanzeigen sind in den zurückliegenden Monaten des Jahres 2009 bei ihr eingegangen, von Pflegekräften und Servicepersonal, das mit der Arbeit nicht mehr zurecht kommt oder zu großen Druck verspürt. »Besonders berührt hat mich nach der Privatisierung, dass die Kolleginnen und Kollegen zu mir kommen, besonders eine Kollegin aus der Pflege, die geweint hat, weil sie völlig ausgebrannt ist.«

Stellenabbau im großen Stil? Bei Rhön hält man sich dazu bedeckt, Beschäftigtenzahlen gibt die Geschäftsleitung von Rhön nicht heraus. Aber man räumt ein, dass über hundert befristete Stellen von Ärzten und Pflegern derzeit nicht besetzt sind. »In einer Anfangsphase, einer schwierigen Situation, in der ein Klinikum neu zusammengeführt, in der ein Defizit ausgeglichen werden muss, in der man überhaupt die Zukunftsplanung erst gestalten muss, ist man in der Besetzung befristeter Stellen zurückhaltend. Ich denke, das ist sehr gut nachvollziehbar«, sagt Werner Seeger, damals darauf angesprochen. Heißt das, es wurden Stellen abgebaut, um ein Defizit auszugleichen? »In einer Situation, in der ein Defizit ausgeglichen werden muss, muss man sich reorganisieren, und dazu gehört natürlich auch die Gestaltung des Stellenplans«, führt Seeger aus, »es geschah in der Pflege sowie in anderen Bereichen auch, dass wir Benchmark-Situationen geschaffen haben.«

Benchmark-Situationen heißt, dass man Kriterien schafft, unter denen Kliniken miteinander verglichen werden können. Marburg-Gießen wurde in diesem Fall mit anderen, kleineren Rhön-Kliniken verglichen und an ihnen gemessen, und daraus wurden Zielvorgaben für Stellenbesetzungen entwickelt. Aber sind Fallzahlen an Universitätskliniken und Fallzahlen anderer Kliniken miteinander vergleichbar? Nein, das belegt eine Studie des Rheinisch-Westfälischen Instituts für Wirtschaftsforschung von 2009[63], die auf Zahlen des Statistischen Bundesamtes beruht. Sie hat ergeben, dass an Universitätskliniken Vollzeitkräfte weniger als die Hälfte der Fälle versorgen können, als dies in anderen privaten oder kommunalen Kliniken der Fall ist. Hintergrund ist die besondere Situation an Universitätskliniken. Denn zum einen findet in ihnen eben auch Forschung statt, und Medizinstudenten lernen, was sie später für ihren Beruf als Ärzte brauchen. Zum anderen werden in Universitätskliniken, im Vergleich zu anderen Krankenhäusern, sehr viele schwierigere Krankheitsfälle behandelt.

Eines hat Rhön jedoch innerhalb kürzester Zeit erreicht: Das UKGM wurde in die Gewinnzone geführt. Innerhalb von drei Jahren wurden aus acht Millionen Euro Verlust vor der Privatisierung, vor allem durch das Minus am Klinikum Gießen, zwei Millionen Gewinn. Tendenz steigend.

Wird dieser Gewinn auf dem Rücken des Pflegepersonals erzielt, wie Kritiker behaupten? Dient der zumindest gefühlte Stellenabbau also der Realisierung von Konzerngewinnen, oder dient er Rationalisierungsmaßnahmen, wie sie in allen großen Kliniken umgesetzt werden müssen, die unter dem Fallpauschalensystem um ihr Überleben kämpfen? Berührt der Stellenabbau empfindlich die Patientenversorgung, oder geht es nur um weniger wichtige Bereiche und überflüssige Kapazitäten?

Die Aussteiger

In seinem etwa zweitausend Quadratmeter großen Garten flaniert Karl-Heinz Prisille und wirft einen kritisch prüfenden, aber durchaus wohlwollenden Blick auf die Rosenbeete. Blumen und Nutzgarten sind durch angelegte Wege ordentlich voneinander getrennt. Schnell wird klar, hier verbirgt sich unendlich viel Arbeit. Arbeit und Muße, das lassen die an den verschiedenen Ecken des Gartens aufgestellten Holzbänke erahnen. Karl-Heinz Prisille hat viel Zeit, seit er nicht mehr als Stationsleiter auf einer Intensivstation in der Marburger Uniklinik arbeitet. Dreißig Jahre lang war das sein Leben. Vor zwei Monaten ging er in Rente. Auch deswegen ist er einer der wenigen, die sich zu dieser Zeit, im Hochsommer 2009, offen trauen, über die Situation in »seiner Klinik«, wie er sagt, zu sprechen. Für ihn gab es zwei Zeitrechnungen in der Uniklinik: eine vor und eine nach der Privatisierung. Etwa zehn Prozent der Stellen seien nach der Privatisierung auf seiner Intensivstation weggefallen, berichtet er. »Es wurde einfach rigoros gestrichen, und wir mussten halt sehen, wie wir uns jetzt organisieren, um das ganze Pensum noch zu erledigen.« Für diejenigen, die die Dienstplangestaltung machen, wie er, habe das bedeutet, mit weniger Leuten pro Schicht zu arbeiten. »Das heißt, es kommt zu 'ner Arbeitsverdichtung, die so und in der Form, wie sie früher abgearbeitet wurde, gar nicht mehr zu bewältigen war.« Die Klinikleitung hält dagegen und beteuert, einen solchen Stellenabbau habe es nicht gegeben. Zahlen, die den Personalstand belegen könnten, will sie allerdings nicht vorlegen.

Karl-Heinz Prisille hat seine Arbeit geliebt. Früher hätte er sich gar nicht vorstellen können, wie das wäre, eines Tages ohne Arbeit. Aber in den letzten Jahren hat er sich danach gesehnt. Nicht wegen des Alters, denn das sieht man Prisille nicht an. Er wirkt bestenfalls wie Mitte fünfzig. Und er sei immer voller Schaffenskraft gewesen, betont er. Aber der Beruf, den er am Ende gemacht habe, sei einfach nicht mehr der gewesen, den er vorher besten Gewissens hatte ausüben können.

Aus noch weiterer Ferne betrachtet im Jahre 2009 Helmut Bertalanffy die Szenerie im fusionierten UKGM. Über zehn Jahre war er Chefarzt an der Marburger Uniklinik, vor und auch noch nach der Privatisierung. Sein Fachgebiet: Neurochirurgie. 2007 ging er zum Operieren, Forschen und Lehren in die Schweiz. Sein neuer Arbeitsplatz wurde die Uniklinik Zürich, die hoch über der Stadt und dem See thront. Geradezu paradiesisch seien die Bedingungen hier, sagt Bertalanffy. »Was wir brauchen, bekommen wir, und das ist: vor allem Zeit.« Trotzdem wollte er ursprünglich gar nicht weg aus Marburg. Aber dann, »eineinhalb Jahre nach der Privatisierung musste ich erkennen, dass ich die Pflichten als Chefarzt und Direktor einer Universitätsklinik nicht mehr so erfüllen konnte, wie es einer Uniklinik angemessen ist. Die neue Klinikleitung ist dazu übergegangen, Stellenkürzungen vorzunehmen, die zum Beispiel meine Klinik dermaßen empfindlich getroffen hätten, dass weder die Qualität der Krankenversorgung noch die Qualität von Lehre und Forschung gestimmt hätte. Eine Situation, mit der ich so nicht weiter leben wollte und konnte«.

Bertalanffy sieht in der Privatisierung den Grund für die Arbeitsverdichtung. Dazu kommt aber auch eine politische Weichenstellung, die die Schweiz damals noch nicht mitgemacht hat; denn zu diesem Zeitpunkt gibt es in der Schweiz noch kein Fallpauschalen-System, das ist dort erst 2012 eingeführt worden. Damals stehen die dortigen Kliniken also unter sehr viel geringerem Kostendruck als ihre deutschen Pendants.

Ein Kostendruck, der sich auf die großen Häuser und Unikliniken, die sich nicht auf bestimmte, einträglichere Behandlungsmethoden spezialisieren können, besonders auswirkt. Kleinere Kliniken können untereinander Kooperationen abschließen, die es erlauben, nicht mehr alle Fachbereiche vorhalten zu müssen. In der Spezialisierung liegt enormes Einsparpotenzial, und es hilft mitunter auch den Patienten. Denn wo Ärzte regelmäßig mit ähnlichen Krankheitsbildern zu tun haben und der Durchlauf der Patienten größer ist, wird auch besser behandelt. Wenn eine Klinik also eine große Zahl bestimmter Behandlungen vornimmt, ist in der Regel der Behandlungserfolg besser. Das zeigt beispielsweise eine Studie der Johns-Hopkins-Universität[64]. Danach ist in Krankenhäusern mit weniger als sechs Herztransplantationen im Jahr das Mortalitätsrisiko bei Risikopatienten um 67 Prozent höher als in Zentren mit einem hohen Eingriffsvolumen von mehr als 15 Operationen jährlich. Eine andere US-Studie unterstreicht das.

Danach ist das Sterblichkeitsrisiko in großen Zentren mit hohen Fallzahlen bei Herzinfarkt um 11 Prozent, bei Herzschwäche um 9 Prozent und bei einer Lungenentzündung um 5 Prozent geringer als in kleinen Häusern[65]. Wo häufiger operiert wird, ist die Wahrscheinlichkeit, dabei zu sterben, also geringer.

Maximalversorger wie das UKGM haben aber naturgemäß schon einen großen Patientendurchlauf. Die Möglichkeiten, ganze Abteilungen zusammenzulegen, sind sehr begrenzt. Zwar kann man zwischen Gießen und Marburg enger kooperieren, darüber hinaus muss aber auch das ganze Spektrum medizinischer Abteilungen vorgehalten werden, um die umfassende universitäre Ausbildung der Medizinstudenten zu gewährleisten.

Die letzten Auswege

Auch in den folgenden Jahren sammeln die niedergelassenen Ärzte von »Notruf 113« Fälle von unangemessener Behandlung oder Fehlversorgung, kämpft Bettina Böttcher den Kampf mit der Geschäftsführung, gießt Karl-Heinz Prisille seine Blumen, behandelt Hendrik Eckert Fleischwunden am Fließband und treibt der Chefarzt der Neuroonkologie, Andreas Neubauer, Forschungsgelder ein.

Es ist das unwirtliche Frühjahr 2012. Was für ein seltsames Wesen der heute 53-jährige Neubauer ist, darüber muss er oft selbst schmunzeln. »Durch mich geht eine Linie«, sagt er. »Ich bin zu 40 Prozent Forscher und gehöre dem Land und zu 60 Prozent Krankenversorger und werde von Rhön bezahlt.« Besonders absurd wird es aber in den neuen Räumlichkeiten, in denen er forscht, denn die gehören nach wie vor dem Land und der José-Carreras-Stiftung zusammen. 2009 wurden sie eröffnet. Wären sie auch an Rhön verkauft worden, hätte die José-Carreras-Stiftung sich aus der Finanzierung der Forschung zurückgezogen, und Neubauer wäre mit einem Schlag vom Spitzenmediziner mit exzellentem Ruf als weltweit anerkannter Krebsforscher zum einfachen Arzt degradiert worden. Doch so weit ist es nicht gekommen. »Allerdings«, sagt Neubauer, »findet hier auch Patientenversorgung statt. Natürlich liegen hier Menschen auf der Station, denen täglich geholfen wird.« Deswegen hat Rhön ebenso viel Geld zur Spezialstation beigetragen wie die Stiftung, rund 1,67 Millionen Euro. Die restlichen 400 000 Euro steuerte der Fachbereich Medizin der Universität bei. »Nun sagen Sie mir mal, wie man das voneinander trennen soll?«, fragt er eindringlich. Aber getrennt werden muss, das sieht die Vereinbarung zwischen Land und Rhön-Klinik vor. Also sitzt Neubauer in endlosen Konferenzen und dividiert auseinander, welche seiner Mitarbeiter wie viel Zeit am Patienten und wie viel in der Forschung verbracht haben. Von Rationalisierung in den Abläufen merkt Neubauer nicht viel, denn die Konferenzen, telefonisch oder persönlich, nehmen kein Ende. »Am schlimmsten ist das Misstrauen. Immer wieder muss ich erklären, warum die Stromkosten so hoch waren, warum man schon wieder so viel Verbandsmaterial gebraucht hat, warum wir so oder so vorgehen.« Seit Jahren beobachtet er, wie die Forschungsarbeit sich in die Nacht verschiebt. Zwei Stunden sind es für ihn im Schnitt, und vor allem das bringt den früher eher abwartenden Chefarzt auf die Barrikaden.

Dabei macht Neubauer der Klinikleitung keine großen Vorwürfe. Seine Hauptkritik richtet sich an die Landesregierung. »Dass ein privater Klinikkonzern Gewinn machen will, ist doch klar. Aber die Landesregierung muss endlich einsehen, dass das mit einem Universitätsklinikum nicht vereinbar ist. Das Projekt ist schlicht gescheitert.«

Ein bisschen wehmütig blickt Neubauer zurück auf das Jahr 2009. Als er merkte, wohin die Reise an seiner Klinik geht, bewarb er sich an anderen Unikliniken. Doch dann erkrankte seine Frau schwer an Krebs. Natürlich wusste der Onkologe, was passieren würde und dass ihnen nicht mehr viel Zeit blieb. Den Ruf, den er von einer anderen Uniklinik bekommen hatte, schlug er aus.

»Meine letzte Chance wegzukommen«, sagt er heute. Seine Frau starb nur drei Monate nach der Diagnose.

Danach hat Neubauer versucht, sich mit den Gegebenheiten an der Klinik zu arrangieren. Vor allem aus Verantwortung für seine Forschungsarbeit und die davon abhängigen Patienten.

Aber das Einwerben von Stiftungsgeldern, vor allem der Deutschen Krebsstiftung, wird unter einer privaten Flagge immer schwerer. Wolfgang Neubauer hatte die Landesregierung schon vor der Privatisierung auf die Stiftungsproblematik aufmerksam gemacht und wiederholt das Gespräch gesucht. Vergebens. Eine Antwort hat er nie erhalten. Seine Befürchtungen sieht er nun bestätigt. Seit diesem Jahr hält Neubauer das Maß für voll. »Schauen Sie sich doch mal an, was aus dem Protonentherapiezentrum geworden ist!«

Das Protonentherapiezentrum, mit dem eine besonders gewebeschonende Strahlentherapie gewährleistet werden könnte, ist in Marburg gebaut worden, ganz wie es der Vertrag zwischen Rhön und dem Land Hessen vorsah. Über 100 Millionen Euro hat der Rhön-Konzern dafür ausgegeben. Wer aber glaubt, dass nun dort Patienten mit der neuen Methode therapiert werden, der irrt.

Denn als das Zentrum fertiggestellt war, stellte man fest, dass es im laufenden Betrieb so viel Strom verbraucht wie eine Kleinstadt. Bald wurde klar, dass etwa 2000 Patienten pro Jahr nötig wären, um es wirtschaftlich zu betreiben. Aber weil die präzise Einstellung des Strahls so schwierig zu gewährleisten ist und es eines gewaltigen Aufgebots an Personal bedürfte, um die Anlage genau zu steuern, zeigte sich, dass man nur etwa die Hälfte der Patienten würde behandeln können. Die Folge: Das Zentrum müsste defizitär arbeiten.

Weil es dem Konzern gebotener scheint, den Koloss unter diesen Umständen gar nicht erst einzusetzen anstatt ihn mit Verlust zu betreiben, entscheidet man sich, die Anlage an die Herstellerfirma Siemens zurückzugeben, ungeachtet dessen, dass sie möglicherweise vielen Menschen das Leben retten könnte. Diese Entscheidung dürfte allerdings noch ein Nachspiel haben, denn vertraglich hatte sich Rhön bei der Übernahme der Kliniken nicht nur verpflichtet, das Protonentherapiezentrum zu bauen, sondern es auch zu betreiben. Bleibt es bei der Rückgabe, droht das Land damit, die veranschlagten 107 Millionen Euro als Teil des Kaufpreises von Rhön zurückzufordern.

Und wie sieht es mit den Träumen von Roland Koch aus? Er selbst hat im Jahre 2010 der Politik Ade gesagt und etwa ein halbes Jahr danach zuerst einen Vorstandsposten und dann den Vorstandsvorsitz beim Bauriesen Bilfinger & Berger angenommen. Und das durchaus erfolgreich. In 2012 kann Bilfinger & Berger seinem Vorstandsvorsitzenden Koch Gehalt und Bonuszahlungen in Höhe von etwa zwei Millionen Euro überweisen.

Haben er und sein Nachfolger Volker Bouffier mit der Privatisierung das Zeitalter der Spitzenforschung in Hessen eingeläutet und, wie Koch 2004 im Hinblick auf den Klinikverkauf sagte, »dauerhaft wissenschaftliche Schwerpunkte«[66] gesetzt, deshalb mit dem Verkauf ein »Leuchtturmprojekt in der mittelhessischen Region«[67] geschaffen?

Der Wissenschaftsrat hat zwar jüngst der Entwicklung der Forschung am UKGM ein günstiges Zeugnis ausgestellt. Ob das aber auch für die Zukunft gilt, wird sich erst in einigen Jahren zeigen. Erst dann wirken sich die heutigen Umstände an der Klinik aus. Viele namhafte Forscher am Klinikum bezweifeln, ob sie sich unter den heutigen Bedingungen in Zahl, Umfang und wissenschaftlicher Bedeutung halten lassen werden. Denn das Einwerben von Geldern kostet Zeit. Und diese Zeit fehlt am Ende wieder in der Forschung.

Hinzu kommt der steigende Druck, mehr Zeit in die Patientenversorgung zu investieren. Denn allem voran hat der Rhön-Konzern es geschafft, nicht nur den Anteil der schwereren und besser vergüteten Behandlungen, sondern auch insgesamt die Patientenzahlen am Universitätsklinikum enorm zu steigern, zwischen 2005 und 2011 eigenen Angaben zufolge um sage und schreibe 12,4 Prozent. Zuwachsraten, von denen andere Kliniken nur träumen können. Aber diese Patienten wollen natürlich auch versorgt werden. Mit der Steigerung geht also eine extreme Arbeitsverdichtung einher, die alle Bereiche der Patientenversorgung betrifft. Die Kliniken sind somit für den Konzern trotz der Investitionen zum Gewinngaranten geworden. In 2011 betrug der Gewinn 18 Millionen Euro. Und das trotz der 367 Millionen Euro, die Rhön seit 2006 vertragsgemäß in die Unikliniken investiert hat. Eigentlich also eine Erfolgsgeschichte. Trotzdem kochen seit Anfang 2012 die Wogen so hoch wie nie seit der Übernahme durch den Klinikkonzern, und es folgt ein wahrer Ringkampf um das privatisierte Klinikum.

Der Widerstand formiert sich

Alles beginnt im regnerischen Februar 2012. Betriebsrätin Bettina Böttcher sitzt noch in denselben Räumlichkeiten in einem Seitentrakt der Marburger Uniklinik. Aber die letzten Jahre haben Spuren hinterlassen. Nicht nur in den Räumen des Betriebsrates, wo die Ordner mit den Überlastungsanzeigen und der Korrespondenz mit der Klinikleitung mittlerweile Regalbretter füllen, auch in Bettina Böttchers Gesicht. Sie wirkt kämpferischer, und sie wirkt angestrengter. Ihr einstmals fröhliches Gemüt blitzt nur noch selten auf.

Bettina Böttcher jagt seit Jahren Zahlen. Zahlen, die die Klinikleitung ihr nicht geben will. Es geht um Beschäftigungsverhältnisse, um die tatsächliche Anzahl der Mitarbeiter, um den Ausblick, mit wie vielen Stellen der Konzern zukünftig plant. Dann, Anfang 2012, begegnet ihr plötzlich eine Zahl. Sie wird irgendwo, in irgendeiner Besprechung fast nebenbei fallen gelassen. Und sie ist groß. Um 500 Stellen plane der Konzern angeblich zu kürzen.

»Jetzt«, denkt Bettina Böttcher, »jetzt lässt der Konzern die Katze aus dem Sack.«

Die Zahl verbreitet sich wie ein Lauffeuer. 500 Stellen weniger, und das vor dem Hintergrund der ohnehin enormen Arbeitsverdichtung der vergangenen Jahre. Schnell fällt auch das Auge der Landespolitik auf das UKGM.

Ende Februar äußert sich die SPD im hessischen Landtag empört über die Ankündigung, dass »zur Verbesserung der Ertragslage mehrere hundert Arbeitsplätze abgebaut« werden sollen. Das sei eine bewusste Provokation der Beschäftigten und verletze fundamentale Interessen des Landes, heißt es in einem Antrag.

Rhön beeilt sich gegenzusteuern. In einer Pressemitteilung nur einen Tag später räumt man zwar ein, dass ohne weitere Kostensenkungen dem UKGM in diesem Jahr ein Verlust drohe, es sei jedoch noch keine Entscheidung über Personalabbau getroffen, betriebsbedingte Kündigungen sollen auf jeden Fall vermieden werden. Wenige Tage später schiebt man nach, dass der »entstandene Eindruck, dass das Klinikum 500 Leute auf die Straße setzen wird, völlig falsch sei«.

Hintergrund ist, dass der erzürnte Landesvater Bouffier die Klinikleitung offenbar zu einem erklärenden Gespräch einbestellte und klarmachte, dass die Pläne so vom Land Hessen nicht mitgetragen werden könnten.

In einer gemeinsamen Erklärung von Rhön, dem UKGM und der hessischen Landesregierung bemüht man sich danach, Einigkeit zu demonstrieren. Beim UKGM handle es sich um eine »Erfolgsgeschichte, die in der Bundesrepublik beispielhaft ist«, ist da zu lesen. In der Folge stellt man in einer mehr als unglücklichen Formulierung fest, die Geschäftsführungen der Rhön-Klinikum AG und des UKGM versicherten, »dass an den in der Öffentlichkeit diskutierten 500 Stellen nicht festgehalten wird«. Ein Mediationsprozess zwischen Landesregierung und der Geschäftsführung der Klink wird vereinbart.

Fall erledigt? Keineswegs. Noch am selben Tag appelliert der Betriebsrat an Rhön: »Legen Sie Konzernvorgaben und Planungen zur Personal- und Stellenentwicklung offen!« Aber der Appell verhallt unbeantwortet. Stattdessen berichtet die Geschäftsführung bei der Gesellschafterversammlung Ende März, man sehe ein Einsparpotenzial von 226,05 Vollkräften in diesem Jahr, wobei durch den Abbau bei den Pflegekräften die Kosten allein um zirka 3,5 Millionen Euro sinken könnten. Man erwarte Leistungssteigerungen von 5,1 Prozent in Gießen und 3,1 Prozent in Marburg. Weil den Leistungssteigerungen aber keine »entsprechenden Erlöse gegenüberstehen (...), müsse der Fokus umso stärker auf eine Kostensenkung gesetzt werden«[68], sprich auf einen Stellenabbau.

Zur gleichen Zeit wird öffentlich, dass die Investitionen, die Rhön in den Kliniken getätigt hat, nicht vom Konzern, sondern von den Kliniken zu tragen sein werden. Zinsen und Abschreibungen addieren sich immerhin auf 40 Millionen Euro jährlich, die zusätzlich, neben der Gewinnerwartung des Konzerns, durch die Krankenversorgung erwirtschaftet werden sollen.

Nun sehen sich die Chefärzte der verschiedenen Kliniken am UKGM zu einem einzigartigen Schritt gezwungen. In einer Pressemitteilung nach einer gemeinsamen Konferenz Ende März 2012 bemängeln sie in unmissverständlicher Deutlichkeit eine erhebliche Verdichtung der Arbeit im ärztlichen und pflegerischen Bereich. Zusätzlicher Bedarf für Zinsen und Abschreibungen seien »nicht im Rahmen eines geordneten Betriebes einer Universitätsklinik zu erwirtschaften«.

Aber der Vorwurf an Rhön geht noch weiter: Es gebe eine »zunehmende Verunsicherung unserer Patienten«, »potentielle Bewerber aus den Reihen der umworbenen jungen Ärztinnen und Ärzte wenden sich vom UKGM ab«, Studierende spürten »eine Gefährdung ihrer Ausbildung«. Falls es aber zu einer Stellenreduktion käme, bliebe nur der Ausweg einer noch stärkeren »Quersubventionierung von Personalressourcen aus Forschung und

Lehre in die Krankenversorgung«, was einen »Missbrauch hessischer Steuergelder darstellen würde«. Und abschließend fordern die Klinikchefs: »Da ein Scheitern des Projektes im Raum steht, sollte eine Alternative, z. B. die Rückführung der Privatisierung, sehr rechtzeitig geprüft werden, bevor durch Rufschädigung und Weggang von Kompetenzträgern ein schwer wieder gut zu machender Schaden entstanden ist.« Erstmals steht nun das Szenario eines Rückkaufs der Kliniken durch das Land Hessen im Raum.

Anfang April bewertet auch die Präsidentin der Universität Marburg, Katharina Krause, die Privatisierung als »kapitalen Fehler«, und das Marburger Stadtparlament fordert von der hessischen Landesregierung, sie solle die Privatisierung der Universitätsklinik Gießen-Marburg zurücknehmen. Selbst der Partei- und Fraktionsvorsitzende der CDU in Marburg wendet sich gegen seine Landespartei. Er stellt klar, dass »Renditeerwartungen eines börsennotierten Krankenhausunternehmens nicht mit den Aufgaben eines Universitätsklinikums kompatibel« seien. »Eine weitere Zusammenarbeit mit Rhön ist für die CDU Marburg nicht denkbar.«

Alle Augen richten sich nun auf die Landesregierung. Handelt sie? Zu Wort meldet sich die zuständige Ministerin für Wissenschaft und Kunst, Eva Kühne-Hörmann (CDU). Alles sei besser, lässt sie verlauten, »als die Position, die Rhön hat«.

Und welche Position ist das? Dafür ist seit 1. April 2012 unter anderem Martin Menger zuständig. Der zweifache Familienvater wurde als mittlerweile 16. Geschäftsführer binnen sechs Jahren für das UKGM installiert. Angetreten sei er, so sagt er selbst, um die Kommunikation an den Kliniken zu verbessern. Hier seien Fehler gemacht worden, aber nun solle ein Klima der Offenheit entstehen. Die Offenheit ändert allerdings nichts an der inhaltlichen Ausrichtung. Im Juni bestätigt Menger, dass »in den Betriebsversammlungen in Gießen und Marburg in dieser Woche über einen möglichen neuen Soll-Stellenplan gesprochen wurde, der eine Reduzierung von 236 Vollkräften vorsieht«. Ist man also wirklich so weit entfernt von dem Ziel, in den nächsten Jahren 500 Stellen einzusparen?

Bettina Böttcher vom Marburger Betriebsrat sieht durch den Umstand einer bestätigten Zahl nun endlich eine Chance gekommen. An ihr würden sich die Überlastungsanzeigen aufhängen lassen, an ihr würde sich belegen lassen, dass den subjektiven Eindrücken und den sich häufenden Klagen der Mitarbeiter nachvollziehbare Fakten gegenüberstehen. Sie verfasst Ende Juni einen offenen Brief an die Verantwortlichen in der Uniklinik sowie an die Landesregierung und weist auf die Unzufriedenheit der Beschäftigten am Klinikum hin und unterstreicht diese damit, dass allein in den Intensivbereichen in kurzer Zeit 15 Fachkräfte mit einer Gesamtberufserfahrung von 200 Jahren die Intensivbereiche verlassen hätten. Blutet das Klinikum aus, weil ihm gerade die erfahrenen Fachkräfte davonlaufen?

Böttcher initiiert eine Umfrage unter etwa 1000 Beschäftigten der Uniklinik Marburg. Und das Ergebnis ist eindeutig: 98 Prozent der Beschäftigten votieren für einen Rückkauf durch das Land Hessen.

Und Anfang Juni stimmt auch der Medizinische Fakultätentag in diese Argumentation ein. Er appelliert an die Verantwortung des Landes und weist darauf hin, dass es sich nicht nur bei Forschung und Lehre, sondern eben auch bei der universitären Krankenversorgung um öffentliche Aufgaben handele, und »empfiehlt dem Land Hessen die Rückübernahme der Universitätskliniken in Gießen und Marburg«[69].

Aber so einfach ist es nicht mit dem Rückkauf. Dafür müssten schon sehr grobe Vertragsverletzungen bestehen oder Missstände, die einen solch radikalen Schritt rechtfertigen würden. Doch so weit, dies zu unterstellen, geht in dieser Zeit niemand, schon gar nicht die Landespolitik. »Wir haben keine Möglichkeit, aus dem Vertrag herauszukommen«[70], sagt Wissenschaftsministerin Eva Kühne-Hörmann.

Das stimmt nicht ganz. Es gibt eine Möglichkeit, und die scheint sich ganz zufällig und unerwartet im Sommer 2012 zu eröffnen. Denn ein Rückkaufsrecht des Landes besteht laut Vertrag auch, wenn der Besitzer der Klinik wechselt. Und tatsächlich: Aus heiterem Himmel meldet der Medizin-Gigant Fresenius Interesse gleich an der gesamten Rhön-Klinikum AG an und damit auch am Helden unserer Geschichte, der Uniklinik Gießen-Marburg.

Fresenius hat schon 2005 den Rhön-Konkurrenten Helios übernommen. Im stark umkämpften deutschen Krankenhausmarkt plant das Bad Homburger Unternehmen, nun auch noch Rhön dazuzukaufen und die beiden Klinikketten im eigenen Konzern zu verschmelzen. Um diese ehrgeizigen Pläne zu verwirklichen, will Fresenius bis zum 1. Juli 2012 über 90 Prozent von Rhön erwerben, zu einem Gesamtpreis von 3,1 Milliarden Euro. Dazu wird ein Übernahmeangebot abgegeben, das deutlich über Marktwert liegt. Rhön-Gründer Eugen Münch, dessen Familie 12,4 Prozent der Aktien und damit eines der größten Pakete hält, will das Angebot annehmen, und die Sache scheint so gut wie abgemacht. Auch in der Landesregierung ist man sicher, bald einen neuen Eigentümer für die Unikliniken zu haben. Von Rückkauf ist allerdings keine Rede. Ganz im Gegenteil lässt man verlauten, mit Fresenius würde man sicher hervorragend zusammenarbeiten. Negiert wird dabei, dass die Gewinnerwartungen von Fresenius mindestens so hoch sind wie jene von Rhön, wahrscheinlich sogar höher. Daraus macht selbst der Konzern keinen Hehl.

Zwei Philosophien stehen sich hier gegenüber: Die einen finden, dass Krankenhäuser als Teil der Daseinsvorsorge hoheitliche Aufgabe sind und deswegen Gewinninteressen nicht untergeordnet werden dürfen. Die anderen glauben, wenn man Gewinninteressen verfolgt, wird damit auch die Krankenversorgung zielstrebiger verfolgt und damit besser koordiniert. Belege für beide Anschauungen bleiben naturgemäß aus. Es ist die alte Diskussion: Privat gegen Staat. Fakt dabei ist jedenfalls, dass sich die Öffentliche Hand immer stärker dieser Aufgabe entledigt und ihre Häuser entweder härtesten Sparzwängen aussetzt, um sich über Wasser zu halten, oder sie an private Konzerne veräußert.

Fresenius hat als großer Player bisher bewiesen, dass der Konzern auf dem Krankenhausmarkt gut bestehen kann, aber nun würde ja ein Uniklinikum mit ins Portfolio rutschen, und ob der Konzern dieser Herausforderung gewachsen wäre, dafür gibt es bisher keine Erfahrungswerte.

Anfangs läuft der Übernahmekrimi gut. In nur wenigen Wochen werden Fresenius enorme Mengen an Aktien zum Kauf angeboten. Aber wird man die 90-Prozent-Hürde schaffen? Kurz vor dem Ziel gerät der Prozess plötzlich ins Stocken.

Denn überraschend meldet sich ein weiterer Konkurrent: Asklepios. Die Krankenhauskette ist neben Rhön und Helios der dritte große Player am privaten Krankenhausmarkt. Und weil Asklepios offenbar kein Interesse an einer einseitigen Verteilung des Klinikkuchens unter den Konkurrenten hat, hat der Konzern Rhön-Aktien aufgekauft. Heimlich. Erst kurz vor dem Stichtag, dem 1. Juli 2012, lässt Asklepios die Katze aus dem Sack: Der Konzern hält nach eigenen Angaben 5,01 Prozent an den Rhön-Aktien. Unter diesen Umständen ist das Rennen für Fresenius gelaufen. Es gibt keine Chance, über 90 Prozent der Rhön-Aktien zu ergattern. Am Ende bringt man es nur auf Kaufoptionen in Höhe von 84,3 Prozent des Grundkapitals von Rhön. Mehr Aktien stehen am Markt nicht zum Verkauf. Der Deal ist geplatzt, Rhön weiter im Boot, und in der Landespolitik gibt es lange Gesichter.

Und nicht nur da. Denn im Falle eines geglückten Kaufs durch Fresenius und damit auch eines Eigentümerwechsels bei den Unikliniken hätten die Privatisierungsgegner ihren Druck auf die Landesregierung erhöhen können. Dann hätte ja die Rückkaufklausel gegriffen. So allerdings nicht.

Schon während des Übernahmethrillers haben verschiedene Initiativen in Marburg die Montagsgebete ins Leben gerufen. Und selbst die entschiedensten Gegner hätten wahrscheinlich nicht mit einer derart großen Resonanz in der Bevölkerung gerechnet. Vorläufiger Höhepunkt ist der Auftritt des UKGM-Geschäftsführers Menger an jenem heißen Montag Ende August in der gotischen Elisabethkirche.

Menger schwärmt von den Chancen, die gewinnorientiertes gepaart mit sozialem Handeln böte. Warum die soziale Komponente vorzugsweise im Rhön-Konzern besonders verbreitet ist, verrät er nicht. Aber er weist darauf hin, dass zwei Drittel des Gewinns reinvestiert würden zur Verbesserung der Leistung am Patienten. Dass Rhön auf einem guten Wege sei, messe sich schon daran, dass seit der Privatisierung 13 Prozent mehr Menschen der Klinik ihr Vertrauen geschenkt hätten. Die Rede liest er ab, etwas nervös, etwas holprig, als würde er sich selbst fragen, warum Patienten, die dringend behandelt werden müssen, eine Klinik wie ein Warenhauskunde besuchen sollen, der diesem oder jenem Geschäft das Vertrauen schenkt. Doch in der Firmenphilosophie ist dies längst keine Frage mehr. Zumindest nicht, seit, wie es der Aufsichtsratsvorsitzende der Rhön-Klinikum AG formuliert, seine Aktiengesellschaft begonnen hat, »das, was man gemeinhin Gesundheitswesen nennt, in Gesundheitswirtschaft zu verändern«[71].

Auch ein Podium gibt es noch, Diskussionsteilnehmer, die freundlich ihre Meinung austauschen. Bürgermeister Vaupel, der sagt, er habe von dem Thema keine Ahnung, der Marburger Dekan Professor Rothmund und Klinikdirektor Professor Werner. Zur wirklichen Auseinandersetzung kommt es allerdings nicht. Und im Publikum macht sich zunehmend Unruhe breit. Es ist die aufgestaute Unruhe von Menschen, die sich seit Jahren nach klaren Worten sehnen, die spüren, dass sich viel verändert hat beim Uniklinikum drüben auf den Lahnbergen und die die Veränderung am eigenen Leib erlebt haben. Viele, die hier sitzen, arbeiten in der Klinik. Die anderen wissen, dass sie oder ihre Angehörigen wenigstens einmal im Leben dorthin müssen, Vertrauen hin oder her.

Sie erleben, wie jeder versucht, sich an den Argumenten des Vorredners abzuarbeiten anstatt selbst Fakten zu benennen, wie sie jonglieren mit Vokabeln aus dem Bereich »soziales Gewissen« und sich einen Wettstreit in persönlichen Leistungen und Zufriedenheiten liefern. Klare Worte bleiben aus. Die Situation im Leuchtturm wird umkreist. Jeder trägt das Wohl des Klinikums vor sich her, jeder weiß, was das Beste für es ist. Standpunkte werden hin und her geschoben, aber nicht belegt. Und beinahe alle bedienen sich der Vokabel »Gewinn«, als würde sie wie selbstverständlich zur Patientenversorgung gehören.

Nur ein Überzeugungstäter sitzt auf dem Podium: Andreas Neubauer. Er erntet die geballte Aufmerksamkeit, wenn er in seiner bescheidenen Art davon spricht, wie die Zeit für die Forschung von der Patientenversorgung aufgefressen wird, wie die Lehre am Patienten zu leiden droht und wie die besten Köpfe der Nation einen Bogen um dieses Klinikum machen. Der aufgestaute Ärger im Publikum macht sich im Beifall zu seinen Redebeiträgen Luft. Aber wird sich deswegen die Situation ändern?

Am Ende bleibt die Frage, wie sich belegen lassen soll, dass die Privaten aufgrund ihrer Gewinnerwartungen immer extremere Wege einschlagen, wenn die öffentlichen Häuser es ihnen gleichtun. Und sie tun es ihnen gleich, weil sich die Politik immer weiter aus dem Feld der Gesundheitsversorgung zurückzieht, als sei dies keine gesellschaftliche Aufgabe, zumindest keine Aufgabe öffentlicher Daseinsvorsorge. Diese Entscheidung gilt es aber am Ende von allen zu treffen, die Gesellschaft muss sich entscheiden, was ihr Gesundheitsversorgung wert ist.

Die Mitarbeiter am Klinikum werden weiter über ihre Klinik wachen und die Bürger in Marburg weiter beten und friedlich demonstrieren, solange die Situation nicht geklärt ist. Sie wollen ihre Klinik nicht dem Kommerz opfern. Und sie haben es geschafft, dieses Thema auf die politische Agenda aller Parteien zu bringen. Wer in Marburg Politik machen will, kommt auch in Zukunft um dieses Thema nicht herum.

Während in der Elisabethkirche in diesem Sommer zahm debattiert und gemeinsam gebetet wird, scheint es, als würde die

Uniklinik das Ganze aus der Ferne betrachten, von hoch oben auf den Lahnbergen. Ein leichtes Rumoren hat aber auch sie auf ihrem Hügel erfasst. Denn es wird immer noch gebaut am Klinikum. In großen Containern, die direkt vor dem Klinikum stehen, sind die Bauarbeiter untergebracht. Und dabei ist auch der Architekt des Klinikverkaufs, der ehemalige Landesvater Roland Koch, seltsam anwesend. Denn auf den Baucontainern vor der Baustelle steht in großen Lettern: Bilfinger & Berger.

Jan Schmitt

Sterben erster Klasse

Lukrative letzte Lebenszeit

Im kleinen rechteckigen Fensterausschnitt, durch den er liegend hindurchspähen kann, fliegen hellgraue Himmelfetzen, fliegt eine weiße Landschaft vorbei. Immer wieder kommen sie zum Stehen, der Wagen bricht seitlich aus. Dann geht es weiter, im Schritttempo. Ihm fallen die Augen zu. Ist es ein Schlitten, auf dem er gleitet? Die Fahrt kommt ihm unendlich lange vor. Er schwebt durch die Winterlandschaft und fällt wieder in den Schlaf.

Dann wird er hin- und hergeworfen von schnellen Richtungswechseln. Der Wagen hat die Autobahn verlassen und gräbt sich durch die engen Gassen des kleinen Ortes und hinauf zur Klinik. Die Privatklinik liegt oberhalb des Dorfs, am Fuß eines kleineren Berges im Vorhof der Alpen und gegenüber einem mächtigen Massiv. Es ist kaum halb vier, als der Wagen im dichten Schneegestöber das Krankenhaus erreicht, aber die Dämmerung hat bereits eingesetzt.

Die Türen am Fußende des Krankentransporters werden aufgerissen. Auf einer Schiene schiebt man ihn hinaus in die eisige Luft, hebt ihn auf eine Bahre. Lächerlich, denkt er. Er möchte laufen. Er ist immer gelaufen, sein ganzes Leben lang, erst diese, dann andere Berge hinauf und hinunter. Aber er fühlt sich erschöpft, schwer, das Heben jedes Fingers erscheint ihm wie eine unendliche Anstrengung. Schaukelnd wird er hineingetragen, ein Gesicht schiebt sich zwischen ihn und das Licht und lächelt ihm ein »Grüß Gott« entgegen. Dann wird er auf einen Rollstuhl umgeladen und hinaufgebracht ins geräumige Zimmer.

Seine Sachen werden hinter ihm hergetragen, der Koffer ins Zimmer gestellt, er ins Zimmer gestellt. Bald käme jemand und helfe ihm, erkläre ihm alles. Die Tür schließt sich hinter ihm.

Vor ihm liegt der Ort seiner Hoffnung. Die Farben im Zimmer sind eine Kombination aus grau und hysterisch orange. Offenbar soll das heilsam wirken. Es gibt ein Krankenbett, eine kleine Sitzecke, es gibt eine Kommode mit Fernseher, und vor allem gibt es einen Balkon mit Blick auf den Berg seiner Kindheit. Den ist er oft hinabgerast als kleiner Junge, über fünfzig Jahre ist das nun her, und dort, wo das Krankenhaus jetzt steht, muss sein Schlitten zum Halten gekommen sein. An diesem Ort seiner Kindheit, an dem er nicht mehr war seit eben diesen fünfzig Jahren, hier soll Christian Nell[72] ins Leben zurückfinden nach der schweren Operation. Ein weiterer Sieg gegen diese tückische Krankheit soll errungen werden. »Siegen«, dieses Wort und seine Ableitungen hat er oft gehört in den letzten Jahren. Er kann »besiegt« werden, dieser Krebs, am Ende wirst du der »Sieger« sein, den »Sieg« davontragen in diesem Kampf. Der Sieg heißt Leben. Er kämpft sich aufs Bett und schaut der Dämmerung zu, wie sie vom Nachthimmel verschlungen wird.

Sein Neffe trifft am späten Abend desselben Tages ein. Seine Fahrt durch den dichten Schnee hat doppelt so lange gedauert wie vermutet. Es ist nach zehn, als er den großzügigen Empfangsbereich der Privatklinik betritt. Er ist müde, trotzdem möchte er seinen Onkel noch sehen. Niemand stört sich an der Uhrzeit seines Besuchs. Er fragt sich durch bis zum Zimmer des Onkels. Auf sein Klopfen kommt keine Antwort.

Das Zimmer ist dunkel, aber von draußen leuchtet der Schnee. Christian liegt angekleidet auf dem Bett. Zunächst denkt Jörg, er schläft, doch dann dreht sich Christians Kopf in seine Richtung. Jörg schaltet das Licht ein. Auf dem Nachttisch steht ein unberührtes Abendessen. Christian sieht ihn grußlos an, das ist seine Art. Seine Augen sind trüb, die Wangen eingefallen, die Haut, die sich darüber spannt, ist blass, die Knochen treten hervor. Dem Faltenwurf der Stoffhose kann Jörg entnehmen, wie mager er geworden ist. Sie kennen sich ein ganzes Leben lang. Und nun ist sein Onkel plötzlich ein alter Mann geworden, in dem einen Jahr, in dem sie sich nicht gesehen haben. Als Christian dem Blick seines Neffen folgt, der auf den unausgepackten Koffer an der Wand fällt, sagt er: »Es kommt gleich jemand und hilft«, und seine Augen lächeln dazu.

Seit fünf Jahren kämpft Christian mit dieser Krankheit. Es war nicht lange nach seinem sechzigsten Geburtstag, als bei einer Routineuntersuchung Prostatakrebs festgestellt worden war. Sofort wurde er operiert. Es folgten Chemotherapien, Bestrahlungen. Er ist kein Mensch, der sich mit Krankheiten beschäftigt. Die Ärzte haben ihm gesagt, der Krebs sei nicht verkapselt. Das verstand er damals nicht. Es gebe ein paar Metastasen in den Knochen, aber die könne man vielleicht isolieren. Seitdem brechen sie immer wieder durch.

Er wurde von Arzt zu Arzt geschickt, Urologen, Onkologen, Internisten, Chirurgen, begleitend zu Orthopäden, Psychologen, Physiotherapeuten. Seine Frau und er sollten lernen, wie man Schmerzen begegnet, wie man atmet, wie man sich öffnet in einer Gruppe fremder Menschen, die sich auch alle öffnen wollen sollen. Und sie sollten lernen, wie man Ängste beim Namen nennt und mit ihnen spricht. Immer wieder fehlte er bei der Bearbeitung seiner Psyche, wenn eine Therapie oder eine Operation anstanden. Immer wieder wuchs die Hoffnung, es möge die letzte gewesen sein. Immer wieder hieß es, er habe es fast geschafft.

Die letzte Operation ist gerade zwei Wochen her. In die Klinik am Fuße der Berge ist er nun zur Reha gekommen, um wieder richtig zu laufen, um zu Kräften zu kommen. Dass es gerade hier ist, in dem Ort, in dem er aufgewachsen ist, ein Zufall. Ein Kreis vielleicht.

Jörg sieht, wie erschöpft er ist, packt seinen Koffer aus, hilft ihm aus seinem Pullover. Sie verabreden sich für morgen.

In seinem Zimmer angekommen, lässt Jörg die vergangenen Jahre an sich vorbeiziehen. Die Telefonate, in denen sein Onkel wieder und wieder bestätigt hatte, dass es ihm gut ginge, dass alles gut werde, man habe nun einen neuen Weg gefunden, eine neue Therapie, ein neues Medikament, noch gar nicht auf dem Markt. Mehr wollte er über diese Krankheit nicht sprechen. Immer positiv. Besuch? Nein, nicht jetzt, vielleicht in ein paar Wochen.

Sie sehen sich nicht viel in diesen Jahren, dreimal besucht er ihn, einmal gibt es ein Fest. Christian ist gekommen, mit großer Überwindung wegen seiner schlecht sitzenden Perücke, aber als er sieht, dass sich niemand daran stört, macht er sich selbst darüber lustig. Im Jahr danach machen sie eine Bergwanderung. Christian hat stark abgenommen, trotzdem kämpft er sich hinauf, im gleichen Tempo wie die anderen. Er will sich nichts anmerken lassen. Die Krankheit ist ein Tabu. Dann lange nichts, bis zur Nachricht vom erneuten Krankenhausaufenthalt, der erneuten Operation, dem darauffolgenden Reha-Aufenthalt in den Bergen.

Als Jörg am Abend des nächsten Tages in sein Zimmer kommt, sitzt sein Onkel im Schlafanzug auf der Bettkante, tippt in seinen Computer. »Mein Tagebuch«, sagt er. Er wirkt abwesend, die verabredete Zeit hat er vergessen, Zeit spielt gerade keine Rolle in diesem Leben. »Wollen wir nun essen gehen?«, fragt Jörg in seiner Ungeduld. Es dauert lange, bis Christian sich angezogen hat. Immer wieder will er ihm helfen, immer wieder hält ihn etwas zurück. Er will ihn nicht in seiner Würde verletzen, ihn nicht damit belasten, ihn zu entlasten.

Während Christian sich anzieht, zeigt er Jörg Fotos, seinen Schachcomputer, die Ordnung der Kleider im Wäscheschrank. Viel zu spät begreift Jörg, dass der Geist seines Onkels sich mit den Halluzinogenen der Schmerzmittel vermischt hat.

Die Nacht ist eiskalt und klar. Der Schnee knirscht unter ihren Füßen. Christian stützt sich auf den Arm seines Neffen, für Jörg ein seltsames Gefühl. So schaffen sie es langsam über die frisch verschneiten Wege. Im Restaurant bestellt Christian ein Bier. Die Gespräche schwanken, Jörg erzählt ein bisschen von seiner Arbeit, Recherchen, die er gerade macht, Christian erzählt von einer Klosterreise nach Polen zwischen den Krankenhausaufenthalten im vergangenen Jahr. Die Krankheit selbst ist tabu, sie existiert nur in den stillgeschwiegenen Lücken zwischen dem Erlebten. Und viel Erlebtes gibt es nicht zu berichten. Immer wieder werden ihre Gespräche unterbrochen, wenn Christian aufsteht, zur Toilette muss. Erst am Tag danach spricht er mit Jörg darüber; erzählt, dass er seine Windeln nicht wiederfindet, dass in seiner Inkontinenz alles durch ihn hindurch läuft, dass er darüber eigentlich nicht sprechen will.

Jörg ermutigt ihn, es den Schwestern und Ärzten zu sagen, eine Lösung zu finden, dafür wäre er ja schließlich hier und sie schließlich da. Sein Onkel will das tun, in den nächsten Tagen. Sie verabschieden sich. Jörg lässt ihn zurück in dem Gefühl, dass er gut aufgehoben ist, am Ort seiner Kindheit, in einer privaten Klinik, abgesichert durch seinen Status als Beamter in einer privaten Kasse, die ihm in den vergangenen Jahren keine einzige Bezahlung einer Behandlung vorenthalten und alles zugänglich gemacht hat, was seiner Heilung nutzen könnte.

Im Labyrinth der Systeme

Auf dem 600 Kilometer langen Rückweg bleibt die Winterlandschaft schnell hinter Jörg zurück, aber die Gedanken an seinen Onkel begleiten ihn. Zuhause fragt er sich, ob Christian verstanden hat, dass diese Krankheit nicht mehr vorbeigehen wird. Wird ihm das in der Klinik klargemacht? Medizinisch ist er sicher in guten Händen. Bisher hat er alle Medikamente bekommen, die die Ärzte für richtig hielten, hat jedes Krankenhaus, jeden Kurort, jeden Heilpraktiker und Psychologen besuchen dürfen auf Kosten seiner Krankenkasse. Angeregt durch seine Geschichte, ertappt sich Jörg dabei, wie er immer mehr Berichte über die Lage im Gesundheitswesen liest.

Ist er ein Opfer der landläufigen Vorurteile? Alle wissen: Für Privatversicherte ist vieles unkomplizierter. Man kann sich den Arzt frei wählen, oder das Krankenhaus und die Krankenversicherung zahlt fast immer, was verschrieben wird. Das ist bei Gesetzlichen anders, besonders dann, wenn die Medikamente nicht in ihrem Leistungskatalog aufgeführt sind. Verschreiben Ärzte sie trotzdem, werden sie in aller Regel von der Kasse nicht bezahlt. Man kann dann zwar eine Einzelfallprüfung beim Medizinischen Dienst der Krankenkassen beantragen, darauf pochen, dass individuell geprüft werden muss, ob der Nutzen nicht vielleicht doch besteht, aber das bleibt, erfährt Jörg, meist vergeblich.

Was ist der Unterschied zwischen Privat- und Kassenpatienten? Privatpatient zu sein hat Vorzüge. Zunächst die bekannten: Bei niedergelassenen Ärzten bekommt man schneller einen Termin, ganze Vormittage in Wartezimmern zu verbringen, das kennen Privatpatienten meist nicht. Sie werden ausführlich beraten, keine Behandlung scheint zu aufwendig oder zu kostspielig. Das bestreiten nicht mal die Ärzte, aber viele sehen darin auch das gute Recht des Privatversicherten, der ihnen einen Großteil ihrer Honorare einbringt.

Aber Jörg lernt auch, es gibt noch ganz andere, erstaunliche Unterschiede. Er entdeckt eine Studie der wissenschaftlichen Hochschule Lahr aus dem Jahr 2008. Sie belegt erstmals, dass Privatversicherte selbst in Krankenhäusern schneller drankommen[73] und dass der Versichertenstatus offenbar auch bei der Aufnahme ins Krankenhaus schon eine entscheidende Rolle spielt[74]. Werden Privatversicherte also auch in dringenden Fällen bevorzugt? Das hätte Jörg nicht vermutet. Und nicht nur die schnellere Terminvergabe in Kliniken ist belegt, Privatpatienten kommen auch häufiger ins Krankenhaus[75].

Sind Privatversicherte also kränker? Das könnte man angesichts dieser Zahlen meinen. Aber in Gesprächen mit Krankenhausärzten und Wissenschaftlern erfährt Jörg: keineswegs. Bei ihnen handelt es sich um die jüngere und gesündere Bevölkerungsgruppe. Sie werden also, so scheint es ihm, zumindest »gut versorgt«.

Auf den ersten Blick ein beruhigendes Gefühl für Privatpatienten, findet Jörg und denkt dabei an seinen Onkel, der dringend auf Hilfe angewiesen ist. An medizinischer Versorgung mangelt es ihnen nicht. Die Frage, die sich ihm allerdings aufdrängt: Werden gesetzlich Versicherte nun zu wenig behandelt oder Privatpatienten am Ende zu viel, wie der ehemalige Leiter des Instituts für Qualität und Wirtschaftlichkeit im Gesundheitswesen, IQWiG, Peter Sawicki durchblicken ließ, wenn er sagte: »Privatpatienten warten kürzer auf unnötige Operationen und überflüssige Röntgenaufnahmen.« In der Tat müssen die Gesetzlichen Krankenkassen pro Versichertem sehr viel weniger Geld für Röntgendiagnostik[76] und Laborkosten[77] ausgeben als Privatversicherungen. Und selbst bei den Arzneimitteln explodieren die Kosten der privaten Krankenversicherungen geradezu[78]. Zu viel auf der einen Seite, zu wenig auf der anderen, fragt sich Jörg, oder gar beides? Das lässt sich wohl nur im einzelnen Fall entscheiden.

Die Unterschiede der beiden Systeme, auf die Jörg stößt, beginnen aber bereits viel früher und sind grundlegender Art. Während das System der Gesetzlichen Krankenversicherung auf das Solidarprinzip setzt, nach dem Gesündere für Kränkere, Jüngere für Ältere und Wohlhabendere für Ärmere mitbezahlen, sorgt im privaten System der jeweilige Patient erst mal für sich selbst. Durch die Anlagen seiner Altersrückstellungen, das heißt jener Gelder, die von den höheren und nicht verwendeten Prämien in jungen Jahren gebildet werden, soll gewährleistet werden, dass er im Falle von Krankheiten, und wenn er in die Lebensjahre kommt, in denen statistisch die Krankheitsausgaben deutlich steigen, abgesichert ist. Dabei handelt es sich um eine kapitalgedeckte Anlage, das heißt, die Versicherungsprämien, die eingezahlt werden, werden – meist sehr konservativ – von den Versicherungsgesellschaften angelegt, und gemeinsam mit der Rendite bilden sie dann die Vorsorge. Da sich in den Prämien das persönliche Risiko spiegelt, bleiben sie keineswegs konstant. Versicherungsprämien bei privaten Krankenversicherungen werden mit dem Alter angehoben, dann also, wenn auch das Risiko für Krankheiten steigt. Und die Anhebungen sind oft enorm.

Davon sind Beamte wie Jörgs Onkel, die den größten Teil der Privatversicherten stellen[79], noch relativ gering betroffen. Bei ihnen übernimmt die staatliche Beihilfe einen großen Teil der Prämien[80]. Trotzdem ist Christians Eigenanteil in den letzten Jahren stark gestiegen, denn die Kosten für seine Medikamente, Behandlungen und Krankenhausaufenthalte liegen monatlich bei weit über 10 000 Euro, und das seit Jahren. Aber darf man in solchen Situationen überhaupt an die Kosten denken?

Die Telefongespräche, die Jörg mit seinem Onkel in der Klinik führt, während er sich mit den verschiedenen Versicherungssystemen befasst, sind wenig aufschlussreich. Christian antwortet ausweichend, Fragen nach der Behandlung beantwortet er gar nicht, die Frage, wie es ihm gehe, immer mit »gut«. Er liegt nun seit sechs Wochen in der Reha-Klinik, und er weiß nicht, wie lange sein Aufenthalt noch dauern wird. Jörg beschließt, so bald wie möglich wieder zu ihm zu fahren.

Die Warteschleife

In der Privatklinik am Rande der Alpen geht es Christian Nell zunächst besser. Er macht Spaziergänge, wenn auch keine langen. Von Parkbank zu Parkbank schleppt er sich, immer ein Stückchen weiter. Wenn er hinaus in die klare Luft tritt, im langsam zur Neige gehenden Winter, und den auf den Wegen schmelzenden Schnee riecht, bewundert er das Gedächtnis seiner Nase, das ihn direkt hinüberkatapultiert in jene Zeit, in der er mit halb erfrorenen Fingern und ebenso erschöpft wie glücklich seinen Schlitten nach Hause gezogen hatte. Dann läuft er in Richtung des Hauses, das, etwas abseits des Ortes, auf dem Wiesenstreifen unterhalb der beeindruckenden Felswand gelegen hatte. In den Ohren klirrt das Wasser, das überall von den Bergen rinnt; er hatte vergessen, wie dieses Geräusch das Frühjahr beherrscht. Zweimal verläuft er sich auf diesen Spaziergängen und hat Angst, sich heillos zu verirren. Wie peinlich wäre es, sich irgendwo abholen lassen zu müssen an einer Kreuzung, an einer Gabelung, auf einer Lichtung. Am Ende findet er immer wieder den Weg.

Die Klinik dient ihm in dieser Zeit zum Schlafen, zum Essen, bei schlechtem Wetter zum Lesen oder Schachspielen, manchmal spielt er auch Skat mit den anderen, die hier vor sich hinleben.

Dann die Zeit, in der die Ärzte auf ihn einreden, er solle sich wieder bestrahlen lassen; das fördere den Heilungsprozess, nehme ihm Schmerzen, es helfe besonders gegen die Metastasen in den Knochen. Er will das nicht, aus einem bestimmten Grund will er nicht. Er hat den Grund vergessen, aber es gab einen guten. Schließlich lässt er sich dennoch darauf ein, um seine Ruhe zu haben. Dann liegt er immer wieder auf der Pritsche; mal lange, mal ganz kurz kommt es ihm vor, und die Strahlen versengen seine Haut. Aber die Schmerzen bleiben. Nur der Darm spielt verrückt, alles ist entzündet, nichts behält er bei sich. Er muss viel liegen, kann nicht mehr vor die Tür.

Mit dem Durchfall werden die Medikamente ausgeschwemmt, die Morphine, die den Geist vernebelt haben. Und plötzlich kommt der Augenblick, in dem der Schleier weggezogen wird. Zum ersten Mal Klarheit, seit Monaten. Zum ersten Mal kommt ihm zu Bewusstsein, was diese Krankheit wirklich bedeutet, an diesem Punkt, an dem er nun angelangt ist. Dass sie immer da sein wird, ihn hinabreißen wird bis zum Ende. Es ist der Moment, in dem er begreift, dass er fünf Jahre lang in einer falschen Hoffnung gelebt hatte, fünf Jahre nur fokussiert auf das Ziel, geheilt zu werden, um dann wieder ein Leben aufnehmen zu können, das mit der Diagnose abrupt angehalten worden war. Und nun versteht er, dass es dieses Leben, das dahinter stattfinden sollte, nicht mehr geben wird. Fünf Jahre hat er in Krankenhäusern zugebracht, in Arztpraxen, in Zügen auf dem Weg zu Ärzten, die ihm neue, in Deutschland noch kaum eingesetzte Methoden versprachen; er hat seine Haare verloren, sich die Seele aus dem Leib gekotzt, sich im Bett gekrümmt vor Schmerzen wegen irgendwelcher Nebenwirkungen, war von Untersuchung zu Untersuchung gewandert, von Bestrahlung zu Bestrahlung, von Krankenhaus zu Krankenhaus, hat immense Kosten verursacht, Hunderttausende – und dabei ist das Leben auf der Strecke geblieben. Längst. Es hat nicht mehr stattgefunden, weil ein Arzt nach dem anderen neue Therapien vorschlug, Hoffnung säend, im Wissen, dass es keine Hoffnung gab. Es ist der Moment, in dem er begreift, dass er Spielball einer Gesundheitsindustrie geworden ist, die gerade dann unendlich viele Spielarten kennt, wenn es um Krankheiten geht, die nicht heilbar sind. Er erkennt, dass es in fünf Jahren niemanden gegeben hatte, der den Mut aufgebracht hätte zu sagen: »Da kommen Sie nicht mehr raus«, stattdessen immer wieder Ärzte, die virtuos auf der Klaviatur seiner Hoffnung gespielt haben. Was, wenn er ein Jahr, zwei Jahre weniger gehabt hätte, aber dafür diese Zeit in Ruhe, vielleicht sogar mit Genuss, vielleicht mit einer Krankheit, aber ohne Schmerzen, in Freiheit verbracht hätte? Gelebt eben?

Aber niemand hatte ihn ermutigt: »Nutzen Sie die Medikamente, die Ihnen die Schmerzen nehmen, und dann genießen Sie Ihr Leben in vollen Zügen, machen Sie das Beste aus Ihrer knapp bemessenen Zeit!« Auch diejenigen haben nichts Vergleichbares gesagt, die es besser wussten, aber Teil der Gesundheitsindustrie sind. Einer Industrie, in der der Patient, in der auch er selbst mit dieser Krankheit eine Ware ist. Einer Industrie, in der ein Vermögen steckt, umso größer, je kränker man ist. Und in einer Industrie, in der die Wahrheit mitunter schlichtweg stört. Die Wahrheit beispielsweise, dass es keine Heilung mehr gibt.

Nun liegt er hier, am Ort seiner Kindheit, mit dieser Erkenntnis, die sich eingestellt hat, als plötzlich die Betäubung nicht mehr wirkte, ohne jemanden, der da wäre und ihn auffangen könnte. Jetzt, wo es zu spät war, ans Bett gefesselt, keine Aussicht mehr, seine Kräfte zurückzugewinnen, die ihn noch einmal hinaustragen könnten aus diesem Teufelskreis.

Als Jörg ins Zimmer tritt, erschrickt er. Der Flüssigkeitsverlust hat Christian so stark abmagern lassen, dass er das Bett hüten muss. Was mit der Reha wäre, fragt Jörg. Reha? Nein. Es gäbe ab und zu mal die eine oder andere Anwendung, aber da gehe er nicht hin. Was er denn eigentlich tue, hier in der Klinik, fragt Jörg. »Ja, was tue ich hier eigentlich«, sagt er mehr, als dass er es fragt. Christian erzählt von den Bestrahlungen, die er nicht hätte bekommen dürfen, denn nach der ersten Bestrahlungsreihe vor ein paar Jahren hat er mit einer Darminfektion reagiert, die ihn fast das Leben gekostet hätte. Christian sagt, die Ärzte hier hätten ihm dazu geraten.

Bei der nächsten Visite ist Jörg dabei. Es kommen der Chefarzt, der behandelnde Arzt, der Assistenzarzt, zwei Schwestern – großer Bahnhof. Die Medikamente werden besprochen, die Bestrahlungen sollen ausgesetzt werden, wegen der beobachteten Nebenwirkungen. Jörgs Anwesenheit stört sichtlich. Er fragt, ob man sich mit den vorher behandelnden Ärzten kurzgeschlossen habe wegen der Bestrahlungen. Nein, es erschien eben ratsam. Und dann das Entscheidende. Da Christian schon seit zwei Monaten hier liegt, erkundigt sich Jörg, welche Therapie vorgesehen ist, wie er behandelt werde. Die Frage irritiert. Sie zieht ein Blättern in den Patientenakten nach sich, sich austauschende Blicke, wieder Blättern. Jörg konkretisiert: Gibt es spezielle Medikamente? Was ist mit den Mitteln, die ihm ein Arzt auf Grundlage einer Studie zugänglich gemacht hatte und deretwegen er seit zwei Jahren wöchentlich hundert Kilometer gefahren war? Keine Ahnung. Am Ende stellt sich heraus: Außer der Bestrahlung wurde seit zwei Monaten nichts gemacht. Keine Behandlung, keine Therapie, keine Reha, nichts. Warum er dann überhaupt hier sei, fragt Jörg. Mehr könne er zu diesem Zeitpunkt nicht sagen, erklärt der Chefarzt und zuckt mit dem Mundwinkel. Jetzt müsse man erst mal gucken, dass Herr Nell wieder auf die Beine komme. Die Sache mit dem Darm. Aber er könne natürlich auch nach Hause, dagegen habe man nichts. Und damit war die Chefarztbehandlung durch die Tür.

Von dem Zeitpunkt an will auch Christian nicht mehr hierbleiben. Er will nach Hause, so schnell wie möglich. Spätestens in einer Woche, wird entschieden, soll er gehen.

Die zwei Systeme

Ein Patient, der monatelang in einer Klinik verbringt, obwohl er dies gar nicht müsste, eine Behandlung, die ihm schadet, weil niemand sich über die Vorgeschichte kundig gemacht hat, das Ausschalten der Selbstbestimmung durch starke morphinhaltige Schmerzmittel – wem dient diese Gesundheitsversorgung?, fragte sich Jörg nach diesem Besuch. Welche Rolle spielt der Patient in ihr? Wer profitiert davon?

Sicher, in vielen Fällen werden Patienten richtig, aufopfernd, menschlich und nach allen Regeln der medizinischen Kunst behandelt. Aber offenbar lässt es unser System auch zu, dass es anders aussehen kann. Und schlimmer noch: Es bietet dafür sogar Anreize.

Das Nebeneinander zweier Krankenversicherungssysteme hat diese Möglichkeit geschaffen. Denn was für den Patienten auf den ersten Blick manche Vorteile hat, ist vor allem für Ärzte, Krankenhäuser, Apotheker besonders lukrativ. Sie können über das private Versicherungssystem sehr viel mehr abrechnen als über das gesetzliche. So verlangen niedergelassene Ärzte in der Regel mindestens den 2,3fachen Satz für ihre Behandlungen verglichen mit gesetzlich Versicherten, hinzu kommen zahlreiche Sonderposten. Da wird schon mal die telefonische Terminabsprache mit der Sprechstundenhilfe zur Beratung erhoben und extra abgerechnet, Röntgenaufnahmen werden sehr viel häufiger gemacht, und für Laborarbeiten gibt es keine Obergrenzen. Auch deswegen explodieren die Zahlen[81]. Und das immer extremer[82].

Besonders stark, so findet Jörg heraus, unterscheiden sich die unterschiedlichen Abrechnungsarten zwischen Gesetzlicher und Privater Krankenversicherung bei niedergelassenen Ärzten, weniger in Krankenhäusern, denn in Kliniken werden Krankheitsbilder sowohl über die PKV als auch über die GKV nach denselben Pauschalen und damit zum gleichen Preis abgerechnet. Allerdings ändert sich das, wenn Privatversicherte Sonderleistungen beanspruchen. Chefarztbehandlung oder der Zuschlag für das Einzelzimmer kosten deutlich mehr und werden extra vergütet. Und da fängt es auch für das Krankenhaus an, richtig lukrativ zu werden. Umso lukrativer, je länger ein Patient in einer Klinik verbringt, Behandlung hin oder her.

Wohin führt das? Private Versicherungen beschweren sich, dass sie angesichts steigender Ausgaben nicht einfach die Leistungen kürzen können, so wie die GKV. Behandlungen nicht mehr zu bezahlen, das wäre ein Weg, um die Ausgaben einzudämmen. Und in der Tat haben die Gesetzlichen Krankenversicherungen in den vergangenen Jahren einige empfindliche Einschnitte an ihrem Leistungskatalog vorgenommen und manche Leistungen und Behandlungen, die früher bezahlt wurden, gestrichen. So wurde zum Beispiel das Sterbegeld ersatzlos gestrichen und Zuschüsse bei Sehhilfen und Kieferchirurgie werden kaum noch gezahlt.

Allerdings haben die privaten Versicherer zum einen mit dem Versprechen niedriger Beiträge und umfangreicher Leistungen besonders aggressiv um junge und solvente Mitglieder, die in der Branche sogenannten »guten Risiken«, geworben und sich damit im Wettlauf um Neukunden einen Wettbewerbsvorteil verschafft. Außerdem können sie auch nach Gutdünken, anders als die GKV, die Prämien erhöhen. Und das tun sie denn auch in schöner Regelmäßigkeit und seit Jahren[83]. Besonderes Aufsehen haben die Beitragssteigerungen zu Jahresanfang 2012 erregt, bei denen einzelne Privatversicherer in bestimmten Tarifen ihre Prämien um 50 Prozent oder mehr heraufgesetzt haben.

Jörg führt Gespräche mit Versicherungsexperten, und er erfährt, dass eine Gruppe besonders unter diesen Steigerungen leidet: die Rentner. Denn zum einen wächst mit zunehmendem Alter die Prämie, da jeder Versicherungsnehmer für sich selbst vorsorgt und die Versicherungsprämien je nach Gesundheitsrisiko steigen. Zum anderen steigen die Beiträge auch noch schlagartig mit dem Renteneintritt.

Die Rechnung ist ganz einfach: Denn zur gleichbleibend hohen Versicherungsprämie zahlt die Rentenkasse nur einen geringeren Teil, geringer jedenfalls als der vorher bezahlte Arbeitgeberanteil. Und das muss durch den Versicherten aufgefangen werden. Das heißt, während in der GKV die eigenen Beiträge zur Krankenversicherung mit dem Renteneintritt deutlich sinken, da sie an die Höhe des Gesamteinkommens gekoppelt sind, muss der PKV-Versicherte noch deutlich tiefer in die Tasche greifen. Und dadurch müssen Rentner häufig einen erheblichen Teil ihrer Altersbezüge für die Krankenversicherung aufwenden[84]. Das gipfelt mitunter in der absurden Situation, dass sie einen Krankenversicherungsanteil zu tragen haben, der höher ist als die eigene Rente. Und diese Entwicklung könnte in nicht allzu weiter Ferne auch die gesamte private Krankenversicherungsbranche in Schieflage bringen[85].

Die aktuellen Zahlen, die Jörg sich vom Statistischen Bundesamt, aber vor allem von den Krankenversicherungen besorgt, scheinen zu belegen, dass sich die Tendenz steigender Beiträge bei den Privaten Krankenversicherungen noch zuspitzen wird. Die Gründe dafür sind vielfältig. Zwar haben die Konzerne etliche Milliarden an Altersrückstellungen gebildet[86], allerdings ist äußerst fraglich, ob man damit auskommen wird. Vor allem dann, wenn die Versicherten älter und damit auch kränker werden. Denn zum einen rechnet man bei den Versicherungen mit

Lebenserwartungen, die dem heutigen, nicht dem zukünftigen, Stand entsprechen, zum anderen kalkuliert man mit der Anlage des Kapitals zu einer jährlichen Verzinsung von 3,5 Prozent[87], was angesichts der Wirtschaftskrisen der vergangenen Jahre schwer, wenn nicht gar unmöglich zu halten sein wird. Dazu kommt, dass sich steigende Kosten im Gesundheitswesen durch den medizinischen Fortschritt so gut wie nicht abbilden. Je mehr Innovationen gemacht werden, je mehr High-Tech in unserer Medizin verwendet wird, je älter wir dadurch werden, desto teurer wird natürlich auch die Versorgung.

Ist die Branche hier also zu blauäugig?, fragt sich Jörg. Oder rechnet man längst mit riesigen Defiziten, die alte und kranke Menschen später bitter treffen werden, und niemand traut sich, das zu sagen?

Wollen sie diesen Entwicklungen entgegenwirken, bleiben den Privatversicherungen jedenfalls nur zwei mögliche Auswege: entweder die Prämien kräftig zu erhöhen oder an der Ausgabenseite zu sparen. Und obwohl sie Letzteres angeblich nicht können, tun sie das schon seit Jahren, wenn auch auf einem Umweg.

Wenn Versicherte die steigenden Prämien im Alter nicht mehr bezahlen können, wird ihnen gerne und unter allerlei positiv klingenden Hinweisen die Möglichkeit eröffnet, in andere Tarife zu wechseln. So werden oft Leistungen aus dem eigenen Portfolio herausgenommen und die Selbstkostenanteile fortlaufend erhöht. Es gibt nicht wenige Rentner, die erst mal mehrere tausend Euro auf den Tisch legen müssen, bevor ihre Versicherung einen einzigen Cent bezahlt. Dies bedeutet, dass, solange sie nicht über längere Zeit stationär behandelt werden müssen, ihre Versicherungen für sie oft gar keine Kosten mehr übernehmen müssen. So lässt sich natürlich Geld sparen. Oder die Versicherten entschließen sich gleich, alles bis auf Krankenhausaufenthalte selbst zu bezahlen, um den steigenden Prämien entgegenzuwirken. In der Praxis heißt das, die schönen Luxuspakete, die den Versicherten in jungen Jahren versprochen wurden, reduzieren sich im Alter, wenn sie die Versorgung wirklich brauchen, auf eine minimale Grundversorgung. Eine Versorgung, die möglicherweise weit unter jener in der Gesetzlichen Krankenversicherung liegt. Von Luxusversorgung kann dann absolut keine Rede mehr sein.

Aber Jörg lernt auch, dass Ärzte, Apotheker und Krankenhäuser die Kassen der Privaten Krankenversicherungen nicht nur durch höhere Abrechnungen aushöhlen. Es kommt hinzu, dass Privatversicherte das Gesundheitswesen gerne mehr beanspruchen[88]. Allerdings sind auch daran die Leistungserbringer, also wiederum Ärzte, Apotheker und Krankenhäuser, nicht unbeteiligt. Denn in unserem Gesundheitssystem sind ihnen allerlei Instrumente an die Hand gegeben worden, um Leistungen nicht nur höher abzurechnen, sondern darüber hinaus auch noch mehr Leistungen zu produzieren.

Und das funktioniert wie bei einer Waage. Wenn die Leistungserbringer also auf der einen Seite weniger Einnahmen haben, weil die Gesetzlichen Krankenversicherungen zum Beispiel Leistungen nicht mehr oder geringer bezahlen, dann gleichen Ärzte und Krankenhäuser ihre Verluste einfach wieder aus, indem sie die privat abgerechneten Leistungen erhöhen. Und schon haben sie wieder genauso viel Geld in ihrem Topf. In einer Studie der Bundesregierung heißt es dazu: »Je stärker die ›Kostendämpfungsmaßnahmen‹ in der GKV wirken, desto eher neigen die Leistungsanbieter dazu, die damit verbundenen Umsatzeinbußen durch Erlöse aus der Behandlung von privat versicherten Patienten zu kompensieren«[89].

Das heißt, dort, wo man es Ärzten, Apothekern, Krankenhäusern überlässt, aus dem Vollen zu schöpfen, werden Einnahmen selbst gemacht, und das Geld der Versicherten, das eigentlich für deren Alter vorgesehen ist, wird mit vollen Händen ausgegeben.

Dann wird möglicherweise in Kauf genommen, dass der Patient, im Fachjargon »Cash cow« genannt, wochenlang in einer privaten Spezialklinik herumliegt, ohne medizinisch versorgt zu werden, so wie Christian Nell. Und das nur, um mit ihm Geld zu verdienen. Erst als er selbst darauf dringt und nicht mehr zu leugnen ist, dass Christian genauso gut zuhause liegen könnte, spricht man sich plötzlich dafür aus, ihn entlassen zu können. Er will es, die Ärzte wollen es, nur sein Zustand nach den Bestrahlungen lässt es schwerlich zu. Trotzdem, eine Woche nach der Visite, bei der Jörg zugegen sein konnte, wird er nach Hause entlassen. Auf eigenen Wunsch, das wird explizit vermerkt.

Seine Frau holt ihn ab. Christian versucht zu verbergen, wie schwer es ihm fällt, auch nur wenige Meter zu laufen. Er ist so dünn geworden, dass er sich selbst kaum noch im Spiegel erkennt. Welche Zumutung muss er sein für andere, fragt er sich, und ob er noch liebenswert ist oder am Ende nur abstoßend. Ob es noch mal ein bisschen besser gehen wird, bevor er ganz in sich zusammenfällt und die gesunden Zellen in seinem Körper den Kampf gegen die aggressiv wuchernden aufgegeben haben werden.

Das Haus, das er Monate nicht gesehen hatte, wirkt fremd. Es riecht nach altem Holz, nach trockenen Blüten, nach Putzmittel mit Zitrusduft. Er kämpft sich die schmale Treppe nach oben, legt sich ins Bett, ruht aus, schläft ein, schläft unruhig, der Magen krampft. In der Nacht wird das Krampfen immer schlimmer, wird zum Stechen. Er stemmt sich hoch, kriecht mehr, als dass er geht, ins Bad. Dort bricht er zusammen, übermannt von dem Krampf in seinem Bauch. Sein Körper stößt alle Flüssigkeit aus sich heraus. In der Nacht noch und am nächsten Tag gibt es verängstigte Telefonate mit der Klinik, aber dort will man ihn nicht mehr haben. Man sei nicht für jeden Durchfall zuständig, heißt es knapp.

Am nächsten Morgen stehen sie wieder vor der Klinik, erzwingen, dass Christian erneut aufgenommen wird. Für ihn ist es eine Niederlage, wieder an diesem Ort zu sein, an dem man ihn nicht mehr will und von dem er sich nicht aus eigener Kraft hatte fernhalten können.

Noch mal für ein paar Wochen kommt er in dasselbe Zimmer. Der Blick hinaus ist nicht mehr der seiner Kindheit. Es ist der

Blick in sein Inneres. Es ist Frühling, aber die Medikamente haben die Farben verwaschen, sie sind blass und fremd.

Mit Schonkost und allen möglichen Mitteln wird die Darmflora beruhigt, bis er wieder Nahrung und Flüssigkeit bei sich behält. Der Umgang der Ärzte und Schwestern beschränkt sich aufs Nötigste. Es geht darum, ihn loszuwerden, bevor durch seinen Zustand Aufwand und Kosten entstehen könnten, glaubt er. Sprechen will immer noch niemand mit ihm. Beiläufig wird ihm dann doch vermittelt, dass es nun wohl dem Ende zuginge. Und dass es schöner wäre bei seiner Familie.

Wenige Wochen später ist es so weit. Er darf nun nach Hause zur letzten Reise. Für den insgesamt etwa dreimonatigen Aufenthalt in der Klinik bekommen seine Private Krankenversicherung und die Beihilfe eine Rechnung von über 100 000 Euro.

Aber prüft denn keiner, was die Krankenhäuser da abrechnen?, fragt sich Jörg. Kann man ungestraft Rechnungen erstellen, die dann einfach von den Kassen beglichen werden und das Budget belasten? Können so für unnötige oder kaum erbrachte Leistungen Summen in Rechnung gestellt werden, die dann fehlen, wenn es wirklich um die Gesundheitsversorgung im Alter geht?

Der Prüfer

Über einen Freund bekommt Jörg Kontakt zu einem Prüfer einer Privaten Krankenversicherung. Der bittet sich zunächst Bedenkzeit aus, will auf jeden Fall aber anonym bleiben. Erst nach einigen Telefonaten willigt er ein, sich mit Jörg zu treffen. Sie verabreden sich im Hinterzimmer eines Cafés. Er stellt sich vor als Peter Born.

Born ist eine Art Detektiv. Jeden Tag versucht er, mit Krankenhäusern in Kontakt zu treten und Unklarheiten bei der Rechnungsstellung aufzuklären. Alleine seine Arbeit spart seiner Kasse über 100 000 Euro im Jahr, gemeinsam mit seinen Kollegen ist es ein Vielfaches.

Abgerechnet wird mit Gesetzlichen und Privaten Krankenversicherungen nach denselben Fallpauschalen, also auch zu denselben Summen je nach Krankheitsbild. Für die Gesetzlichen Krankenkassen prüft ihr Medizinischer Dienst die Richtigkeit der Abrechnungen durch die Krankenhäuser. Anders bei den Privaten: Hier prüft jede Kasse selbst. Weil die kleinen Versicherungen nicht das Geld haben, dafür extra Personal vorzuhalten, wird hier allerdings komplett darauf verzichtet. Bei denen, die das Geld haben, ist das oft eine mühsame Angelegenheit. Denn während der Medizinische Dienst der GKV direkt auf die Unterlagen der Krankenhäuser zugreifen kann, braucht Peter Born zur Überprüfung jeder Rechnung das Einverständnis des Patienten und eine Schweigepflichtentbindung. Manchmal ist es eine ethische Abwägung, ob man einen schwerkranken Menschen darum bitten möchte. Und manche Patienten wollen sie auch grundsätzlich nicht geben. Wenn Born sie schließlich hat, trifft er immer wieder auf recht »kreative« Auslegungen seitens der Krankenhäuser.

Im Fallpauschalen-System werden bestimmten Diagnosen bestimmte Ziffern zugeordnet, die dann in Vergütungssätze umgerechnet werden. »Das System klingt zwar sicher, aber gerade weil es sehr komplex ist, eröffnet es doch zahlreiche Möglichkeiten, zugunsten von Krankenhäusern abzurechnen«, erklärt Peter Born. Jeden Tag müht er sich durch Patientenakten, Labor- und Operationsberichte, durch Kodierrichtlinien und Abrechnungen.

»Das läuft wie ein Baukastensystem«, sagt Born. Eine Hauptdiagnose wird ergänzt durch Nebendiagnosen. Fügt man davon noch ein paar hinzu, erhöht sich natürlich auf dem Papier die Schwere der Erkrankung und damit auch die Vergütung. Oder man dreht einfach Haupt- und Nebendiagnose um, wenn es dafür einen höheren Abrechnungssatz gibt. Kommt beispielsweise ein Patient mit Wasser im Bauch ins Krankenhaus und hat zusätzlich Leberprobleme, wird einfach eine Leberkrankheit diagnostiziert, die höher vergütet wird, obwohl am Ende nur ein bisschen Wasser abgesaugt wurde.

Zusätzliche Entgelte bringen auch teure Krebsmedikamente. »Bei einer Patientin wurden so viele Medikamente abgerechnet, dass sie hätte leuchten müssen«, sagt Born. Hier hatte ein Krankenhaus sich zu seinen eigenen Gunsten um 120 000 Euro ›verrechnet‹. Und das Verrechnen, stellt Born fest, findet seltsamerweise fast ausschließlich zugunsten der Krankenhäuser statt.

Ganz allgemein häufen sich Abrechnungen von Beatmungen[90], besonders über jene Grenzwerte hinaus, ab denen sie besonders viel Geld bringen. Hegt er Zweifel an der Richtigkeit, muss Born Beatmungsprotokolle anfordern und nachweisen, dass die angegebenen Stunden nicht damit übereinstimmen.

Mal wird nur eine Computertomografie gemacht und dann als Operation abgerechnet, mal ein alter Krankenbericht wieder mit abgerechnet, mal ein alter Krebs heraufbeschworen, der gar nicht mehr nachweisbar ist, mal Patienten am Freitag entlassen und am Montag wieder neu aufgenommen, um zwei Krankenhausaufenthalte daraus zu machen. Diagnosen passen häufig nicht zu Operationen, es gibt haufenweise Komplikationen, die aber in den OP-Berichten gar nicht vermerkt sind, eine Harninkontinenz wird mal eben zur teureren Stuhlinkontinenz, eine juckende Hautstelle zum Dekubitus.

Deutlich in Erinnerung ist Born der Fall eines pflegebedürftigen Mannes, der Jahrzehnte zuvor Prostatakrebs hatte. Während seiner Zeit im Pflegeheim wurde er kurzzeitig ins Krankenhaus gebracht, weil er Blut im Urin hatte. Man legte einen Katheder und entließ ihn wieder. Abgerechnet aber wurde der längst ausgeheilte Prostatakrebs. Krebse sind überhaupt recht einladend, um kreativ abzurechnen. »Hat ein Krebs gestreut«, so Born, »sind der Fantasie keine Grenzen gesetzt. Dann wird mitunter jede mögliche Krebsart dazugedichtet.« Und diese Fälle sind besonders schwer nachzuweisen, denn für Peter Born ist es eine ethische Abwägung, einen todkranken Menschen um sein Einverständnis für eine Prüfung der Krankenhausabrechnung zu bitten.

»Es gibt einfache, es gibt aber auch sehr komplizierte Unregelmäßigkeiten, die nicht leicht zu finden sind«, ergänzt Born. Aber er hat es grundsätzlich schwer bei seinen Recherchen; denn anders als beim Medizinischen Dienst der Gesetzlichen Krankenversicherungen, wo Ärzte beschäftigt sind, die leichter medizinische Unregelmäßigkeiten hinterfragen können, arbeiten bei der PKV Sachbearbeiter, die bei den zuständigen Stellen im Krankenhaus oft nur belächelt werden. »Da hilft es nur, sich dumm zu stellen, sonst bekommt man gar keine Auskunft.«

»Einem Arzt widerspricht man nicht so leicht«, auch Krankenhäusern nicht. Für Born ist es manchmal wie die Suche nach der Nadel im Heuhaufen. Gar nichts machen kann er allerdings, wenn an den Patientenakten manipuliert wurde. Das bleibt unentdeckt. Und dort läge das eigentliche Potenzial, um Einnahmen zu produzieren. »Was uns auffällt«, sagt der Prüfer, »kann durchaus nur die Spitze des Eisbergs sein. Wenn jemand kriminelle Energie mitbringt, sind uns die Hände gebunden.«

Es ist vor allem diese Vergeblichkeit und der damit verbundene Zweifel daran, etwas zu bewirken, die Born veranlassten, demnächst in eine andere Abteilung zu wechseln. »Mir kommt es so vor, als hätten wir ein System geschaffen, in dem Kontrolle weder vorgesehen noch erwünscht ist.« Aber er weiß auch, dass manche Krankenhäuser unter so großem Kostendruck stehen, dass sie alle Möglichkeiten ausschöpfen müssen, um kostendeckend zu arbeiten.

Denkt man die Kette weiter, wird klar, dass dieses von der Politik installierte System auf Dauer die Gesundheitsausgaben aushöhlt, indem es den Leistungserbringern erlaubt, sich weitgehend selber aus den Kassen zu bedienen. Damit wird seitens der Leistungserbringer das Verlangen gefördert, immer mehr Geld aus dem System zu ziehen, und gleichzeitig seitens der Patienten eine Haltung, die nur nach dem eigenen Wohlergehen schielt, die nicht mehr unterscheiden kann zwischen notwendiger medizinischer Versorgung und überflüssigem Wellness-Angebot, zwischen dem, was gesund macht, und dem, was das Luxus-Bedürfnis bedient. Es ist eine Versorgung, die auf Kosten aller geht, weil sie das Budget der Deutschen für medizinische Leistungen insgesamt belastet und den überaus üppig ausgestatteten Gesundheitstopf von allen Seiten anzapft und aushöhlt.

Am Ende darf sich jeder selbst fragen, ob es notwendig ist, eine Krankenhaus-Suite zu bewohnen, sich in stundenlangen Arztgesprächen Wellness-Angebote einzuholen oder überall bevorzugt an die Reihe zu kommen. Man muss sich das fragen, wenn man sich ins Bewusstsein ruft, dass dadurch am Ende andere Patienten möglicherweise nicht mehr die Versorgung erhalten, die sie eigentlich benötigen. Und es sollte sich jeder fragen, ob er Leistungserbringern noch trauen kann, die ein natürliches Interesse haben, dem Patienten-Kunden alle nur erdenklichen Behandlungen angedeihen zu lassen, solange sie nicht über die Maßen schaden, und das nur, um das eigene Einkommen zu erhöhen. Es betrifft dies sicher nicht die Mehrzahl der Ärzte und Krankenhäuser, aber weil wir es möglich gemacht haben, wird es eben auch praktiziert.

Im Falle von Christian Nell stellt sich in erster Linie die Frage nach Sinn und Nutzen der Behandlung, es stellt sich die Frage, ob ihm geholfen wurde, ob dies die oberste Prämisse der Behandlung war. Am Ende stellt sich natürlich auch die Frage nach der Menschlichkeit, die Frage, ob es um den Einzelnen geht oder um ein Raster, dem Patienten genügen müssen, das Patienten ausfüllen und dem sie dienen sollen, um andere Interessen zu befriedigen. Und in einem solidarischen System stellt sich zudem die Frage, welchem schwerkranken Patienten das Geld fehlt, das für Christian Nell von seiner Krankenkasse unnötig ausgegeben wurde, um ihn in einem Krankenhaus nicht zu behandeln. Aber: ein solidarisches System? Wer fragt schon danach im Kaufhaus Gesundheit?

Christian Nell kommt im April nach Hause. Es gibt keine Empfehlung an niedergelassene Ärzte, keine Ratschläge der Klinik, was folgen soll, keine Hilfe bei der Suche nach einem Schmerz- beziehungsweise Palliativmediziner, der ihn in der letzten Zeit begleiten könnte. Er wird entlassen mit ein paar angefangenen Pillenschachteln, und der Kontakt mit der Klinik bricht ab.

Von den Auswirkungen der Bestrahlung kann sich Christian Nell nicht mehr erholen. Er ist abgemagert, sein Körper ausgezehrt. Für den von der Familie organisierten Palliativmediziner wird es in den Wochen danach immer schwerer, die richtige Dosis an schmerzstillenden Medikamenten zu finden, die ihm nicht, wie vormals im Krankenhaus, alle Sinne rauben. Christian Nell stirbt sechs Wochen nach seinem Klinikaufenthalt an einem warmen Junitag, der den Sommer vorwegnimmt.

Jan Schmitt

Das Recht auf würdevolles Sterben

Palliativmedizin in Deutschland

Enteignet werden nicht nur Menschen, die nach Heilung streben. Auch Menschen, die an ihrem Lebensende stehen, werden nicht selten gezwungen, einen Weg zu gehen, den sie nicht nehmen wollen. Dafür steht die Geschichte der sogenannten Spezialisierten ambulanten Palliativmedizin[91]. Sie ist eines der traurigsten Kapitel in der Historie des deutschen Gesundheitswesens.

Die Geschichte zeigt, wie eine segensreiche Innovation aus Kosten- und Interessensgründen ausgebremst wird. Sie zeigt, wie die Politik einen Offenbarungseid leistet gegenüber einem Gesundheitssystem, über das sie keine Kontrolle mehr hat. Und sie zeigt, wie todkranken Menschen die staatlich garantierte Selbstbestimmtheit darüber genommen wird, wie und wo sie ihre letzte Lebenszeit verbringen können. Die sterbenden Menschen sind die Leidtragenden dieses unwürdigen Tauziehens. Patienten, die schwerste körperliche Schmerzen ertragen müssen und die keine Möglichkeit haben, die lindernde Versorgung zu erhalten, die eigentlich zur Verfügung steht. Paradox ist, dass sie ihre Versorgung zwar über ihre Krankenversicherungsbeiträge bezahlen müssen, dass sie aber nicht mitentscheiden dürfen, worin diese Versorgung besteht, also wo sie ihre letzte Lebenszeit verbringen wollen und durch wen sie versorgt werden. Es ist Glückssache, ob sich dort, wo jemand lebt, schon ein »Palliativnetz« gebildet hat oder nicht.

Der Traum vom sanften Sterben

Petra Weber hatte dieses Glück. Als sie ihre letzten Atemzüge macht, ist sie im Kreise ihrer Familie, in ihrer Wohnung. Es ist das Karnevalswochenende 2009. Draußen liegt der letzte Schnee des Winters. Weil sie wussten, dass ihnen nur noch wenige Tage gemeinsam mit ihrer Mutter bleiben würden, sind alle drei Kinder gekommen. Seit einer Woche wohnen sie nun also wieder bei ihr zuhause, dazu zwei Enkelkinder, die in ihrem Bett und auf ihr herumklettern dürfen, wenn es sie nicht zu sehr schmerzt.

Petra Weber ist 58 Jahre alt. Als sie 37 war, wurde bei ihr Gebärmutterhalskrebs diagnostiziert. Die Prognosen der Ärzte waren düster. Weil sie glaubte, den nächsten nicht mehr zu erleben, feierte Petra Weber mit 38 ihren letzten Geburtstag. Ihre Kinder waren da gerade acht, zehn und zwölf Jahre alt.

15 Operationen ließ sie über sich ergehen, endlose Bestrahlungen. Und wie durch ein Wunder verschwand der Krebs. Weil Petra Weber aber viele zu hoch dosierte Bestrahlungen bekommen hatte, waren ihre Organe bei den Behandlungen regelrecht gegrillt worden. Eines nach dem anderen versagte, ihr Sterben war eine Frage der Zeit.

Nun, im Frühjahr 2009, liegt Petra Webers Hand in der des Palliativmediziners Thomas Sitte. Wäre er nicht gewesen, wäre sie längst tot. Vor mehr als zwei Jahren hat er sie kennengelernt, da wurde sie aus dem Krankenhaus nach Hause geschickt. Zum Sterben. Die Ärzte hatten sie aufgegeben, zwei Wochen Lebenszeit hatte die Prognose gelautet. Thomas Sitte hat ihr zugehört, sie begleitet und ihr genau die Medikamente gegeben, die ihr die Schmerzen nahmen und die sie brauchte, um wieder ins Leben zurückzukehren. »Es ging mir auf einmal besser. Die innere Angst, die man so verdrängt, die war weg. Ich wusste, da ist jemand, und da kann ich mich richtig drauf verlassen. Das hat mir unglaublich Kraft gegeben und auch Lebensfreude«, sagt sie.

Nachdem Sitte angefangen hatte, sie zu behandeln, kehrte plötzlich ihre Energie zurück. Petra Weber konnte wieder ihren Haushalt führen, sie begann, sich wieder mit Freunden zu verabreden und ihre Kinder zu besuchen, die mittlerweile hunderte Kilometer entfernt wohnten. Petra Webers Leben ging in die Verlängerung.

Die Kunstfertigkeit der Palliativmediziner liegt darin, die Patienten gezielt zu behandeln; das heißt, ihnen genau so viele Medikamente zu geben, wie sie brauchen, um ohne Schmerzen zu sein, gleichzeitig um ihnen die Teilhabe am Leben zu ermöglichen. Dazu ist einfühlsames Abwägen nötig.

Der Arzt Thomas Sitte ist ein Pionier auf dem Gebiet der Palliativmedizin. Er hat frühzeitig Schulungen besucht und die moderne Schmerztherapie erlernt. Als einer der ersten hat er ein sogenanntes Palliativ-Care-Team auf die Beine gestellt. Dafür hat der Gesetzgeber in der Großen Koalition im Jahr 2007 genaue Bestimmungen festgelegt, um sicherzustellen, dass die Versorgung zuhause genauso gut, intensiv und lückenlos ist wie die im Krankenhaus. Nur wer das nachweisen konnte, bekam die Berechtigung, mit den Krankenkassen einen sogenannten Versorgungsvertrag zu schließen. Neben dem Arzt gibt es in einem Palliativ-Care-Team Pfleger und Schwestern, Psychologen, Ernährungsberater und Physiotherapeuten. Alles soll genau auf den Patienten abgestimmt sein. Am wichtigsten: die 24stündige Rufbereitschaft. Es muss immer und sofort jemand kommen können, rund um die Uhr.

Noch vor zehn Jahren war es normal, dass Todkranke ihre letzte Lebenszeit in Krankenhäusern verbrachten. Warten auf den Tod. Und obwohl auch Schwestern, Pfleger und Ärzte wussten, dass die meisten Menschen nicht wegdämmernd in der Anonymität sterben wollten, gab es keinen anderen Weg. Warum? Unser heutiges Verständnis von Medizin zielt grundsätzlich auf Heilung. Medikamente, Therapien, Behandlungen müssen am Ende den Menschen gesund machen. Die Vorstellung zu lindern, auch wenn keine Heilung mehr möglich ist, gab es in der Medizin lange nicht. Und wenn in der Medizin nicht so gedacht wird, dann in der weichenstellenden Politik erst recht nicht.

Dies war auch der Grund, warum lange niemand nach einer Hilfe für Menschen suchte, die unheilbar krank waren. Das änderte sich erst, als die Palliativmedizin die individuelle, also genau auf den jeweiligen Menschen zugeschnittene Medikation versprach. Und es änderte sich, als aus der Hospizbewegung und von einigen niedergelassenen Ärzten Mitte der 90er Jahre die Idee der Versorgung zuhause entstand, um es den Menschen zu ermöglichen, in ihrem eigenen Umfeld und im vertrauten Kreis ihrer Familie gehen zu können.

Zur Würde eines Menschen gehört die Freiheit, sich aussuchen zu können, wo man stirbt. Das hat, nach vielen Jahren, schließlich auch der Gesetzgeber erkannt und dem menschlichen Bedürfnis nach einem würdevollen Tod eine rechtliche Grundlage verliehen.

Seit 1. April 2007 hat jeder Deutsche nach den §§ 37b und 132d des SGB V ein Recht auf würdevolles Sterben zuhause, ein Recht auf »Spezialisierte Ambulante Palliativversorgung«. Voraussetzung, um Anspruch auf diese Versorgung zu haben, ist eine »nicht heilbare, fortschreitende und weit fortgeschrittene Erkrankung bei einer zugleich begrenzten Lebenserwartung«[92].

Seit fast sechs Jahren gibt es also einen Rechtsanspruch. Und trotzdem sterben immer noch viele Menschen in Krankenhäusern, weil sie zuhause nicht versorgt werden können. Betroffen sind oft Patienten mit aggressiven Krankheiten, die vor ihrem Lebensende unter hohe Dosen von Morphinen gesetzt werden, weil in Kliniken niemand die Zeit hat, sich mit ihnen und ihren Schmerzen näher zu befassen. Dann gibt man ihnen mitunter Medikamente, die ihre Sinne so betäuben, dass sie alles um sich herum vergessen und in den letzten Wochen, Tagen und Stunden kein Bewusstsein mehr für das eigene Leben haben. Andere Patienten sterben zuhause unter unvorstellbaren Qualen, weil niemand sie versorgt.

Wie kann das sein, dass der gesetzlich verbriefte Anspruch nicht bei den Patienten ankommt?

Hintergrund ist die Selbstverwaltung in unserem Gesundheitswesen. Die Politik kann zwar Gesetze erlassen, umgesetzt werden müssen sie aber von den Playern im Gesundheitswesen. Das sind vor allem die Krankenkassen auf der einen Seite und die Leistungserbringer, also Ärzte und Krankenhäuser, auf der anderen[93].

Im Falle der Spezialisierten ambulanten Palliativversorgung müssen die Kassen mit jedem einzelnen Palliativteam einen Versorgungsvertrag abschließen. Und das verzögert sich. Oft jahrelang. Das Argument der Kassen: Es gibt nicht genug Teams, die die Voraussetzungen erfüllen, dass man mit ihnen Versorgungsverträge schließen könnte. Das Argument der Teams: Ohne Anschubfinanzierung können sich keine neuen Strukturen bilden, denn sonst müssten alle Beteiligten in Vorleistung treten und erst mal umsonst arbeiten.

Und in der Tat: Die Teams, die sich mit viel Engagement gebildet haben, müssen oft Monate und Jahre ehrenamtlich Patienten versorgen, weil sie keinen Vertrag mit den Krankenkassen bekommen und damit keine Abrechnungsgrundlage. Manche halten durch, andere geben auf. Glück haben jene Teams, die von Krankenhäusern aus arbeiten, weil die Kliniken dann oft den finanziellen Druck auffangen können, zumindest eine Zeitlang. Deshalb ist die ambulante Palliativversorgung auch oft eng an Krankenhäuser gebunden. An den Kliniken fällt es leichter, Teams zusammenzustellen, denn Ärzte, Pfleger und Psychologen arbeiten ohnehin bereits zusammen. Und: Die Krankenhäuser können es sich eher leisten, so lange durchzuhalten, bis die Krankenkassen sich nach oft zähen Verhandlungen schließlich darauf einlassen, einen Versorgungsvertrag mit ihnen zu schließen.

Aber auch bestehende Teams werden oft nur zum Teil finanziert. Denn die Krankenkassen wollen häufig nur die tatsächlich erfolgte Behandlung bezahlen. Für die 24-Stunden-Bereitschaft, die der Gesetzgeber ausdrücklich verlangt, wollen die Kassen meist

nicht aufkommen. Man schachert um Kilometer, um Versorgungs-
materialien, um Zeit. »›War diese Fahrt wirklich nötig?‹, heißt es
dann. ›Warum so viel Verbandsmaterial?‹ Das hat mit angemesse-
ner und freier Versorgung wenig zu tun«, sagt ein Palliativmediziner, der seinen Namen lieber nicht nennen möchte.

Die Politik erklärt sich für machtlos, greift nicht ins Tauziehen
der verschiedenen Interessengruppen ein. Von den Gesundheits-
ministern Ulla Schmidt über Philipp Rösler bis zu Daniel Bahr ist
immer nur zu hören, man könne nichts tun, denn man würde die
Gesetze zwar machen, aber für die Einhaltung des SGB V wären
die Länder zuständig. Und am Ende sei es sowieso eine Sache der
Selbstverwaltung, also in diesem Fall der Kassen und der Teams.
Ein Offenbarungseid. Man stelle sich das in anderen politischen
Feldern vor: Die Politik erlässt Gesetze, die aber einfach nicht umgesetzt werden, weil es keine Handhabe gibt, jemanden dazu zu
zwingen.

Und warum sollten die Krankenkassen ein Interesse daran
haben, eine Innovation umzusetzen, die Geld kostet?

Wie langsam sich die Teams bilden, verraten nüchterne Zahlen: Während das Bundesgesundheitsministerium mit Einführung
des Gesetzes die Kosten für die Spezialisierte Ambulante Palliativversorgung zwischen 2007 und 2011 auf 840 Millionen Euro ge-
schätzt hat, wurden von den Kassen in diesem Zeitraum für die
Versorgung nur 153 Millionen Euro bezahlt[94], also weniger als ein
Fünftel.

Kein Geld für todkranke Kinder?

Die Leidtragenden sind die Patienten. Zehntausende sterben jedes
Jahr weiter unversorgt und unter völlig unnötigen Qualen. Besonders gravierend: die Situation bei den Kindern.

Kinderpalliativteams müssen anderen Anforderungen genügen als Teams, die sich um todkranke Erwachsene kümmern. Das

liegt daran, dass sich bei Kindern Erkrankungen, die irgendwann zum Tode führen, oft jahrelang hinziehen, während Erwachsene in der Regel die letzten zwei bis drei Monate ihres Lebens von einem Palliativteam versorgt werden. Es sind andere Krankheiten und deren Begleiterscheinungen, an denen Kinder sterben. Sie leiden neben Krebserkrankungen vor allem an Einschränkungen, die sie von Geburt an mitbringen, also Erbkrankheiten und Gendefekten. Das bedeutet, dass sie zwar intensiv betreut werden müssen, dass sie aber oft noch jahrelang mit einer Erkrankung leben, bevor Lungenentzündungen, Atemnot und Spastiken zum Tod führen. Besonders diese Kinder sollen zuhause bleiben und ihre letzte Lebenszeit im Kreis ihrer Familie verbringen dürfen. Das trägt oft dazu bei, dass es ihnen phasenweise besser geht. Umso wichtiger ist es allerdings, den Menschen in ihrem Umfeld Kraft zu geben. Das heißt: Neben der klassischen medizinischen Versorgung der Kinder durch Kinderärzte, Physiotherapeuten oder Ernährungsberater kümmern sich Psychologen auch um das Seelenheil ihrer Eltern und Geschwister, die manchmal jahrelang mit einem Kind leben, das irgendwann sterben wird.

Andrea Geller[95] ist so ein Kind. Sie ist sieben. Häufig hat sie Atemnot, bekommt immer wieder Lungenentzündungen. Sie lebt im Wohnzimmer, sitzt meist auf dem Schoß ihrer Mutter, stundenlang angeschlossen an ein ächzendes Beatmungsgerät. Andreas Krankheit hat keinen Namen, aber sie wird daran sterben.

Ihre Mutter Petra hat ihren Beruf als Sekretärin an den Nagel gehängt, bleibt zuhause, um sich um Andrea zu kümmern. Sie ist blass, und unter ihren Augen haben sich tiefe Ringe eingegraben. Man sieht, dass ihr Andrea manchmal zu schwer wird auf dem Schoß, man sieht, dass ihr alles manchmal zu schwer wird. Die Fragen nach ihrem Schlaf, nach einem Urlaub, nach freier Zeit und nach all dem, was Menschen im Alter von Anfang dreißig normalerweise tun, beantwortet sie nur mit einem fast abwesenden Lächeln. Und trotzdem möchte sie die Zeit, die ihr mit ihrer Tochter noch bleibt, um keinen Preis missen.

Noch vor zwei Jahren hat Andrea die meiste Zeit im Krankenhaus gelebt. Dann übernahm Dr. Groenwald mit seinem Palliativteam die Versorgung, und Andrea konnte zuhause bleiben. Mehrmals die Woche schauten er oder eine Schwester nach Andrea, stimmten die genaue Medikation ab, maßen die Atmung und überprüften die Lunge auf Entzündungen. Nur in den größten Krisen musste Andrea noch ins Krankenhaus, dann, wenn ihre Atmung immer unregelmäßiger wurde oder aussetzte.

Aber die Kassen wollten nur etwa die Hälfte der Kosten für das Team bezahlen. Das Defizit addierte sich von Jahr zu Jahr, und so musste Groenwald im Frühjahr 2012 seine ambulante Arbeit einstellen. Für Andrea und ihre Familie bedeutete das, dass sie wieder überwiegend im Krankenhaus leben musste. Denn ohne die häusliche Unterstützung konnte die Familie die häufigen Krisen, die Lungenentzündungen und Atemschwächen, nicht auffangen.

Obwohl sie die Versorgung eigentlich bezahlen müssten, verlassen sich die Krankenkassen gerade bei sterbenden Kindern häufig darauf, dass die Einrichtungen Spenden generieren und sich so finanzieren. Ohne diese Spenden müssten fast alle Kinder-Palliativteams in Deutschland aufgeben. Und von flächendeckender Versorgung kann bei Weitem nicht die Rede sein. In vielen Teilen Deutschlands existieren auch sechs Jahre nach Einführung des Gesetzes noch keine Teams, und so bleibt etwa die Hälfte der todkranken Kinder ohne ambulante Versorgung. Und wieder nüchterne Zahlen: Schätzungen zufolge könnte man mit etwa 25 Teams eine flächendeckende Versorgung für todkranke Kinder gewährleisten. Zurzeit gibt es elf Teams in Deutschland. Die Kosten für eine 24-Stunden-Versorgung beziffert die Deutsche Gesellschaft für Palliativmedizin pro Team und Jahr auf etwa 500 000 Euro. Das heißt, dass gerade mal 13 Millionen Euro notwendig wären, um alle sterbenden Kinder am Lebensende zuhause versorgen zu können. Das sind etwa 0,007 Prozent der Ausgaben der Gesetzlichen Krankenkassen[96]. Obwohl die Gesetzlichen Krankenkassen allein in den ersten drei Quartalen 2012 einen Überschuss von mehr als vier Milliarden Euro erzielten[97], scheint man bei der Versorgung sterbender Kinder also lieber sparen zu wollen. Trotzdem bleiben die Kassen bei ihrer Argumentation, für die Ausgestaltung der Verträge und für die Überweisung der Versorgungsgelder fehle bei den Teams das entsprechende Knowhow.

Wer hilft, dem droht Gefängnis

Palliativmediziner Thomas Sitte hat Petra Weber bis zu ihrem Tod im Kreis ihrer Familie begleitet. Ehrenamtlich. Fast zweieinhalb Jahre lang war er rund um die Uhr für sie da. Immer wenn sie ihn brauchte. Und sie brauchte ihn und die Mitglieder ihres Teams sehr oft. Trotzdem hat er bis zu ihrem Tod nicht einen Cent für die Versorgung bekommen.

Aber Thomas Sitte musste seine Patienten nicht nur versorgen, ohne dafür Geld zu bekommen, und die ambulante Versorgung mit den Einnahmen aus seiner Praxis querfinanzieren. Er drohte für diese Versorgung auch noch ins Gefängnis zu kommen. Schuld war eine Bestimmung in der Betäubungsmittelverschreibungsverordnung.

Der Arzt hatte immer wieder Schmerzmittel bei Petra Weber gelassen, nachts, am Wochenende und an Feiertagen, damit sie zur Überbrückung gegen die größten Schmerzen etwas nehmen konnte, bis die nächste Apotheke die Medikamente wieder liefern konnte. Damit soll er gegen einen kleinen Passus in der Verordnung verstoßen haben. Denn danach durfte man die Medikamente zwar verschreiben und dem Patienten verabreichen, man durfte sie aber nicht bei ihm lassen. Auch nicht, wenn die Schmerzen unerträglich waren. Nur Apotheker durften verschreibungspflichtige Medikamente aushändigen. Und genau die sperrten sich vehement gegen jede Änderung der Verordnung, die ihnen die Hoheit über die Medikamenten-Gabe nehmen könnte. Eine Ausnahme hatten sie bereits akzeptieren müssen: die Abgabe von

Methadon zur Drogensubstitution. Bei Opiaten für todkranke Patienten wollten die Apotheker keine weitere Ausnahme akzeptieren, ungeachtet der Folgen für die Patienten. Kein Wunder, denn das Geschäft mit diesen Arzneimitteln ist gigantisch. Im Jahr 2011 betrug der Umsatz mit verschreibungspflichtigen Medikamenten in Apotheken immerhin 21,6 Millarden Euro[98].

Ende 2011 wurde Thomas Sitte unter Androhung einer Haftstrafe bei Zuwiderhandlung untersagt, zukünftig Medikamente bei seinen Patienten zu lassen. Ihm drohten fünf Jahre Gefängnis. Den Arzt traf es wie ein Schock. Jahrelang hatte er sich um seine Patienten bemüht, hatte an Wochenenden Weiterbildungen besucht oder gehalten, hatte anderen Teams bei der Aufbauarbeit geholfen, seine Erfahrungen geteilt. Ein unermüdlicher Kämpfer. Auch seine Familie kam dabei häufig zu kurz. Er hatte erklären müssen, warum er am Wochenende, in der Nacht, bei Abendessen und Theaterbesuchen erreichbar sein musste und immer auf dem Sprung. Er hatte erklären müssen, dass seine Patienten für ihn immer Vorrang hatten, und das, ohne für diese Zusatzversorgung bezahlt zu werden. Und nun sah sich der Arzt von der Gesetzgebung kriminalisiert und in seiner Arbeit für die Patienten eklatant eingeschränkt. Und mit ihm viele seiner Kollegen. Wer sollte noch die Arbeit des Palliativmediziners übernehmen, wenn er sich dabei mit einem Bein im Gefängnis sieht?

Weil Thomas Sitte es mit seinem Gewissen nicht vereinbaren konnte, Patienten die Medikamente vorzuenthalten, von denen er wusste, dass sie ihnen die mitunter unerträglichen Schmerzen nehmen konnten, gab er seine Praxis auf. Er wusste, ansonsten hätte er regelmäßig gegen die ihm gemachten Auflagen verstoßen, und dieser Gefahr wollte er weder sich noch seine Familie aussetzen. Sitte gründete die Deutsche Palliativstiftung. Mit ihr konzentrierte er sich darauf, politisch dafür zu kämpfen, dass die Versorgung bei den Patienten, die sie brauchen, auch ankommt.

Im Mai 2011 wurde schließlich, nach einiger Medienberichterstattung und viel Protest durch die Palliativmediziner, die Betäubungsmittelverschreibungsverordnung geändert. Bis dahin hielt die Gegenwehr der Apothekerverbände. Bitteres Fazit: Die Umsetzung der Spezialisierten Ambulanten Palliativversorgung ist ein Lehrstück dafür, was passiert, wenn die Politik Gesetze nur erlässt und deren Ausgestaltung den Interessenvertretern in unserem Gesundheitswesen überlässt. Sie zeigt, dass der Föderalismus gerade in der Sozialgesetzgebung oft patientenfeindlich ist. Es ist nicht zu verstehen, warum in Schleswig-Holstein andere Regeln bei der Palliativversorgung gelten sollen oder warum sie anders bezahlt werden soll als in Bayern. Wenn man das ausschließen will, so muss sich die Legislative zukünftig auf genaue und einheitliche Ausführungsbestimmungen zu ihren Gesetzen verständigen. Gelingt dies nicht und wird die Ausgestaltung weiter den – oft materiell orientierten – Interessengruppen im selbstverwalteten Gesundheitswesen überlassen, so haben die Patienten zwangsläufig das Nachsehen.

Auch heute, fast sechs Jahre nach Einführung des verbrieften Rechts auf Spezialisierte Ambulante Palliativversorgung, sterben weiterhin zu viele Erwachsene und Kinder, ohne die angemessene und gesetzlich zugesagte Versorgung am Lebensende zu erhalten. Genaue Zahlen lassen sich kaum herausfinden. Da die Gesetzlichen Krankenkassen in den einzelnen Bundesländern einzelne Verträge schließen, gibt es keinen genauen Überblick. Und der Spitzenverband der Gesetzlichen Krankenkassen behält die Zahlen, über die er verfügt, für sich. Solange es jedoch keine Zahlen gibt, sieht sich auch in der Politik niemand veranlasst zu handeln. Auch hier will man das Kapitel »Tod« wohl lieber ausblenden.

Jan Schmitt

Der Sozialethiker

Friedhelm Hengsbach SJ

Es fällt heutzutage sehr auf, wenn man einen Brief bekommt, nicht Mail, nicht SMS, nicht Posting. Ein knallbunter Umschlag, darauf die 55er Briefmarke mit roter Rose, das Briefpapier ist hellblau. Der Absender löst größte Freude aus. Friedhelm Hengsbach, den ich seit Jahren enorm schätze, ein paarmal bei öffentlichen Diskussionen in Kirchengemeinden erlebte. Wirtschaftswissenschaftler, Linkskatholik, Sozialethiker. Sein Lebensthema ist soziale Gerechtigkeit, und für sie kämpft er mit deutlichen Worten, legt sich mit politischen und wirtschaftlichen Eliten an. Kein Besserwisser oder tönender Rebell, eher ein Anwalt der kleinen Leute.

Handgeschriebene Seiten – das ist noch dazu ein wertvolles Geschenk. Ein Füllhalter macht kein Wettrennen um Minuten mit; wer mit der Hand schreibt, entschleunigt sich bewusst. Und Zeit, so sagt Hengsbach, »ist ein Indikator für gesellschaftlichen Wohlstand«. Nicht die Menge der Produkte, die hergestellt werden. Ein sanfter, witziger Geist.

Von ihm ein Brief also, mit guten Wünschen und Komplimenten für die »Monitor«-Moderatorin. Ein paar Worte zu Schlecker und Opel Bochum. Und zum Konflikt zwischen privaten Finanzakteuren und demokratisch legitimierten Staaten. Wie immer stellt er die wichtigste Frage unserer Epoche: Wer hat die Entscheidungsmacht? Wer bestimmt über das Wohl der Bevölkerung?

Ich fahre nach Ludwigshafen, zum Heinrich-Pesch-Haus, eine Institution der Jesuiten. Ein bisschen Fortbildungsstätte, ein bisschen Hotel, nicht besonders herausgeputzt und an einer viel befahrenen Straße gelegen. Von oben hat er einen fabelhaften

Blick – über eine dröge Stadtkulisse, Industrieanlagen inklusive. Dieser Blick ins Weite versöhnt ihn mit der tristen Umgebung; mit dem Fahrrad flüchtet er sich oft genug nach Mannheim, um eine »schöne Stadt zu sehen«. Der Professor ist nun im Ruhestand und lebt mit weiteren Jesuiten in einer WG, eine Bruderschaft. Alle teilen alles: das Geld, das Organisieren des Alltags. Hengsbach hat gerade das Manuskript für ein neues Buch beendet und ist bester Laune. Sich wieder Zeit zu nehmen, sich vom Regime der Dauerbeschleunigung zu befreien, ist jetzt sein Thema. Er erzählt, wie er mit Gewerkschaftern vor Ort arbeitet, um bessere Schutzrechte für Arbeitnehmer durchzusetzen, gerade in Zeiten der Globalisierung. Denn ein Sozialstaat, der immer mehr Lebensbereiche der Privatisierung überlässt, höhlt sich selber aus. Gerade die Bereiche Gesundheit, Bildung, Sozialarbeit werden durch Kommerzialisierungsdruck nicht besser. Der Markt müsse der Gesellschaft dienen, nicht umgekehrt. Ob Fabrik, Unternehmen oder Institution: Die Arbeitenden sollen wirtschaftliche und soziale Angelegenheiten mitbestimmen. Belegschaften, Anteilseigner und kommunale Instanzen gewährleisten die demokratische Kontrolle des Marktes. Starke Gewerkschaften, eine Wirtschaftsdemokratie ohne Finanzkapitalismus – dazu referiert, schreibt, argumentiert er mit Leidenschaft und Ausdauer, denn politische Entscheidungsträger reagieren nur auf öffentlichen Druck. Insbesondere »Zeitrebellen« werden diesen Druck mehr und mehr ausüben. Denn sie »streben nicht nach einem möglichst hohen Konsum, sondern nach einem gelingenden Leben«. Ach ja, mehr Zeitrebellen ins Gesundheitssystem, bitte.

Friedhelm Hengsbach SJ. SJ steht für Societas Jesu, der er seit 1957 angehört. SJ, witzelt er gern, steht auch für »schlaue Jungs«.

Zwischen Arzt und Patient kann es keine Marktbeziehung geben

Protokoll einer Rebellion

Es wird jeden Tag spannender in der Welt, es gibt immer mehr zu tun und mehr zu erklären. Ich beschäftige mich seit Längerem mit Beschleunigung, mit dem Widerstand gegen die um sich greifende Beschleunigung. Zeit ist ein entscheidender Maßstab für Lebensqualität.

Ich war selber wegen meines Herzens im Krankenhaus, und ich hoffe, dass meine Erinnerung nichts verklärt. Ich bin in der Uni-Klinik in Frankfurt behandelt worden und habe das Personal als sehr einfühlsam erlebt. Sowohl die Krankenschwestern, die Pfleger als auch die Ärzte. Ich fürchte allerdings, dass dies auch mit meinem Namen zusammenhing und mit dem Ort, wo man eben gut vernetzt ist. Da war ich vielleicht privilegiert. Ich hatte außerdem das Glück, einen sehr netten Bettnachbarn zu haben. Gut war auch die intensive Vorbereitung auf das, was kommt; mir fehlte damals jegliches Risikobewusstsein. Das schönste Erlebnis, woran ich mich immer wieder erinnere, war der Moment, als es morgens mit der Operation losgehen sollte: »Sie werden nichts mehr sehen und hören.« Nach gefühlt einer Stunde werde ich wach, schaue auf die Uhr: Es ist sechs Uhr abends. Und ich spürte ein unbeschreibliches Gefühl von Glück. Ich lebe ja, es ist alles überstanden.

Ich selbst habe nicht empfunden, dass die Mitmenschlichkeit im Krankenhaus verloren geht, überhaupt nicht. Auf der Intensivstation habe ich gespürt – ich war ja noch nicht richtig beisammen –, wie die Schwestern und Pfleger ohne Worte einfach da sind, wie ihre Handlungen ineinandergreifen. Ich habe diese Kompetenz einfach bewundert. Mein erster Krankenhausaufenthalt überhaupt – und ich habe nur positive Erinnerungen, auch an die Reha. Im Spessart verbrachte ich sogar eine der schönsten Zeiten meines Lebens. Drei Wochen ohne Terminkalender, eine ungemein wohltuende Erfahrung.

Dennoch: Ich will das System auch analytisch betrachten. Die radikale Veränderung kam mit der Demontage solidarischer Sicherungssysteme, nicht nur des Gesundheitssystems, auch des Renten- und Bildungssystems. Der Erste, der diesen Einbruch privater Rendite in die öffentlichen Sicherungssysteme zuließ, war Minister Blüm. Mit der Öffnung der Pflegeversicherung. Damit fing es an. Und dann wurde der Sozialstaat unter Rot-Grün grundsätzlich umgebaut. Gesundheit, Bildung und Arbeit mit einem angemessenen Entgelt – wenn man dies alles als Grundrechtsanspruch in einem Sozialstaat wertet, dann ist dieser Anspruch damals aufgekündigt worden. Das Ganze wurde und wird in Tauschverhältnisse überführt. Natürlich gilt das nicht überall, nicht durchgängig. Aber die zunehmende Privatisierung bedeutete und bedeutet, dass alle anderen Einrichtungen sich ebenfalls Profit verschaffen und sich dem Wettbewerb unterwerfen müssen. Patienten werden zum Kunden. Rentabel sind Operationen, die man am Fließband durchziehen kann. Das Gesundheitssystem ist durch und durch kommerzialisiert. Für mich die entscheidende Ursache der sich heute zuspitzenden Probleme.

In einer Solidargesellschaft gehe ich davon aus, dass alle die gleichen Chancen haben. Dass die Leistungsfähigen für die Schwächeren einstehen. Dass alle mit ihrer Arbeitskraft ihr Leben gestalten können und in Ausnahmefällen der Staat oder die Gesellschaft eben einspringen. Wer gesundheitlich beeinträchtigt ist, kann doch gar nicht auf Augenhöhe mitverhandeln, was heutzutage gerne ausgeblendet wird. Und es ist ein Unterschied, ob ich auf den Wochenmarkt gehe und Äpfel kaufe. Da weiß ich, was ich bekomme, was ich dafür gebe und ob ich über den Tisch gezogen werde. Wenn ich jedoch zum Arzt gehe, herrscht ein ungleiches Verhältnis zwischen mir und dem Arzt. Jemanden, der Schmerzen hat, darf man nicht zum Kunden hochstilisieren. Diese faktische Asymmetrie zwischen Arzt und Patient macht das Vertrauensverhältnis doch so wichtig, denn niemand kann sich selbst heilen.

In den Gesundheitseinrichtungen kommt noch hinzu, dass Maßstäbe und Kriterien herangezogen werden, die aus der Industrie bekannt sind. Produktivität zum Beispiel. Was ist denn etwa die Produktivität einer Heilung? Sie hängt doch von demjenigen ab, der diese Leistung nachfragt. Ein autonomes Leben zu führen oder auch mit Beeinträchtigungen leben zu können – das ist doch nicht mit der Parole »Gesundheit als höchstes Gut« gleichzusetzen. Das Zusammenspiel von Arzt, Pfleger oder Physiotherapeuten, diese Arbeit am Körper wird heutzutage fabrikmäßig organisiert. Und damit trifft man genau daneben. Gesundheit als Ware? Wär ja wie ein Auto oder ein Kühlschrank. Denjenigen, der leidet, als Kunden zu definieren, ist falsch. Die Sprachspiele, die Kriterien und die Logik des Marktes sind für diesen Bereich unangemessen. Sie passen nicht. Denn wir gehen ja irrational mit Gesundheit um: Wenn wir nichts spüren, dann vernachlässigen wir das Gut. Und sobald wir das kleinste Wehwehchen haben, bricht die Welt zusammen.

Es gibt eine schöne Anekdote aus der Antike: Ein reicher Mann kommt mit großen Schmerzen zum Arzt. Er war lebensgefährlich von einem Insekt gestochen worden. Der Arzt behandelt ihn, rettet ihn. Der Reiche fragt, wie viel er nun zahlen soll. Der Arzt sagt: »Gib mir ein Zehntel dessen, was du gegeben hättest, bevor ich dich aus der Lebensgefahr befreite!« Das zeigt, wie irrational wir mit Krankheit umgehen. Ich bin doch Patient in dieser Situation und nicht Kunde. Das ist die Marktseite sozusagen.

Das Andere sind die internen, betriebswirtschaftlichen Regeln, die jetzt Anwendung finden. Man redet von Controlling, Benchmark, unique selling point. Oder von der Ergebnisqualität, der Prozessqualität und der Strukturqualität. Ergebnisqualität ist das Einzige, das zählen sollte. Dass der Mensch gesund wird. Aber was genau heißt das? Doch nicht nur, dass die Organe funktionieren. Dass er psychosomatisch wieder gut dabei ist. Und wie soll das gemessen werden? Und wer misst das? Das können nur diejenigen tun, die den ganzen Prozess des Heilens unmittelbar begleitet haben, nicht bloß die Ärzte, die für die Operation zuständig sind. Ergebnisqualität? Ganz schwierig.

Ebenso die Prozessqualität! Misst man, in wie vielen Tagen jemand wieder gehfähig ist? Hier dominiert eine fragmentierte Betrachtungsweise, ich könnte auch sagen, der Mikroblick. Der optimal gelungene Einzelfall wird zur Norm.

Am einfachsten ist die Strukturqualität zu bewerten: Wo hängt der Feuerlöscher? Wie viel Quadratmeter hat der Andachtsraum? Wie viel der Abschiedsraum? Wird genug Klopapier gelagert? Das kann man messen. Aber solche Kriterien sind doch völlig nichtssagend.

Ob bei dieser betriebswirtschaftlichen Logik noch Raum für Ethos bleibt? O ja, ethische Kriterien sind sogar zur Masche geworden – überall. Sie werden von den Führungskräften propagiert und von der Belegschaft eingefordert. Gerade von Menschen, die ein heißes Herz, ein großes Herz für Leidende haben. Sobald dies religiös aufgeladen ist, sind Mitarbeiter und Mitarbeiterinnen noch stärker gefährdet, sich für die gute Sache ausbeuten zu lassen. In konfessionellen Krankenhäusern appelliert man an den religiösen Geist. An den Sendungsauftrag Jesu Christi. Sogar die türkische Putzfrau wird damit konfrontiert, wenn auch nicht offen. Man geht eben davon aus, dass man über homogene Belegschaften verfügt.

In katholischen Häusern geht es auch um das Problem der Abtreibung; dass Ärzte sie im Rahmen des Gesetzes praktizieren, wird nicht zugelassen. Auch keine Euthanasie. Oder Präimplantationsdiagnostik. Während das menschliche Leben beginnt oder während es verlöscht – da wird viel Ethik betrieben, da bemüht man sich sehr um Ethik. Für den normalen Alltagsbetrieb gibt es solchen Aufwand nicht.

Aber selbst in den Krankenhäusern, die nicht religiös aufgeladen sind, kann sich eine Ethikkommission den betriebswirtschaftlichen Erwartungen der Verwaltung nicht entziehen. Und das Berufsethos des Arztes gerät immer in Konflikt mit den betriebswirtschaftlichen Erwartungen an ihn.

Zudem brauchen wir neben der »mikro-ethischen« Diskussion politische Debatten. Denn die Arbeit der Zukunft wird die Arbeit an und mit dem Menschen sein. Wir haben uns ja von der Agrargesellschaft zur Industriegesellschaft und danach zur Dienstleistungsgesellschaft entwickelt. Die entscheidenden Produktionsmittel unserer Epoche sind eben nicht mehr Grund und Boden, Technik und Kapital, sondern ... die menschliche Ressource, das Arbeitsvermögen. Sogar in der modernen Industrie werden Menschen gebraucht, die nicht wie früher bloß auf Befehle reagieren, sondern die ihre Aufgaben relativ selbständig – alleine oder im Team – erledigen. Die ihre Arbeitszeit, ihre Arbeitsbedingungen oder auch das Arbeitsergebnis eigenständig organisieren können. Die Unternehmen erwarten hochqualifizierte Menschen, die neben ihrem Fachwissen auch verschiedene Alternativen beurteilen und auswählen können. Die kommunikationsfähig sind und einfühlsam auf Patientenwünsche reagieren und Menschen beraten können. Wie um solche Mitarbeiter geworben wird, ist in den Hochglanzbroschüren der Unternehmen gut abzulesen.

Ich denke, dass dieser soziale Sektor, also Gesundheit, Bildung, Pflege, Kultur, einem Strukturwandel unterliegt, dass auch er höhere Wachstumsraten aufweist. Dann allerdings fragt man sich, unter welchen Bedingungen jene personennahen Dienste angeboten werden. Dieser Sektor kann nur wachsen, wenn qualifizierte Menschen angemessen und komfortabel bezahlt werden. Da es weiterhin um Grundrechtsansprüche geht, wird sich der Staat viel stärker engagieren müssen.

Warum bewertet die Gesellschaft solche Berufe nicht höher und bezahlt sie nicht besser? Zum einen sind es Frauenberufe. Sie entsprechen der Frauenrolle, wie Frauen auch noch die Eltern pflegen, sobald die Kinder aus dem Haus sind. Und zur Betreuungsarbeit sagen die Tarifpartner: Warum soll sie ähnlich bezahlt werden wie etwa die Tätigkeit eines Facharbeiters in der Chemie? In der Metallindustrie? Die Kanzlerin reist in andere Länder, um für unsere exportorientierte Chemie- oder Autoindustrie zu werben, da wird subventioniert, da wird unterstützt. Das drückt doch unübersehbar die herrschende politische Wertschätzung aus.

Zum anderen ist im Pflegebereich der gewerkschaftliche Organisationsgrad wirklich nicht hoch. Besonders in den Kirchen, dem größten Arbeitgeber in Deutschland. Sie kooperieren nicht mit den Gewerkschaften, sondern drängen sie aus ihren Einrichtungen hinaus. Mit Arbeitnehmerrechten ist es dort nicht weit her.

Aber es ändert sich etwas. Die Geschichten, die jetzt aus den Krankenhäusern an die Öffentlichkeit dringen, werden erheblich dazu beitragen, dass Gesundheit hierzulande zu einem politischen Großthema wird. In dem Maße, wie die Mitarbeiter sich gewerkschaftlich organisieren, werden die Defizite öffentlich und der Druck stärker. Bei 80 Stunden Arbeit pro Woche sollten die abhängig Beschäftigten sagen: Jetzt ist Schluss. Noch trauen sie sich nicht, aber der Widerstand kommt. Gesundheit ist ein Grundrecht, und das setzt jeder Marktsteuerung Grenzen.

Was uns stärker machen könnte

Ein Plädoyer

In diesem Buch ist viel von Mängeln und Fehlverhalten die Rede, notgedrungen. »Systemveränderung« lässt sich da schnell herbeiwünschen – ja selbstverständlich, her damit, die Gesellschaft soll und muss aufwachen. Aber die Gesellschaft kommt nicht auf Station mal gucken. Sie hilft dem Krankenhausinsassen nicht weiter, der hier und jetzt leidet und nicht auf die Ergebnisse einer total neuen Gesundheitspolitik warten kann. Sind wir weiterhin dazu verdammt, nur zwischen Duldungsstarre und der Hoffnung auf die Politik zu mäandern? Oder haben wir es auch selbst in der Hand, für Verbesserung zu sorgen?

In meinen Klinikwochen sah ich Mitpatienten, die so gut wie nie Besuch bekamen. Sei es, dass sie tatsächlich alleinstehend waren, quasi Übriggebliebene ihrer Generation. Sei es, dass die liebsten Angehörigen zu weit entfernt lebten. Seelenqual stand in ihren Augen, auch Groll. Die goldenen, seltenen Krankenschwester-Minuten der Zuwendung reichten nicht. Deswegen will ich für eine gesunde Dosis Mitmenschlichkeit werben, das einfach Machbare. Wir können offener werden: als Patient Zuwendung annehmen, als Gesunder Zuwendung geben. Wir erlauben als Kranke ja auch Ärzten und Pflegekräften, also fremden Menschen, Hand an uns zu legen, Körperverletzung an uns zu betreiben, damit wir wieder gesund werden. Mit demselben Vertrauensvorschuss dürfen wir ebenfalls anderen Fremden zugestehen, dass sie unserem Gemüt guttun.

Sie sind gar nicht so rar, die engagierten Menschen von nebenan. Einzelne und Gruppen, denen es privat oder beruflich ein

Anliegen ist, anderen in Notsituationen beizustehen, sie zu stärken. Das kann mit einem Gebet sein oder mit Handhalten. Oder jemand besorgt einen Nachschub an Windeln und Wegwerfhöschen. Oder begleitet in die Spezialklinik. Doch ein Schwerkranker neigt oft zur Selbstabschottung und meint, alles »allein« mit sich ausmachen zu müssen, wenn Verwandte oder Freunde ihm nicht beistehen können. Der Gedanke, dass Fremde ihre Zeit und Freundlichkeit verschenken, ist nicht selbstredend. Hilfe anfordern? Verlernt.

Zu häufig habe ich von Patienten gehört: »Nee, ich will keinen Fremden an meinem Krankenbett haben.« – »Kann ich doch keinem Fremden zumuten.« Warum wohl? Weil »Solidarität« ein billiger Ton im Wahlkampfgeklingel geworden ist? Wenn Geiz so geil ist, wirkt Nächstenliebe ein bisschen ... doof?

Unsere Mitmenschen machen uns stark, nicht nur die Infusionen. Diese Haltung finde ich sympathischer. Darum geht es in den folgenden Gesprächen.

Der Tröster

N. N., Klinikpfarrer

Was tun in den schwarzen Stunden, wenn man seit Wochen im Krankenbett liegt und an allem zweifelt, wenn man sich leer fühlt? Matt ist der Körper und ängstlich die Seele, Heilung wird zum Fremdwort, Besserung ist eine nur schwache Hoffnung.

Innehalten – es löst Gefühle aus, die man sich sonst selten erlaubt. Wie war das noch mal mit dem Sinn des Lebens? Warum gerade ich? Was wird aus der Familie, den Freunden, dem Betrieb, wenn ich so lange fehle? Oder gar nicht mehr zurückkomme? Habe ich noch Rechnungen offen?

Eine besondere Frage zu stellen, musste ich erst lernen: Was macht mich stark? Wer macht mich stark? In manchen Krankenhäusern arbeiten Geistliche, die speziell für den Umgang mit Kranken ausgebildet sind. Sie begleiten auch über längere Phasen die Patienten und ihre Familien, sie beraten bei Konflikten. Und wer einen persönlichen Gottesdienst wünscht, darf dies aussprechen. Die evangelische Krankensegnung, die katholische Krankensalbung. Eine Trauung, eine Beichte, eine Taufe – die Kirche kommt. Mit Sakramenten oder Ritualen, mit Gesprächsbereitschaft. Das ist stärkend für die, die glauben. Und ersetzt fehlendes Krankenhauspersonal. Weil Ärzte und Pflegekräfte nicht auch noch psychologische Betreuung anbieten können. Die Pfarrer, Pastoren und ihre Mitarbeiter sind Tröster und Lückenbüßer zugleich. Wie sehen sie das System Krankenhaus, was können sie leisten? Wo sind ihre Grenzen?

Einer schreibt mir: »Enteignung und Paternalismus sind die Realität, hier wird jeden Tag die Würde des Menschen verletzt.

Ich kopiere Ihre Geschichte und verteile sie im Kreis der Kollegen weiter.« Das ist eine Aufforderung aus einer Ecke, die ich nicht vermutet hätte.

Wir treffen uns in meinem Büro, meine leichten Vorurteile werden nicht bestätigt, denn alles Salbungsvolle ist ihm fremd. Er kann auch fluchen, wenn ihm etwas absolut nicht einleuchtet, er steht zu seinem Urteil. Er ist energisch, mag seine Mitmenschen, glaubt an seine Berufung. Nach einem Praktikum in einem kleineren Krankenhaus wusste er: »Hier ist meine Gemeinde, hier kann ich sinnvoll wirken. Das ist meins.« Seit zwölf Jahren arbeitet er in einem größeren Krankenhaus in NRW. Kein Jasager, kein Resignierter.

Kontakt – vom Lateinischen *contingere*. Das heißt berühren, auch gemeinschaftliches Handeln. Dieser Pfarrer ist ein Kontaktmacher.

Ich biete Beziehung, Zeit und Zuwendung

Protokoll eines Zuhörenden

Warum ich Ihnen geschrieben hab'? Weil ich Ihre Geschichte gut fand. Ich dachte, das ist genau der Punkt. Beziehung. Ich erlebe viele Begegnungen im Krankenhaus, aber auch in anderen Zusammenhängen, als kontakt- und beziehungslos. Dass Menschen sagen: »Ich werde zwar behandelt, aber irgendwie fehlt hier etwas. Das Miteinander. Dass der Eine wirklich mit dem Anderen spricht.« Ich kenne das Gefühl, man ist räumlich, physisch anwesend, es wird auch gesprochen, und dennoch ist dieses Verstehen nicht da. So ist es leider noch. Dass man ein Stück enteignet wird. Dass jeder meint, das Gute und Richtige zu tun, aber in der Summe kommt dann doch was ganz Verqueres raus.

Andererseits: Als Patient begebe ich mich bewusst in ein Abhängigkeitsverhältnis. Ich halte überhaupt nichts davon, dies als Kundenverhältnis zu beschreiben. Ich gebe etwas von meiner Autonomie preis, weil ich ja nicht so viel über Krankheiten weiß. Ich gehe zum Arzt in dem Vertrauen, dass der mir mit seinem Wissen hilft. Es gibt also ein Gefälle, ein Oben und Unten, zwischen Arzt und Patient.

Wie sollen Patienten damit umgehen? Sollen sie fragen, fragen, fragen? Und den Arzt damit nerven und den Betrieb aufhalten? Oder sollen sie sich fügen? Ich glaube, ein Rezept gibt es da nicht. Im positiven Sinn würde ich sagen: hartnäckig bleiben.

Ich arbeite an einem kommunalen Krankenhaus und sehe keinen wesentlichen Unterschied zwischen den verschiedenen Kliniktypen. Jedes Krankenhaus befindet sich im Wettbewerb, und die Gesetze des Wettbewerbs sind für alle gleich. Ich bin übrigens froh, dass ich nicht an einem kirchlichen Haus arbeite. Dort stehen Jesus und der Glaube zu sehr im Schaufenster, und dahinter sieht es häufig ganz anders aus... Im kommunalen Krankenhaus kann ich recht unbefangen und frei meine Rolle ausfüllen.

Es gibt nicht an jedem Krankenhaus einen Pfarrer, nicht mehr. Unser Bistum stellt ein großes Potenzial für die Kategorialseelsorge zur Verfügung – so nennt man das. Intern sorgen wir uns aber seit drei, vier Jahren, ob die Ressourcen wieder zurückgefahren werden. Das heißt, ob Leute, die hochspezialisiert sind, wieder zurück in die normale Gemeindearbeit sollen. Um dann von den Gemeinden aus Krankenhausseelsorge mitzuübernehmen. Wir müssen der eigenen Institution klarmachen, dass das nicht geht. Das Gesundheitssystem ist inzwischen hoch ausdifferenziert, und so braucht ein Klinikpfarrer ebenfalls bestimmte Qualifikationen. Diese Arbeit hat nicht nur mit Talent oder Interesse zu tun. Sie ist wirklich mit Ausbildung verbunden. Mit Qualitätsstandards.

Ich weiß, dass ich am Anfang dennoch einen ziemlichen Bammel hatte, in ein Krankenzimmer zu gehen. Weil man nicht weiß, was auf einen zukommt. Im Krankenhaus sind die Rollen definiert. Die ärztliche Rolle ist definiert, die pflegerische Rolle ist definiert, Physiotherapie – und dann kommt ... Seelsorge. Und die ist ... wie soll ich sagen ... wie ein luftleerer, nein, ein undefinierter Raum. Man rechnet nicht unbedingt mit mir. Ich muss mich immer wieder neu anbieten und meine Möglichkeiten manchmal auch erläutern. Also ich hab mal ein bisschen spaßeshalber gesagt: Ich bringe Vitamin B und Vitamin Z mit, ich biete also professionell ein Stück Beziehung an für die Zeit im Krankenhaus und ein gewisses Maß an Zeit und Zuwendung.

Das wichtigste Instrument sind meine Ohren. Zuhören können, zwischen den Zeilen zuhören können. Ich habe auch eine psychoanalytische Zusatzqualifikation, sie läuft in gewisser Weise mit. Darin lernt man auch, die eigenen Gefühle von denen des Patienten zu unterscheiden und zu verstehen, wenn ein Patient etwas als schrecklich empfindet. Ärzte müssen das nicht ... aber ich will jetzt keine Berufsschelte betreiben, weil ich erlebe, dass die Ärzte unter einem sehr, sehr hohen Druck stehen. Die Erwartungen sind sehr hoch, das Gesundheitswesen gilt als eine »Ersatzreligion«; die ganze Sehnsucht, die wir Menschen nach Heilung haben, die tragen wir an diesen Berufsstand heran. Ein zwiespältiges Verhältnis. Wir erwarten sehr viel, überhöhen die Ärzte mit unserer Heilserwartung, und gleichzeitig hagelt es Kritik ... und Enttäuschung. Der Messias hat nicht funktioniert.

Kommunikationsfähigkeit wäre jedenfalls ein Element, das in die ärztliche Ausbildung gehört. Und nicht nur oberflächlich antrainiert, wie ein Modul, denn das spüren die Menschen. Bei mir, dem Klinikpfarrer, spüren sie genau, wenn ich mal nicht so gut sortiert bin; dann bekomme ich keinen richtigen Kontakt. Es muss stimmig sein, und die Verbindung läuft auf einer vorsprachlichen Ebene.

Man hat viel erforscht in der Medizin – medikamentös und auch apparativ. Aber die Arzt-Patient-Beziehung, die ist kaum erforscht. Ausgerechnet das A und O. Wie bewertet die Gesellschaft dieses Arzt-Patient-Verhältnis? Nur bei der Abrechnung, also ziemlich gering. Aber die einzige Form, in unserer Gesellschaft eine Leistung anzuerkennen, geht über Geld. Das können wir gut oder schlecht finden, es ist halt so. Ein operativer Eingriff ist auf jeden Fall teurer, das heißt wertvoller, als das vielleicht alles entscheidende Gespräch.

Mein Kontakt zu den Pflegenden ist der lebendigste. Sie merken, ob einem Patienten Seelsorge guttun würde. Oder brauchen selbst ein Gespräch bei beruflichen oder persönlichen Belastungssituationen. Ein Beispiel: In unserem Krankenhaus haben wir auch ein pränataldiagnostisches Zentrum. Oft tauchen ethische Krisen auf, gerade wenn Kinder versterben. Das belastet Schwestern seelisch, gerade wenn die in einem Alter sind, so Mitte zwanzig, in dem sie selbst Kinder haben wollen. Solche Aussprachen – dafür gibt es im Krankenhaus kaum Angebote.

Ich selbst kenne ja auch solche Situationen, etwa wenn ein Kind vielleicht eine frühe Schädigung hat und nicht überlebensfähig ist. Dieses Kind stirbt, und ich frage mich, wie soll ich jetzt der Mutter, deren Kind verstorben ist, das sagen? Wie ins Krankenzimmer gehen? Große Unsicherheit. Ist umarmen richtig? Oder zu viel?

Es ist mir aber noch nie passiert, dass Ärzte oder Pfleger zu mir kommen und zugeben: »Ich hab Mist gebaut, ich hab einen Fehler gemacht, ich habe falsch behandelt, ich habe nicht richtig hingeguckt, also ich, ein Mensch, habe einen Fehler begangen.«

Weil es ein System ist, das keine Fehlerkultur zulässt. Ja, das ist ein System, das ausgesprochen oder unausgesprochen keine Fehler zulässt.

Vermutlich auch wegen Schadensersatzansprüchen, das wäre sozusagen die ökonomische Komponente. Die andere Komponente ist natürlich, dass es so hierarchisch zugeht: Ein Chefarzt begeht keinen Fehler. Und da sind wir wieder beim Messias. Ich hab einmal in einer Fortbildung – ich schmunzele jetzt – vom Dozenten gehört: »Es gibt zwei Systeme, die hierarchisch strukturiert sind: das Krankenhaus und die katholische Kirche.« Und dann hat er den Satz hinzugefügt: »Aber im Krankenhaus funktioniert die Hierarchie…«

Meine schlimmsten Erfahrungen? Immer wieder, wenn die Kinderintensivstation ruft. Ja, ich bin Pfarrer, aber wenn die Nottaufe gewünscht wird, komme ich theologisch so ins Schlingern. Diese theologischen Standardsätze auf die Frage WARUM? Diese Frage wird mir oft gestellt, und wenn ich ehrlich bin, habe ich keine Antwort. Das hört sich verrückt an, aber manchmal ist der Glaube keine Hilfe. Paradox, manchmal muss man auch seinen Glauben ertragen. Das sind alles Fragen, die ich im Hinterkopf habe, und dann muss ich natürlich innerlich sortieren. Ich darf meine Probleme nicht in die Situation hineintragen. Eine Gratwanderung.

Ein Beispiel: Eine Frau hatte ein Kind entbunden. Man wusste schon, dass es nicht lange leben würde. Der Vater war nicht dabei. Die junge Mutter wünschte sich die Taufe. Aber ich habe gespürt: Sie wollte nicht dabei sein. Nun kann ich als Klinikpfarrer mit viel Erfahrung tausendmal denken, es wäre psychisch besser für sie, wenn sie dabei ist. Ich weiß aber auch, dass jeder ein Recht hat auf Verdrängung. Das kleine Mädchen lag in einer Art Nierenschale bei den Schwestern. Die Bilder trage ich weiter in mir. Es erinnerte mich an ein Küken, das aus dem Nest gefallen war.

En anderer Fall auf der Intensivstation: ein Mädchen von vielleicht elf, zwölf Jahren. Ich gab der Schwester meine Karte, damit man mich über mein Handy erreichen konnte. Das Mädchen verstarb, ich weiß jetzt gar nicht, woran. Das war schon ... sehr, sehr schwer. Ein junges Mädchen, lange Haare, ich war selber geschockt. Die Mutter natürlich aufgelöst, gefühlsmäßig aufgelöst. Die Eltern waren da, Freunde waren da. Lange Zeit war ich nur »dabei«. Und dachte: »Jeden Satz, den du ... den kannste knicken.« Die Mutter war voller Vorwürfe: »Wenn es Gott gibt, sag jetzt mal, warum?« Solche Vorwürfe nicht zu glätten und stehen zu lassen ... nicht wegzuschieben. Ich reagiere fast allergisch, wenn in meinem Berufsstand in solchen Situationen Standardantworten kommen. Da werde ich sehr sauer. Also habe ich mich vorsichtig vorgetastet und ausgesprochen, dass ich keine Antwort habe.

Und das wirklich ... ja, offen zu halten. »Dein Wille geschehe?« Ganz schwierig. Wenn Menschen seelisch so wund sind ... ich möchte da mit sehr großer Behutsamkeit arbeiten. Ich habe nur ein Segensgebet gesprochen, frei formuliert. Und sie spürten wohl meine Hilflosigkeit.

Die Ärzte, die Pflegenden waren sehr erleichtert, dass ich da war. Ich ging schließlich raus, dann sagte eine Krankenschwester. »Wollen Sie einen Kaffee?« – »Ja, und jetzt 'ne Zigarette.« Und dann kamen halt auch Tränen.

Auf bestimmte Patienten kann ich sauer werden. Wegen ihrer Anspruchshaltung. Sie sagen: »Das möchte ich nicht, und das möchte ich auch nicht, und das nehme ich nicht ...« Okay, aber warum gehen sie dann ins Krankenhaus? Die Irrationalität, diese sich widersprechenden Botschaften: Behandle mich, aber berühre mich nicht.

Indirekte Aufträge gibt es auch, etwa wenn Schwestern sagen: »Da ist einer bedrückt, wäre gut, wenn Sie mal hingehen würden. Oder den erleben wir als nervend.« Dafür bin ich dankbar, dass ich ein Stück Entlastung schaffen kann. Dass der Patient mir mitteilt, was ihn vielleicht ärgert, und er einfach Druck ablassen kann.

Gerade die starke Arbeitsüberlastung beim Pflegepersonal macht mich wütend. Es ist nicht wahr, dass alles im Gesundheitssystem glatt läuft. Verdammte Hacke, und das soll man endlich auch sagen! Die Wahrheit ist dem Menschen zumutbar. Diese Phrasen: Das wird schon alles, das geht schon alles, unser Gesundheitssystem ist top. Das stimmt überhaupt nicht.

Dazu passt die Sprache. Es heißt nicht mehr Krankenschwester, sondern offiziell Gesundheits- und Krankenpfleger. Dieser sprachliche Euphemismus, der allenthalben greift. Dass man bestimmte Dinge, wenn sie unangenehm sind, nicht mehr benennt. Dass man Krankheit, Leid und Schmerz als zum Leben dazugehörig leugnet. Es passt in den gesellschaftlichen Gesamtkontext, dass man sich nicht traut, Schwieriges, Schmerzliches, Ungenügendes auszusprechen.

Etwas salopp gesagt: Das Leben endet meistens tödlich. Dieses Bewusstsein wird immer blasser. Daher eben auch die übergroße Erwartungshaltung der Patienten, als ob man unsterblich wäre. Oder auch so: »Ich hab doch bezahlt!« Und dann gefällt das Zimmer nicht. Oder der Bettnachbar. Also eine übergroße Erwartungshaltung im Banalen wie im Existenziellen. Und dafür hab ich keine andere Lösung, als dass jeder sich fragt: Was ist wirklich wichtig? Worauf kommt es an?

Der Selbsthelfer

Siegfried Ibsch, Selbsthilfegruppe Atmen

Es war reiner Zufall, dass ich auf einem Krankenhausflur einen ehemaligen Kollegen wiedersah: »...Wie geht es... was machst du noch so... kommst du mit dem Rentnerdasein klar?« Die üblichen Floskeln halt. Siegfried Ibsch war früher Produktionsleiter beim Fernsehen, beim Organisieren lief er zu Hochform auf. Improvisieren? Ein Genuss! Katastrophen abwenden? Kleinigkeit! Sein großes Talent, im Beruf und im Privatleben, war und ist es, Probleme zu lösen.

Ibsch, ein drahtiger Typ mit viel Schwung, besuchte soeben eine Bekannte seiner Schwiegermutter, die keinen Anhang hatte. Er kümmerte sich um deren Belange. Formulare ausfüllen, Sachen besorgen, einen Schwatz halten. Wir sprachen über Engagement und den Willen, auch für Fremde da zu sein. Über Ehrenämter im Alter, aber nicht nur dann. Er erzählte, dass er vorzeitig aus dem Beruf geschieden war, weil seine Frau Moni vor Jahren schwerstkrank wurde und er rundum für sie da sein wollte. 2005 suchte er eine Selbsthilfegruppe auf, dort bekamen er und seine Frau Unterstützung in den dunkelsten Stunden ihres Lebens. Anfangs waren es zwanzig Leute, inzwischen sind über vierzig engagiert. Selbsthilfegruppen haben sich ausgebreitet, insbesondere solche für chronische oder seltene Krankheiten. Betroffene, Angehörige und Freiwillige sprechen über Therapieformen und Operationsmethoden. Sie bieten Info-Veranstaltungen an, um sich schlauer zu machen. Welche Klinik, welches Medikament ist gut? Hat einer Erfahrung mit diesem oder jenem Arzt, kann man ihm vertrauen? Sie gehen gut gerüstet zu Behörden und Krankenversicherungen. Die Kranken finden in der Gruppe heraus, was sie noch selbst leisten können. Im Elend ein wenig Kontrolle zurückzugewinnen, ist das Ziel.

Selbsthilfegruppen als Libero – das wäre eine tolle Sache

Protokoll des Begleitens

In unserer Selbsthilfegruppe sind Atemwegserkrankte, die nicht mehr viel Kraft haben, die Regel. Sie haben vieles hinter sich und können manchmal nicht mehr die Formulare ausfüllen oder irgendwo vorstellig werden. Das übernehme ich dann, das ist die Aufgabe in einer Selbsthilfegruppe. Der Erfolg für mich besteht im Durchdrücken von irgendwelchen Anträgen, Maßnahmen. Ich habe bislang bei allen Widersprüchen, die ich für die Mitglieder geschrieben habe, noch nie eine einzige Absage gekriegt. Die sind alle durchgegangen. Das beweist eigentlich nur, man muss einfach Widerspruch einlegen, nicht wahr? Manchmal gehe ich auch persönlich zur Krankenkasse. Einer Patientin wurde zum Beispiel im Vorfeld der Lungentransplantation immer alles abgelehnt. Dann bin ich in die Geschäftsstelle gegangen und habe mit den Sachbearbeitern an der Theke geredet. Das sind ja alles Leute, die von den Krankheiten herzlich wenig Ahnung haben. Die schreiben eigentlich nur Papiere. Und dem habe ich erklärt, was diese Krankheit bedeutet. COPD. *Chronical Obstructive Pneumatic Disease*. Damit einher geht in der Regel ein Lungenemphysem. Das ist eine Überblähung der Lunge. Diese Krankheit ist irreparabel, und den Menschen geht es halt immer schlechter mit der Zeit. Und jede kleine Erkältung wirft ein bisschen weiter zurück, die Spirale dreht sich nur nach unten.

Der Sachbearbeiter kannte den Begriff, aber was das genau bedeutet... Dass die Patientin ein Sauerstoffgerät hat... und jeder

Weg für sie anstrengend ist. Dass so ein Patient morgens über eine Viertelstunde braucht, um aus der Waagerechten in die Senkrechte auf die Bettkante zu kommen. Und eine weitere Viertelstunde, um ins Bad zu kommen. Und eine weitere halbe Stunde, um sich einigermaßen das Gesicht zu waschen – die notwendigsten hygienischen Maßnahmen. Das hat der Sachbearbeiter sich alles angehört, und von da ab hatte ich zu dem einen sehr guten Kontakt.

Ich arbeite in der Selbsthilfe seit 2005 mit. Zu dem Zeitpunkt erkrankte meine Frau, und wir haben diese Selbsthilfegruppe – die bestehende – aufgesucht. COPD ist eben eine Krankheit, die wenig bekannt ist. Sie ist Todesursache Nummer vier auf der Weltrangliste, aber die Leute denken an Bronchitis oder Asthma! COPD bedeutet, dass die Lungenbläschen vernarben und nicht mehr wiederherstellbar sind. Dagegen gibt es keine wirkungsvollen Mittel.

Meine Frau brauchte eine Lungentransplantation. Die Adresse Hannover bekamen wir von einem Lungenfacharzt. Zu dem Zeitpunkt hatten wir natürlich von einer Transplantation noch herzlich wenig Ahnung. Moni wusste nur: Sie wird jetzt notwendig. Zu Professor V. hatten wir viel Vertrauen, und er sagte: »Wenn Sie meine Schwester wären, dann würde ich Ihnen jetzt zu einer Transplantation raten.« Im Nachhinein weiß ich, dass sie nur noch eine Lebenserwartung von ungefähr einem Jahr hatte.

Wir bekamen ein ausführliches, absolut informatives Gespräch. Der Professor leitete offiziell auch die Untersuchung, schickte sie natürlich in die entsprechenden Fachabteilungen, aber es lief alles unter seiner Überschrift. Und das war perfekt. Ich kenne auch mittlerweile die anderen Fälle, wir haben in der Selbsthilfegruppe ja sechs Transplantierte. Davon sind vier nach Hannover gegangen, Kassenpatienten, und immer wieder bestätigt sich: Hannover ist vorbildlich. Weil sie mit den Patienten sehr gründlich umgehen. Die werden mit dem Pneumologen konfrontiert, und die werden mit dem Chirurgen konfrontiert. Und es gehört zu ihrem

Prinzip, dass sie zunächst die Transplantation vermiesen. Das heißt dann: »Hören Sie mal, was wollen Sie eigentlich? Sie leben mit dem Sauerstoff doch ganz gut. Die Operation ist gefährlich …«

Es entscheiden immer zwei miteinander. Also der Pneumologe und der Chirurg. Die Pneumologen stellen die Patienten beim Chirurgen vor, der bewertet die Situation rein fachlich für die Operation: »Ist der Body-Mass-Index noch vertretbar? Stirbt mir der Patient vielleicht auf dem OP-Tisch?« Und so weiter. Im Konsilium wird gemeinsam entschieden. Ich habe keinen Kranken erlebt, der zurückkam und sagte: »Im Grunde genommen weiß ich immer noch nicht so genau, was ich jetzt machen soll.« Alle haben sehr gründliche Informationen gekriegt. Das kommt natürlich auch daher, dass diese Patienten nicht nur einmal hingehen. Die stellen sich vor, werden untersucht, es wird entschieden, ob sie für die Liste der Transplantation angemeldet werden können. Und dann müssen sie alle Vierteljahre wiederkommen. Die durchschnittliche Wartezeit beträgt ungefähr zwölf Monate. Und so hat man natürlich auch mehrmals die Möglichkeit nachzufragen.

Irgendwann beim Wiedervorstellungstermin sagte Professor B.: »Also, das mit dem Sauerstoff, das bringt jetzt nichts mehr, wir sehen es an den Werten. Wir machen Sie zum *Urgent-Fall*. Das heisst dringlich. Und Sie müssen stationär sein.«

Im Mai sind wir hingefahren. Ein Oberarzt hat meine Frau ziemlich hart rangenommen, ob sie wirklich diese Transplantation will. Alles aufgezählt, alle Risiken aufgezählt, sodass sie hinterher geheult hat: »Ich weiß nicht, was der wollte. Ich bin doch hier, damit ich transplantiert werde. Der tut so, als sollte ich das nicht machen.« Eine Oberärztin erklärte ihr später: »Der muss so reden. Ja! Der muss Ihnen klarmachen, welche Risiken darin stecken. Na, kommen Sie mal wieder runter.« Also, da ist nicht so blitzschnell operiert worden. Die Fälle, wo einer so rutschibutsch innerhalb von vier, sechs Wochen nach Listung schon transplantiert wird, sind relativ selten.

Es braucht – nicht nur dann – jemanden, der sich mit dir beschäftigt. Natürlich hast du auch im Krankenhaus die Möglichkeit zu sagen: »Wissen Sie, ich würde mich mal ganz gerne hier mit jemandem aus dem psychologischen Dienst unterhalten.« Solche Stellen gibt es ja. Aber wenn es irgendwie geht, besuchen wir unsere Mitglieder im Krankenhaus.

Ich glaube, dass es in Krankenhäusern überwiegend ein Kommunikationsproblem gibt. Trotz der Konsilien, die sie dort abhalten, und trotz der Übergabe des Pflegepersonals zu festgelegten Zeiten bleiben viele Informationen auf der Strecke. Sie haben für die ganze Station eine halbe Stunde Übergabe, mehr nicht. Sie können nicht, sage ich mal, eine Interschicht reinlegen, die diese beiden Hauptschichten verbindet. Wäre schon sinnvoll. Aber das ist mir nirgendwo bekannt.

Patienten im Krankenhaus wissen generell nicht, was um sie herum passiert. Und eigentlich hat auch niemand die Zeit, ihnen das ausführlich zu erklären. Wenn dann ein Libero da wäre, der sagt: »Okay, was haben Sie denn für Fragen? Ich setze mich jetzt hier ans Bett und beantworte das alles ...« Das wäre schon eine tolle Sache.

Selbsthilfegruppen können ersatzweise helfen. Die Ärzte und Krankenschwestern sind nie genervt, wenn wir auftauchen. Man muss die Sache natürlich auch vernünftig einfädeln. Du gehst mit einer Visitenkarte der Selbsthilfegruppe als Allererstes zur Station, fragst nach der Stationsschwester und erklärst ihr: »Ich habe hier den Patienten X zu besuchen ...« Im Normalfall ist es kein Problem, du musst natürlich mit Gespür rangehen. Wenn du siehst, dass ein Arzt unter Druck ist und schon wieder weiter müsste, und du willst ihn etwas relativ Belangloses fragen, musst du es verschieben, sonst kriegst du eine genervte Antwort.

Auf der Intensivstation ist es schwieriger. Da muss dich ein Angehöriger anmelden. Oder du sprichst das Pflegepersonal an: »Der Patient X ist alleine, und wir von der Selbsthilfegruppe möchten ihn unterstützen und auch besuchen.« Das Pflegepersonal ist eigentlich in der Regel erfreut darüber. Und dann sagst du: »Ich lass Ihnen mal mein Kärtchen hier, knipsen Sie das doch in die Krankenakte rein, wenn was ist, ich bin gut erreichbar mit Handynummer.« So funktioniert das.

Ich würde jedem raten, vorher eine Betreuungsvollmacht zu verfertigen und eine Vorsorgevollmacht. Damit jemand da ist, der für einen auch handlungsfähig ist. Das ist eine Grundvoraussetzung, wenn ich jemanden haben möchte, der mich unterstützt als Patient. Dafür muss man noch viel mehr werben. Irgendwo haben die Leute das Formular auch liegen, aber es wird nicht ausgefüllt. Ein Riesenproblem. Man ist selbst verantwortlich dafür, jemanden zu finden, der die Vermittlung macht zwischen dem Krankenhauspersonal und einem selbst.

Selbsthilfegruppen sollten nicht Lücken füllen, sondern immer nur eine flankierende Maßnahme sein. Selbsthilfegruppen sind selten regelrecht an eine Klinik angedockt. Sie wäre wirklich wünschenswert, diese Zusammenarbeit von Selbsthilfegruppen mit den Krankenanstalten. Mit Arztpraxen funktioniert es ganz gut, mit Krankenhäusern weniger, vielleicht auch deshalb, weil keiner da ist, der es zu seiner Sache macht. Da muss ja mindestens schon ein Chefarzt, der dauerhaft dort angestellt ist, sein Okay geben. Das hängt also an Personen.

Ich plädiere sehr dafür, dass man die Idee von Selbsthilfegruppen in Krankenhäusern vorantreibt. Denn da stecken Idealismus und sehr menschliche Beweggründe dahinter. Davon verspreche ich mir mehr als von einer Planstelle, die am Ende für ein ganzes Krankenhaus zuständig ist.

Der Erfahrene

Dr. Martin Friedrichs, Patientenfürsprecher

Wenn man so will, war er ein Promi-Arzt. An der Botschaft in Moskau, wo ich ihn in den 90er Jahren einst flüchtig kennenlernte, versorgte er nicht nur die deutsche Community im Land. Er hatte Zugang zu Kreml-Größen, zu den wichtigsten Geschäftsleuten im Land. Raissa Gorbatschowa lernte er kennen, die an Leukämie litt und die er später in die Uniklinik Münster verlegte. In New York und an der Mayo Clinic in Rochester machte er Erfahrungen mit Patientenlotsen. Also mit Ärzten, die über ausreichende klinische und praktische Erfahrung verfügen und Neuzugänge beraten und koordinieren. Ehrenamtlich hilft er bis heute bei der Einweisung ausländischer Patienten in deutsche Kliniken. Die würden, so Friedrichs, zu oft sich selbst überlassen, ohne Erklärung hin- und hergeschickt. Noch dazu mit Sprachproblemen, natürlich.

In seiner ganzen medizinischen Laufbahn habe er stets versucht, seine Patienten bei der Einweisung in eine Klinik zu begleiten, »weil niemand die Patienten besser kennt als der Hausarzt oder, vergleichbar, der Internist«. Mit der Spezialisierung in den Disziplinen sei das Problem der Versorgung eher größer geworden. Er zitiert gern Ortega y Gasset: »Ein Spezialist weiß viel von wenig und wenig vom Ganzen.«

Seit sechzehn Jahren hat er die Rolle des Patientenfürsprechers an einem Bonner Krankenhaus übernommen. Wo er oft die Erfahrung macht, dass er zu spät zum Zuge kommt. Missverständnisse haben dann schon das Arzt-Patient-Verhältnis getrübt, Vertrauen zerstört.

Mit der Idee des »Patientenlotsen« geht Dr. Friedrichs seit Langem »Klinken putzen«. Bei Ärzteverbänden, bei Vereinen, bei Politikern. Er zeigt mir den Briefwechsel.

Sein Wunsch: Dass ein erfahrener, medizinischer Patientenlotse zum Bestand einer jeden Uniklinik gehören muss. Einmal für den Kranken, aber auch für den guten Ruf einer Klinik. Die Reaktionen sind bislang zäh, wenig ermutigend.

Ein cooler Hamburger, dessen lakonische Art mich trotz des ernsten Themas manchmal köstlich amüsiert. Ein Optimist im Rentenalter, der weiter argumentieren und die Idee vom Patientenlotsen verbreiten wird.

Der Patient ist krank, nicht sein Organ

Protokoll einer Weichenstellung

Noch zu meiner aktiven Zeit als niedergelassener Internist war ich vor allem neugierig, was denn wohl in den mit einer Vielfalt von Diagnostik und Therapie ausgestatteten Krankenhäusern aus meinen eingewiesenen Patienten würde. Ich wollte außerdem das ungute Gefühl loswerden, dass die Kranken vielleicht falsch eingeschätzt werden. Also besuchte ich meine Patienten regelmäßig während ihrer stationären Aufenthalte. Erkenntnisgewinn war also das eine, die bestätigte Diagnose das andere, aber viel wichtiger war für mich die hohe Wertschätzung der Patienten, dass sich der Hausarzt auch außerhalb der Praxis um seine Schützlinge kümmerte. Diese fanden sich in der Regel in den Kliniken nicht zurecht, weil zu viele Akteure auf sie einwirkten.

Mit immer neuen Ansätzen zu einer personalisierten, also individualisierten und maßgeschneiderten Therapie ist es aus meiner Sicht unumgänglich, dass einer die unterschiedlichen Diagnostiken verschiedener Fachbereiche zusammenführt, um ein optimales Behandlungskonzept aufzustellen. Das ist an vielen Kliniken bereits im Bereich der Krebsversorgung mit sogenannten »tumorboards« der Fall, für andere Erkrankungen gibt es lediglich so was wie ein »case-management«, das sich aber nur auf bestimmte Krankheiten beschränkt, nicht auf den individuellen Patienten bezogen ist. Das Patientenmanagement muss jedoch in der Hand eines erfahrenen Klinikers liegen, nicht bei Fallmanagern oder ähnlich bürokratischen Erfindungen.

Ein Beispiel aus meiner aktiven Zeit: Ein Patient kam mit einer ungeordneten Diagnose. Ich habe ihn zunächst zum Kardiologen geschickt, bin aber mitgegangen und hab' gesagt: »Der hat wohl noch etwas anderes, und bevor er etwa einen Schrittmacher kriegt, möchte ich mit ihm zum Gastroenterologen.« Aber die Kardiologen gaben den nicht preis: »Nee, den schicken wir mal zum Röntgen.« Und der Patient steht in der Röntgenabteilung und weiß nicht, wie ihm geschieht.

Aber angenommen, er hat etwas an der Leber, eine Kolik. Der Schmerz projiziert sich ja aufs Herz oder oberhalb und unterhalb des Zwerchfells. Es ist doch schwierig, eine richtige Diagnose schnell zu finden!

Der Patient landet in diesem Fall in einer anderen Abteilung und ist für die Kardiologen verloren. Es ist also eine Zusatzleistung erforderlich, die aber nicht in das Gebiet der Kardiologie fällt und darum nicht beachtet und interpretiert wird. Dahinter stehen ökonomische Zwänge, aber auch eine sportive Konkurrenz zwischen den Abteilungen. Und damit ist der Patient der Dumme.

Besser wäre doch, wenn – vorgeschaltet – ein aufnehmender Arzt käme. Mit einer guten allgemeinmedizinischen Ausbildung, kein Spezialist. Natürlich gibt es die Notaufnahme, aber keinen Arzt, der bei einer unklaren Symptomatik entscheidet, wohin der Patient als Erstes soll. Einer, der den Patienten durch die verschiedenen Abteilungen begleitet und nach den Untersuchungen mit ihm zurück zum Anfang geht und entscheidet, wohin der Patient gehört. Also derselbe über das gesamte Behandlungsspektrum betreuende Arzt, mit dem der Patient ständig reden kann. Ein Patientenlotse.

In meiner Zeit in den USA galt allemal in New York die Regel, dass ein Patient sich primär immer an den Hausarzt zu wenden hatte – Fachärzte waren damals im Telefonbuch nicht gelistet! Der Hausarzt überwies den Patienten an seine Fachkollegen, behielt aber stets den Überblick über den Stand der Diagnostik und auch über die empfohlene Behandlung.

An der Mayo-Klinik in Rochester ging man noch weiter. Jeder neu aufgenommene Patient wurde einem Kliniker mit breiter Erfahrung vorgestellt, der nicht nur die Steuerung des Patienten durch verschiedene Abteilungen übernahm, sondern ihn selbst immer im Blick behielt. Er war der ärztliche Patientenlotse für den gesamten Klinikaufenthalt des Patienten und stand diesem ständig zur Verfügung. Von allen mir bekannten Patienten ist diese Vorgehensweise begrüßt worden; sie wussten sich in vertrauten Händen.

Da kam zum Beispiel der sehr prominente N. mit einem schwierigen Magengeschwür. Er wurde von einem aufnehmenden Arzt, von einem Internisten beguckt. Der hat ihn durch die gesamte Diagnostik begleitet, er war der verantwortliche Arzt. Die anderen waren sozusagen Helfershelfer. Verantwortlich war er auch im juristischen Sinn, als behandelnder Arzt. Natürlich nicht dafür verantwortlich, wenn ein Chirurg ein Tuch im Bauch liegen lässt.

Die Mayo-Klinik war die erste mit diesem System, eine Art Leuchtturmprojekt. Ich habe das selbst miterlebt bei einem Patienten mit einer schlimmen Bauchspeicheldrüsensache. Der aufnehmende Arzt hat mit mir die Strategie besprochen. Er war durchgehend verantwortlich. Finde ich ein prima Prinzip und auch für den Patienten beruhigend. Er hat immer denselben, an den er sich wenden kann. Ist in Deutschland nicht durchführbar. Warum? Weil die Chefärzte in den Krankenhäusern eine Position haben, die ihnen sehr viel Selbständigkeit in ihrem Fachgebiet einräumt, da kann ihnen keiner reinreden. Das ist in Ordnung, aber eben nur für ein Teilgebiet.

Die Spezialisierung hat zugenommen, und in der Regel werden nur Teilaspekte eines Krankheitsgeschehens bedient. Der Spezialist mit seinen Detailkenntnissen sieht nicht mehr den Patienten in seiner Ganzheit. Der aber ist als Mensch krank und nicht nur sein Organ oder Organsystem. Die fragmentierte Sichtweise kann dann bei nicht so glasklaren Diagnosen nach der Aufnahme zu einer Vielzahl von für den Patienten nicht verständlichen Maßnahmen führen. Diese Erfahrungen habe ich bei vielen Einweisungen von aus- und inländischen Patienten in deutsche Universitätskliniken immer wieder gemacht. Anrufe der verzweifelten Patienten, die nicht wussten, warum sie plötzlich erneut ins MRT sollten oder vom Gynäkologen zum Chirurgen, gingen bei mir ein und haben mich tagelang auf Trab gehalten. Es war – zugegeben – mühevoll, die Klinikärzte auf die strategische Ausrichtung ihres Behandlungsansatzes anzusprechen.

Klar, wenn einer mit einer kaputten Hüfte ins Krankenhaus geht, braucht der keinen begleitenden Arzt. Aber alles, was auf eine unklare Diagnose hinausläuft, bedürfte der Vorselektion durch einen Arzt, der auch die Steuerung zu den Fachabteilungen regelt.

Bezahlbar wäre das schon. Man könnte Ruheständler ansprechen, ältere Semester. Die müssen ja kein Vermögen verdienen. Aber sie sollten Bestandteil des Behandlungsplans werden. Ein Patientenlotse sollte mit den Chefärzten reden und dafür sorgen, dass sie sich interdisziplinär verabreden und feststellen: »Wir haben hier drei Probleme, welches ist das wichtigere? In welcher Reihenfolge wickeln wir das ab?« Und der dem Patienten sagt: »Wir wissen noch nicht, was los ist. Aber es wird sich von allen Seiten gekümmert, machen Sie sich keine Sorgen.« Einer, den der Patient also immer ansprechen kann und der stets den Überblick behält.

Gelernt habe ich dieses Konzept auch durch die Kinderleukämie. Dort ist es ganz einfach. Radiologen, Hämatologen, Laborärzte, Immunologen, Genetiker und alle sonstigen Beteiligten sitzen zusammen. Einer ist später sozusagen die Lokomotive, aber er drückt die anderen nicht an die Wand; es soll eben diskutiert werden. In Münster habe ich das auch bei der Behandlung von Raissa Gorbatschowa so erlebt, und daraus ist dann die Cancer Cooperative Group entstanden. Gynäkologen arbeiteten mit Orthopäden, die es mit Knochenkrebs zu tun hatten, und mit anderen Spezialisten zusammen. Sie sahen den Patienten. Und nicht nur ein Organ. Das scheint mir das Wichtigste zu sein.

Die Idee hinter all diesen Konzepten ist umfassende Patientenfürsorge. In unserer Praxis in Bonn haben wir die Patienten immer ins Krankenhaus begleitet. Sie wurden auch von uns besucht. Ich hatte nicht mit einer so großen Resonanz bei den Patienten gerechnet; aber als ich zigmal in diesem Vorgehen bestätigt wurde, war ich überzeugt, an dieser Lotsenrolle muss etwas dran sein.

Aber wenn Sie zuallererst und auf sich allein gestellt auf einen Chirurgen treffen, dann haben Sie ein Problem. Sie selber sind orientierungslos, die Ärzte sind vielleicht muffig. Chirurgen sind besonders forsch: »Machen Sie sich keine Gedanken, wir machen das alles raus.« Da wird sehr salopp vorgegangen. Andere, die Angsthasen, sagen: »Das ist wahrscheinlich Krebs.« Solch eine Aussage würde ich vor dem histologischen Befund niemals machen, unmöglich. Grauenvoll. Danach schließt man doch als Patient ab. Das war es.

Ursache ist neben der schon angesprochenen Spezialisierung auch die Apparatemedizin. Einer meiner Patienten geriet einem Katheterfritzen in die Finger. Der hat alle drei Monate Katheter gemacht, dafür bestand überhaupt keine Indikation; aber alle drei Monate wollte er den Stent prüfen. Und dann standen auf der Rechnung zwei Kardiografien an einem Tag. Überdiagnostiziert, übertherapiert. Und die Kassen zahlen. Auch das bestätigt meinen Ansatz: Einer muss bei der Aufnahme steuern. Und zwar einer, der nicht zu den Fachabteilungen gehört.

Als ich ungefähr 68 war, hatte ich einen Fettknubbel im Rücken und wollte wissen, was das ist. Meine erste Vorsorge im Leben. Konnte es ja nicht selbst sehen. Bin also zur Klinik, man legte mir dort einen Behandlungsplan vor, dessen Reihenfolge ich nicht nachvollziehen konnte. Der Klinikchef war ein Radiologe. Schon schlecht, denn Radiologen haben mit Patienten wenig zu tun. Der krempelte auch das Krankenhaus völlig um, entließ Pfleger, wollte sparen und war auf Gewinnmaximierung aus, Abteilungen wurden zusammengestrichen, wie bei den großen Konzernen. Darum sind mir konfessionelle Krankenhäuser lieber, sie sind viel besser. Diagnostische Zusatzleistungen kann man sich ja extern inzwischen auf Abruf bestellen. Also eine zweite Meinung, eine Mitbeurteilung.

Jedenfalls, ich hatte nichts ... Im Arztbrief stand keine Bewertung, nix. Ich hätte als Oberarzt einen solchen Brief nicht durchgehen lassen. Dort gehört eine Anamnese hinein, die Befunde und eine zusammenfassende Beurteilung.

Der Patient wird also in Teile zerlegt, und niemand ist da, der alles wieder zusammenführt. Sie müssen zum Beispiel mit Ihren Bauchbeschwerden zum Röntgen, zum Ultraschall, zur Koloskopie, zur Gastroskopie. Niemand ist da, der das Ganze zusammenführt. Die funktionelle Störung wird übersehen.

Deshalb plädiere ich für den ärztlichen Patientenlotsen an den großen deutschen Kliniken, der die Patienten von der Aufnahme bis zur Entlassung begleitet. Er sollte kein Spezialist im engeren Sinne sein, sondern ein Internist mit breiter klinischer Erfahrung.

Ja, die medizinische Versorgung in Deutschland ist gut. Aber sie wird in den Großkliniken immer unüberschaubarer wegen der Zunahme von diagnostischen und therapeutischen Möglichkeiten. Noch einmal: Der Patient ist krank, nicht sein Organ. Ein Patientenlotse könnte das Ganze sehen.

Der Anwalt

Dr. Boris Meinecke

Sein großer Konferenzraum weckt sofort das Bedürfnis, höflichste Umgangsformen an den Tag zu legen. Achtung, Erfolgsmodell! Hier ist Solidität schon seit Jahrzehnten zuhause! Hier werden Schlachten geplant und Kriege zum erfreulichen Abschluss gebracht! Die Wände sind holzgetäfelt, in schweren Vitrinen steht altes Porzellan. Schön ist der Blick durch die großen Terrassenfenster mit ihren zarten Glasmalereien. »Hierher bringe ich immer die Vertreter der Gegenseite«, witzelt der Anwalt. »Sie sollen nicht denken, dass sie mit kleinen Vergleichssummen Eindruck machen.«

Der Weg zum Anwalt ist von diffusen Wünschen eingefärbt. Der eine Geschädigte braucht finanzielle Hilfe, weil ein falsch gelaufener Eingriff sein Leben umgekrempelt hat und nun Pflege, Hilfsmittel oder Profis eingekauft werden müssen, um den Alltag zu bewältigen. Ein anderer möchte die Genugtuung, dass ein Arztfehler öffentlich gemacht wird. Ein Dritter will verhindern helfen, dass sich eine menschliche Tragödie wiederholt.

Die individuelle Zivilklage ersetzt keine Qualitätskontrolle und macht auch einen Pfusch, einen privat erlebten Horror nicht wett. Doch das Gefühl, wenigstens etwas Gerechtigkeit wiederherzustellen, schenkt Kraft. Der Enteignung im Krankenhaus verbrieftes Recht entgegenzuhalten heißt, Kontrolle zurückzugewinnen. Oder wie es in meiner Jugend hieß: »Wer sich nicht wehrt, lebt verkehrt.«

Dr. Boris Meinecke mag große Gegner. Seine Kanzlei betreut zurzeit etwa 2000 Mandantinnen und Mandanten aus ganz

Deutschland. Es soll Klinikdirektoren geben, sagen mir befreundete Ärzte, die Magenschmerzen bekommen, wenn ein Fax mit seinem Briefkopf auftaucht. Ich will aber von diesem Anwalt nicht wissen, wie oft er einen Fall gewonnen oder verloren hat, sondern das Prozesshafte seines Tuns besser verstehen. Welche Mechanismen machen ein Opfer stark, welche behindern Aufklärung?

Auf den Staat und auf die Ärztekammern sollte man sich dabei nicht zu sehr verlassen. Im Frühjahr 2013 tritt das neue Patientenrechtegesetz in Kraft; mit viel Trara verkaufte das Bundesgesundheitsministerium das Gesetz als wesentliche Stärkung der Patientenrechte. Für Laien liest es sich wie eine gute Übersicht, immerhin. Für juristische Profis bietet es nichts Neues. Ein »Besinnungsaufsatz«, so mokiert sich Boris Meinecke. Als Mogelpackung empfindet er auch die Arbeit der Schlichtungsstellen, die von den Ärztekammern und Versicherungen ins Leben gerufen wurden, um Behandlungsfehler zu prüfen. Nach außen sind solche Gutachterkommissionen und Schlichtungsstellen neutral. De facto aber neigen sie dazu, die Ärzte mit Kritik zu verschonen. Die falsch verstandene Kollegialität unter Medizinern trägt dazu bei, dass sich Patienten ihrer Rechte unsicher sind.

Das Schweigekartell funktioniert weiter

Protokoll einer falschen Kollegialität

Ein italienischer Müllmann kam zu uns und sagte: »Meine Frau ist schwer geschädigt. Bei der Geburt ist etwas passiert.« Die Frau lag im Koma, das Kind schwer geschädigt. Ein entsetzlicher Fall. Er hatte eine Bekannte im Krankenhaus und sich vorsorglich die Behandlungsunterlagen kopieren lassen. Daraufhin haben wir die Akte noch mal offiziell angefordert. Und siehe da, es gab ein komplett neues CTG. Das CTG ist dieser Herz-Wehen-Schreiber, und der lag nun abgeändert vor. Und da haben wir das Krankenhaus angeschrieben und die zwei Versionen thematisiert – mit dem Hinweis auf Urkundenfälschung. Sollten wir zum Staatsanwalt gehen, oder würde das Krankenhaus die Ansprüche schnell und unbürokratisch regulieren? Damit war unseren Mandanten ja mehr gedient. Denn das, was da passiert war, blieb eine Urkundenfälschung. Gut, der Fall wurde dann sehr schnell reguliert. Man konnte nicht rückgängig machen, was geschehen war. Aber die Familie hatte wenigstens die notwendige, finanzielle Unterstützung, die sie dringend benötigte.

Ich nehme ein anderes Beispiel: Eine Mandantin schilderte völlig glaubwürdig, dass ihr die Gebärmutter ohne Einverständnis entfernt worden war. Sie war im Krankenhaus, weil sie diffuse Beschwerden hatte. Zur Abklärung wurde eine Laparoskopie durchgeführt. Danach hatte sie stärkere Beschwerden als vorher. Ihr Gynäkologe untersuchte sie und stellte fest, dass sie ihre Gebärmutter verloren hatte. Einfach nicht mehr da! Die Frau ist aus allen Wolken gefallen und hat dann ein Strafverfahren angestrengt. Das Strafverfahren hat zu nichts geführt. Warum? Der Arzt legte eine Einverständniserklärung vor, da stand drauf: Laparoskopie plus Hysterektomie. Also mit Gebärmutter entfernen. Aber meine Mandantin war absolut glaubwürdig, und deswegen haben wir einen Zivilprozess angestrengt. Mir kam dieses »plus Hysterektomie« ein bisschen komisch vor. Wir sahen ja nur Fotokopien von diesem Formular, kein Original. Aber es schien mir, als wenn das nicht in einem Rutsch geschrieben worden wäre. Wir haben vor Gericht die Originalunterlagen angefordert und zusätzlich die Einholung eines Schriftsachverständigengutachtens. Der Richter fand heraus, dass manipuliert worden war. Und zwar so: In der Behandlungsakte befand sich auf einem Blatt die Einverständniserklärung mit diesem Zusatz »plus Hysterektomie«. Eine Seite später folgte der Operationsbericht, der ja logischerweise erst nach der OP gefertigt werden kann. Nun, auf dem Operationsbericht hatte sich ganz dünn das »plus Hysterektomie« durchgedrückt. Also, man sah auf dem Operationsbericht als ganz kleine Vertiefung die Worte »plus Hysterektomie«. Klar, die beiden Worte waren im Nachhinein eingefügt worden. Doch der Arzt bestritt das immer noch. Deshalb musste ein Sachverständiger gehört werden, der die Fälschung bestätigte. Gut, und da wurden sofort die Ansprüche reguliert. Solche Dinge passieren leider immer noch, auch bei den elektronischen Karteikarten. Hemmungslose Änderungen! Wie viele Patienten müssen sich überfordert fühlen, gegen ein Krankenhaus oder einen Arzt vorzugehen.

Es ist meine feste Überzeugung, dass nur eine Minderheit der geschädigten Patienten in Deutschland überhaupt den Mut oder das Wissen hat, etwas zu unternehmen. Aber weil die Medien Fehlbehandlungen usw. in den letzten Jahren sehr publik gemacht haben, geht die Klientel mittlerweile durch alle Schichten. Wir vertreten in etwa 2000 Mandanten, querbeet. Von der einfachen, alten Dame, die eine falsche Hüft-TEP eingesetzt bekommen hat und nicht mehr laufen kann, bis hin zum Direktor einer Fabrik, völlig egal, es geht durch die ganze Bevölkerung. Wir vertreten auch viele Ausländer, ich mache das gerne. Denn manchmal gewinnt man den Eindruck, dass die Ausländer im Krankenhaus auf die Schnelle behandelt werden. Es ist schon teilweise abenteuerlich, wie unaufgeklärt Ausländer in Operationen hineingehen, keiner nimmt sich die Zeit, einen Dolmetscher einzuschalten.

Patienten kommen zu uns und fragen: »Ja, hat denn das überhaupt Zweck, gegen ein Krankenhaus vorzugehen? Habe ich da eine Chance?« Viele sind skeptisch am Anfang. Ich versuche immer zu erklären, dass ein solches Verfahren durchaus erfolgversprechend ist, aber natürlich keine Erfolgsgarantien bestehen. Den positiven Ausgang eines Rechtsstreits kann man als Anwalt seriöserweise nicht garantieren. Und ich weise darauf hin, dass man falsche Wege einschlagen kann und damit letztendlich die eigenen Ansprüche eher verschüttet, als dass man sie realisieren kann. Der falsche Weg ist, von wenigen Ausnahmen abgesehen, mit Schaum vor dem Mund zu sagen: »Den Arzt will ich jetzt strafrechtlich belangen. Ich möchte ihn am liebsten hinter Gittern sehen.« Aber von extremen Ausnahmefällen abgesehen besteht keine Möglichkeit, einen Arzt strafrechtlich zu belangen. Statistisch gesehen führt eine Strafanzeige so gut wie nie zum Erfolg. Von 1000 Strafanzeigen gegen Ärzte führen nur zwei bis drei zu einer Verurteilung. Dann meistens nur auf niedrigstem Niveau, eine kleine Geldstrafe, die der, ehrlich gesagt, aus seiner Portokasse bezahlt. Richtig bestraft wird ein Arzt nicht, meistens werden die Verfahren eingestellt. Warum? Weil im Strafrecht andere Beweisregeln gelten als im Zivilrecht. Im Strafrecht geht's dem Staat ja darum, dem Beschuldigten ein Fehlverhalten nachzuweisen, und wenn es nachgewiesen ist, soll es geahndet werden. Mit den Möglichkeiten des Strafrechtes. Und da gilt der Grundsatz *in dubio pro reo,* also »im Zweifel für den Angeklagten«. Dies führt dazu, dass Ärzte fast immer mit einer weißen Weste aus solchen Strafverfahren herauskommen. Denn der Staatsanwalt, der ja kein Mediziner ist, muss einen Gutachter einschalten. Der Gutachter ist vom Fach und sieht: »Aha, mein Kollege ist hier belastet, dem droht das Schlimmste, Approbationsentzug oder sonst was Dramatisches. Den möchte ich nicht gerne belasten.« Daraus resultieren regelrechte Schutzgutachten, die abenteuerlich sind, vor lauter Kollegialität.

Aber selbst die sehr kritischen Gutachter, mit denen wir zusammenarbeiten, sagen oftmals: »Die Hürde im Strafrecht ist ja viel höher, dort muss ich nachweisen, dass mit an Sicherheit grenzender Wahrscheinlichkeit, das heißt 100 Prozent, dieses Fehlverhalten des Arztes ursächlich ist für den tragischen Verlauf.« Ein Beispiel: Eine Infektion tritt ein, nicht rechtzeitig erkannt, Patient schwebt zwischen Leben und Tod, kann mühsam gerettet werden. Der Vorwurf lautet: Viel zu spät reagiert. Hunderte oder schon Tausende solcher Fälle haben wir vertreten. Strafrechtlich kommt dabei nichts raus, in der Regel. Der Gutachter kann nicht hundertprozentig bestätigen, dass der Verlauf anders gewesen wäre, hätte der Arzt früher CRP-Werte bestimmt oder sonst etwas. Langer Rede kurzer Sinn: Ein Strafverfahren ist fast immer aussichtslos; es bewirkt eine Verhärtung der Fronten, die ohnehin nicht gerade weich sind, und führt in der Regel zum gegenteiligen Effekt. Der Patient wäscht auf diese Art und Weise die Weste des Arztes weiß und erreicht eben nicht das, was er erreichen möchte.

Manche Patienten wollen direkt Klage einreichen, weil sie eine Rechtschutzversicherung haben. Dazu muss man wissen, dass nach wie vor mindestens die Hälfte aller berechtigten Verfahren ohne Prozess reguliert werden. Die Richter drängen oftmals mit Nachdruck zum Abschluss eines Vergleiches. Warum? Sie sind vom Gesetz her durch die Zivilprozessordnung gehalten, in jedem Stadium des Verfahrens die Frage eines Vergleiches zu prüfen. So kommt es oftmals zu Vergleichen, die weit hinter den Erwartungen zurückbleiben. Im Alltag erleben wir, dass wir außergerichtlich oftmals höhere Beträge realisieren können als im gerichtlichen Verfahren. Versicherer sind, wenn man sie überzeugt hat, eher bereit, eine vernünftige Pauschale zu zahlen, als jahrelang zu prozessieren. Das Strafverfahren ist nicht gut, bringt in der Regel gar nichts.

Ebenso wenig ist es sinnvoll, mit Schaum vor dem Mund den Arzt vernichten zu wollen. Nachvollziehbar, ja, wenn jemand schwer geschädigt wurde, wenn jemand seinen Partner verloren hat, das Kind behindert ist, keine Frage. Die Wut ist dann enorm groß. Aber in der Regel treten die Ärzte nicht unbedingt an, um vorsätzlich zu schädigen, sondern es passiert ein Fehler, und das ist leider menschlich. Nur die Folgen sind extrem für die Betroffenen. Also, ein Opfer sollte versuchen, mit etwas Distanz die Dinge zu betrachten. So schwer das auch fällt.

Wie geht man da vor? Ich nenne mal ein banales Beispiel, bei dem ich von der Schweigepflicht entbunden bin. Eine Mandantin ging ins Krankenhaus, um eine Schulterarthroskopie machen zu lassen, ihre linke Schulter schmerzte. Der Arzt im Krankenhaus lachte noch vorher und sagte: »Damit wir nichts verwechseln, malen wir jetzt einen Smiley auf die Schulter.« Hat sich wirklich so zugetragen. Die Patientin wacht auf aus der Narkose und muss feststellen, dass ihr linkes Knie operiert worden ist und nicht die linke Schulter. Sie sagt dem Arzt etwas unbedacht: »Da muss doch irgendetwas schiefgelaufen sein, es sollte die Schulter operiert werden und nicht das Knie.« Ihr Arzt erkannte natürlich sofort, was los war: »Nein, nein, das andere werden wir auch noch machen, aber Ihr Knie war ja ganz kaputt, wie wir festgestellt haben. Zum Glück haben wir das operiert. Das war für Sie nur von Vorteil.« Und später kam der Ehemann und fragte, ob das auch wirklich alles so in Ordnung sei, ob man nicht die Versicherung einschalten müsse. Da wurde der Arzt ganz böse: »Nein, nein. So nun nicht. Wir haben Ihrer Frau ja geholfen, und die Schulter machen wir jetzt auch!« Abenteuerlicher Vorgang, abgesehen davon, dass er hinterher noch versucht hat, diese fehlerhafte Behandlung abzurechnen bei der Krankenkasse. Das war schon fast strafrechtlich relevant.

Die Mandantin kommt also zu mir und fragt, ob sie etwas unternehmen soll gegen den Arzt. Wichtig ist erst einmal, dass sie den Sachverhalt schriftlich festhält, ein Protokoll macht. In diesem Fall war es ein einfacher Sachverhalt. Ich empfehle immer, den Sachverhalt so gut wie möglich zu dokumentieren. Zeugenaussagen aufzuschreiben. Ob das der Zimmernachbar war, den man am Ende ausfindig machen kann, ob das die Familie ist, ob das Verwandte, Bekannte, Freunde sind, die im Krankenhaus waren. Leute, die mitbekommen haben, dass das Krankenhauspersonal Schmerzen oder Fragen ignorierte. Das sind wichtige Informationen, die später eine Rolle spielen könnten. Warum? Vielleicht sind die Notizen erst zwei, drei Jahre später wichtig, und dann haben die Zeugen normalerweise vergessen, was sich damals zugetragen hat. Wenn der Zeuge aber vor Gericht sagen kann: »Ja, das habe ich direkt nach der Behandlung schriftlich fixiert«, dann glaubt ihm das jeder Richter. Wenn er aber nach vier Jahren behauptet, sich genau an Details zu erinnern, kommen Zweifel bei Gericht auf.

Punkt eins also: Sachverhalt sichern. Ganz, ganz wichtig.

Nächster Punkt: Als Anwalt oder als Patient muss man die Behandlungsunterlagen anfordern. Darauf hat man einen Rechtsanspruch, schon seit Jahrzehnten. Ein Patient hat Anspruch darauf, seine Behandlungsunterlagen in Fotokopie zu erhalten, damit er sie einem Gutachter vorlegen kann.

Das ist nämlich der nächste Schritt: Man muss als Anwalt die Ansprüche anmelden, und weil der Gegner, sprich die Versicherer, in der Regel den Vorwurf der Fehlbehandlung bestreitet, muss man medizinischen Sachverstand hinzuziehen. Zumindest dann, wenn es kompliziert ist. Gutachter findet man auf verschiedenen Wegen: Über die Krankenkasse, die in Zukunft über das Patientenrechtegesetz verpflichtet werden soll zu helfen. Man muss allerdings auch wissen, dass die Begutachtung durch den Medizinischen Dienst nicht immer so kritisch ausfällt, wie man sich das wünscht. Die Qualität ist sehr unterschiedlich, manchmal perfekt, manchmal ganz schlecht. Aber die Krankenkasse hat natürlich ein Interesse daran festzustellen, ob etwas schiefgegangen ist oder nicht. Insofern wäre die Hilfe der Krankenkasse ein probates Mittel, ein Gutachten zu bekommen.

Der Königsweg ist es unserer Meinung nach, einen Privatgutachter einzuschalten. Privatgutachter machen dann Sinn, wenn es um komplizierte Sachverhalte geht, mit hohen Schadenssummen. Und weil ich einfach als Patient sicher sein will, ich bekomme hier ein objektives Gutachten und kein eingefärbtes. Denn das ist nach wie vor das größte Problem: Mediziner zu finden, die bereit sind, Fehler klar als solche in einem Gutachten darzustellen.

Leider gilt das alte Sprichwort weiterhin: »Eine Krähe hackt der anderen kein Auge aus.« Nach wie vor gibt es viele Gutachter, die nicht die Regeln der Objektivität befolgen, sondern nur die Regeln der Kollegialität. Sie erstellen Gutachten, die die Kollegen entlasten. Es ist wahnsinnig schwer, kritische Gutachter zu finden. Denn das Schweigekartell funktioniert weiterhin bei den Ärzten. Wir hatten einen Gutachter, einen sehr kompetenten, neurochirurgischen Gutachter, der Direktor einer Universitätsklinik war. Er erstellte eine Reihe von neurochirurgischen Gutachten für Patientinnen und Patienten unserer Praxis, und wir kooperierten gern mit ihm. Aber gerade bei Neurochirurgen gelten die Regeln der Kollegialität extrem streng, das weiß ich aus anderen Verfahren. Neurochirurgen meinen halt, dass sie ein besonderes Fach ausfüllen, eine besondere Gruppe darstellen. Dieser Gutachter wollte plötzlich nicht mehr. Er hatte einen Sohn, der Medizinstudent war und sich in der Ausbildung befand. Er rief mich dann an: »Ich kann leider keine Gutachten mehr für Sie erstellen, man hat mir klipp und klar gesagt, wenn ich das weitermache, wird mein Sohn niemals Karriere machen.« Knallharte Erpressung. Das sind natürlich krasse Vorgänge, die aber tatsächlich passieren. Einem anderen unserer Gutachter, der Gefäßchirurg ist, hat man sehr deutlich vermittelt, wie absolut unkollegial er sei. Bisweilen wird aktiv Druck ausgeübt, von Kollegen oder von Berufsverbänden, denen es ein Dorn im Auge ist, dass jemand es wagt, kritisch zu sein. Das ist schon mehr als ein Schweigekartell.

Ich sage allen Patienten, wenn sie vor einer wichtigen Entscheidung stehen: »Bitte, glaubt nicht alles, was der Arzt sagt, sondern holt euch in jedem Fall eine zweite Meinung ein. Vielleicht sogar eine dritte Meinung. Bei Notfällen geht es natürlich nicht, das zerschmetterte Unfallopfer muss operiert werden. Bei Notfällen muss man ins Krankenhaus. Da hat man keine Patientenverfügung, da kann man sich nicht vorbereiten. Aber wenn ich eine Operation steuern kann... In Amerika ist es Vorschrift, dass derjenige Arzt, der eben nicht an der Operation verdient, die Indikation bestätigen muss. Da spielen pekuniäre Interessen keine Rolle. Davon könnte Deutschland lernen.

Patientenverfügung? Es ist sehr subjektiv, ob ein Patient im Voraus die Dinge regeln will. Aus unserer Sicht als Juristen wäre es natürlich das Beste. Aber ich möchte das niemandem vorschlagen, weil das natürlich impliziert, dass der Patient sehr, sehr großen Schiffbruch erleiden könnte. Wenn nicht sogar, dass er sterben oder aber komatös den Rest seines Lebens verbringen könnte. Den Gedanken möchte nicht jeder schon als Option mit ins Krankenhaus nehmen.

Wir würden uns wünschen, dass die Politik mehr gegen das Ungleichgewicht zwischen Patient und Arzt unternimmt und Patientenrechte nachhaltig stärkt. Aber das neue Patientenrechtegesetz ist ja überhaupt nichts Neues. Das hätte auch ein Rechtsreferendar zusammenschreiben können. Warum? Darin wird nur formuliert, was schon seit Jahren oder Jahrzehnten in Deutschland Recht und Gesetz ist. Ein Besinnungsaufsatz, mehr nicht. Es verbessert die Situation des Patienten überhaupt nicht. Denn all die Regeln, die aufgeführt sind, sind schon seit Jahren oder seit Jahrzehnten existent. Also, dass der Arztvertrag ein Dienstvertrag ist – ja, das wissen wir schon seit Ewigkeiten. Dass ein Patient ein Einsichtsrecht in seine Behandlungsunterlagen hat, das ist schon seit Jahrzehnten bekannt, und dass er seine Behandlungsunterlagen in Fotokopie bekommt, auch. Dass ein Arzt den Patienten aufklären muss, ist uralt, sonst wäre der Eingriff rechtswidrig. Dass Patienten Unterstützungsleistungen von Krankenkassen bekommen sollen, ist jetzt etwas verschärft worden, früher war es eine Kann-Bestimmung, heute ist es eine Soll-Bestimmung. Langer Rede kurzer Sinn: Das Patientenrechtegesetz hat überhaupt keinen Vorteil für den Patienten gebracht. Keinerlei Fortschritt bei der Produkthaftung. Keine generelle Beweislastumkehr. Kein Patientenvertreter mit Stimmrecht im Gemeinsamen Bundesausschuss. Die Lobby der Ärzteschaft war wohl einfach zu stark …

Der Veränderer

Professor Peter Sawicki

Anfang 2010 haben in einigen Chefbüros der Pharma-Branche und bei einigen industriefreundlichen Politikern vermutlich die Champagnerkorken geknallt. Peter Sawicki war weg vom Fenster, ihr schärfster Kritiker. Auch in der schwarz-gelben Regierung galt er als Störenfried. Jahrelang hatte er das Institut für Qualität und Wirtschaftlichkeit im Gesundheitswesen, kurz IQWiG, geleitet. Eine Art Pillen-TÜV, der Pharma-Produkte mit Hilfe von internationalen Studien streng auf ihre Wirksamkeit prüfte. Die rot-grüne Bundesregierung hatte das Institut 2004 ins Leben gerufen, es wurde und wird aus Mitteln der Gesetzlichen Krankenversicherungen finanziert. Schlechte Laune, wenn nicht Imageschaden, bereitete der Direktor den Lobbyisten lange Jahre, denn Professor Peter Sawicki war ein unabhängiger Kopf, der einen großen Teil der Medikamente in Deutschland für verzichtbar hielt und seine Ergebnisse an die große Öffentlichkeit brachte. Weil er gut erklären konnte und vor Konfrontationen keinerlei Angst zeigte, war dieser Typ Arzt den Interessen des Milliardenmarkts Gesundheitswesen nicht zuträglich. Dass das IQWiG und Peter Sawicki international einen hervorragenden Ruf genossen, störte seine Gegner nicht. Er wurde geschasst, angeblich wegen eines chaotischen Umgangs mit Spesenabrechnungen. Doch in Wirklichkeit ging es vermutlich auch um die Person, die der mächtigen Pharma-Lobby zu kompromisslos das Geschäft störte.

Arzt wurde er, weil er einen Beruf suchte, mit dem er überall tätig werden konnte. Die Möglichkeit zu haben, jederzeit die Zelte abbrechen und neu anfangen zu können – für ihn Unabhängigkeit. Dann erste Enttäuschungen an der Uni, wo es zu viele Streber unter den Studenten gab und zu viele autoritäre Dozenten das Klima bestimmten: »Ich werde nicht vergessen, wie der Gynäkologe, dem eine Patientin von ihrer Zwangssterilisierung im Dritten Reich erzählte, diese einfach unterbrach: ›Das wollen wir jetzt gar nicht hören. Es geht nicht dadrum.‹ Ich wollte das aber hören.« Er wollte, mit Gleichgesinnten, die Medizin verändern: »… Und wir haben die Dinge auch anders gemacht, weil wir dieses Gefälle zwischen Arzt und Krankem nicht akzeptierten.«

Seine Unzufriedenheit mit der Art, wie Medizin gemacht und wie mit Patienten umgegangen wird, hat tiefe Wurzeln. Sawicki ist einer, der von der Kraft gesunden Zweifelns überzeugt ist: WER will, dass ich WAS glaube und WARUM?

Dr. Peter Sawicki half und hilft immer, wenn Journalisten harte Fakten, Studien oder auch nur Einschätzungen zu einem medizinischen Thema brauchen, und ich bin neugierig, wie sich dieser strenge Kritiker in einem persönlichen Gespräch verhält. Er empfängt mich in seiner Praxis in Duisburg, dort ist er inzwischen niedergelassener Internist. Außerdem lehrt er an der Uni Köln am Institut für Gesundheitsökonomie und Klinische Epidemiologie. Zurzeit arbeitet er an einer Studie über überflüssige Fußamputationen bei Diabetes-Kranken.

Wir brauchen einen Aufstand der Patienten und der Gesunden

Protokoll einer Fehlersuche

Viele Leute haben schlicht Angst, als Patient in eine Klinik zu kommen. Ich selbst auch. Angst, weil man nicht weiß, was mit einem passiert. Angst vor Schmerzen. Angst vor einer Diagnose, die das Leben einschränkt. Angst, nach einer Knie-OP vielleicht nicht mehr laufen zu können. Das ist sachlich begründet. Man hat auch Angst davor, dass man nicht mehr Herr seiner selbst ist, zum Beispiel bei einer Narkose. Man liegt da, wehrlos, kann sich nicht einmal äußern. Man begibt sich in die Hände anderer Menschen – im wahrsten Sinne des Wortes – und gibt etwas – wenn nicht alles – von seiner Integrität ab. Von seiner Freiheit.

Aber als Arzt habe ich auch Angst, zum Beispiel Angst vor Fehlern. Das kann jeden Tag jedem Arzt passieren. Ein typischer Fehler im täglichen Medizinbetrieb ist die Verwechslung. Bei den Chirurgen die Seite. Es wird zum Beispiel das rechte Bein statt das linke Bein operiert, bei Internisten die Medikamentenverwechslung. Der häufigste Fehler. Das passiert jedem, man kann dieses Risiko nicht auf null reduzieren. Wo Menschen arbeiten, werden immer Fehler passieren. Es geht nicht anders. Man kann Fehler sehr weit reduzieren, aber auf null? Ich glaube nicht, dass das je möglich sein wird. Wesentlich ist zunächst, dass man gegenüber sich selbst und anderen zugibt, dass man Fehler machen kann, gemacht hat, macht und machen wird. Es geht nur darum, welche und wie viele. Das ist die Voraussetzung dafür, dass man diese Fehler erkennt, dass man weiß, wo sie passieren können. Auch Beinahefehler, die ja nicht zu einem Schaden für Patienten führen. Am besten lernt man aus Beinahefehlern. Man muss sie nur erkennen, melden und besprechen. Dies setzt eine entsprechende Fehlermanagement-Struktur voraus und auch eine Fehlerkultur.

Eine Fehlerkultur in der Medizin wie zum Beispiel in der Luftfahrt wäre gut. Ich habe einmal an einer Aktion teilgenommen, bei der man seine eigenen Fehler beschreiben sollte, dazu gibt's auch ein Buch (»Aus Fehlern lernen«, Aktionsbündnis Patientensicherheit). Jede Medizinrichtung sollte dabei Fehlersituationen aufzeigen. Chirurgen schrieben zum Beispiel, wie sie mal eine Klammer vergessen hatten in dem Patienten.

Ich beschrieb, wie ich eine Patientin zu einer Herzoperation überredet hatte, die sie nicht wollte – als junger Arzt. Ich hatte die Diagnose gestellt und war dann so stolz drauf, dass ich sie auch heilen wollte. Und sie wollte nicht. Sie wollte nach Hause gehen. Ich habe sie lange überredet, und wenn man nett ist, dann kriegt man die Patienten überzeugt. Dann hat sie sich operieren lassen und ist dabei gestorben. Das war sicher ein Fehler. Ich war innerlich völlig aufgewühlt damals. Aber ich habe mich nicht getraut, mit jemandem drüber zu reden. Es ist halt schwer, über eigene Fehler zu reden, vor allem als junger Arzt. Dies wäre einfacher, wenn in jedem Krankenhaus und in jeder Praxis ein verbindliches Fehlermanagement-System etabliert sein müsste. Wenn es zur täglichen Routine gehören würde. Noch besser wäre, wenn es einen Austausch zwischen medizinischen Einrichtungen gäbe, dann könnte man voneinander lernen, wie man Fehler vermeidet. Allerdings ist das gängige Motto immer noch: »In unserer Klinik dürfen keine Fehler passieren, also kommen sie auch nicht vor.« Und wenn doch, dann wird vertuscht, oder die vermeintlich Verantwortlichen, meist junge Ärzte, werden bestraft. Sie bekommen Bemerkungen ins Zeugnis, sie werden bei den Schichten benachteiligt. Ihnen wird der Fehler angelastet, anstatt dass man die eigentlich Verantwortlichen, die Vorgesetzten, zur Rechenschaft zieht.

Wer tröstet denn Ärzte, die müde, verängstigt oder überfordert sind? Freunde und Kollegen? Es gibt natürlich entsprechende Zirkel, aber das ist selten und alles Privatinitiative. Mehr und mehr auch Coaching, nur – das muss sich ein Krankenhaus auch leisten können. Die meisten Ärzte bezahlen es selbst. Einige Kollegen hören schlichtweg auf, weil sie Dinge in der Alltagspraxis nicht aushalten. Sie verlassen dann die praktische Medizin und arbeiten nur noch theoretisch oder gar nicht mehr im Bereich der Medizin. Das ist sehr schade, weil dies häufig Ärztinnen und Ärzte sind, die besonders verantwortungsvoll, ehrlich und patientenbezogen handeln wollen – aber nicht können.

In den Untersuchungen, die wir gemacht haben, erweisen sich deutsche Ärzte weltweit als die unzufriedensten. Die Ursache? Die fehlende Zeit für Patienten, das Gefühl: »Ich kann mich nicht mehr so um die Patienten kümmern, wie ich das möchte.« Auch das hat mit Geld zu tun. Zum Beispiel kann man in einer Praxis die Anzahl der Patienten reduzieren. Natürlich ist das verbunden mit einer finanziellen Einbuße, das muss man schon wissen. Klar! Wenn ich mehr Fälle mache, dann habe ich mehr Geld.

Zum Teil ist die Unzufriedenheit bei den Niedergelassenen darin begründet, dass man sich zu hoch verschuldet hat und nicht sieht, wie man seine Praxis abbezahlen kann. Oder dass man in bestimmten Gegenden nicht mehr damit rechnen kann, die Praxis zu verkaufen oder überhaupt einen Nachfolger zu finden. Und es macht mir auch Sorgen, dass dieser schöne Beruf – man kriegt ja sehr viel an Anerkennung von den Patienten, wenn man sich um sie kümmert –, dass dieser schöne Beruf für viele Ärzte in Deutschland nicht mehr schön ist. Irgendetwas ist in den letzten Jahren schiefgelaufen.

Gefühlt unterbezahlt, überbelastet, unterbewertet. Von den Ärzten – in diesen Tagen wird gestreikt – hören wir viel über Ungerechtigkeit. Es gibt Ärzte, die sehr viel arbeiten und sich sehr für ihre Patienten einsetzen, und sie werden weniger gut bezahlt als Ärzte, die sich halt schlauer im System verhalten. Und so entwickelt man einen gewissen Neid … Zum Beispiel dieser Radiologe. Obwohl er nicht überdurchschnittlich arbeitet, warum hat der so viel Geld? Und warum baut der sich ein neues Haus? Und warum hat der schon wieder ein neues Auto?

Auch in Krankenhäusern sind viele Kollegen verunsichert. Ich kenne einige Chefärzte, denen der Beruf keinen Spaß mehr macht. Du kriegst auf dein Handy von der Verwaltung Zahlen gespielt und denkst: »Wie viel muss ich bis Jahresende noch mehr operieren, wie viel muss ich noch zusätzlich machen? Und wie vereinbare ich dies mit meinem Gewissen, wenn ich eigentlich weiß, dass eine Operation nicht unbedingt notwendig ist?« Ich habe das alles selbst erlebt. Es ist ein grober Systemfehler, dass man Krankenhäuser und Ärzte so unter Druck setzt. Was zur Folge hat, dass derjenige, der mehr und eingreifender Medizin macht, auch mehr verdient. Egal, ob das Mehr objektiv notwendig ist oder nicht. Kontrolle findet nicht statt: wie viele Operationen, wie viele Herzkatheter, wie viele Röntgenbilder für die Patienten nicht notwendig und damit schädlich sind.

Schon im Medizinstudium werden die angehenden Ärztinnen und Ärzte auf das intensive Machen trainiert. Das bewusste Nichthandeln – zumindest das strukturierte Unterlassen aggressiven Behandelns – wird so gut wie nicht unterrichtet. Den Studenten wird nicht beigebracht, wie man wachsam abwartet und damit den Aufwand reduziert und den Patienten nützt. Vor allem das bewusste Nichtintervenieren wird in unserem System nicht belohnt, sondern finanziell bestraft.

Angenommen, es gibt eine verantwortlich handelnde orthopädische Klinik, die die Patienten intensiv berät, verbunden mit einer guten Krankengymnastik und bestmöglicher konservativer Therapie. Und diese fiktive Klinik schickt einige ihrer Patienten zunächst wieder nach Hause und überprüft – sagen wir mal – in einem Monat erneut die OP-Indikation. Eine solche orthopädische Abteilung würde ihre Gelenkersatzoperationen, ihre Wirbelsäuleneingriffe reduzieren und vermutlich die Patientenzufriedenheit steigern. Dies wäre zwar für die Patienten gut, aber finanziell wäre eine solche Klinik im derzeitigen System nicht überlebensfähig!

Leider, leider rücken wir von dem uralten Grundsatz der Medizin »Zuallererst nicht schaden« ab. Heute heißt es: »Zuallererst Umsatz.« Eine Gesundheitspolitik, die Ärzte und Krankenhäuser zu solchem Handeln zwingt, ist gemeingefährlich. Und am schlimmsten ist dabei auch noch ihre Scheinheiligkeit: Diese helle Empörung der Politiker, wenn manche Ärzte zum Beispiel die Daten in den Patientenakten manipulieren, um in ihrer Klinik mehr transplantieren zu können. Natürlich ist dieses ärztliche Verhalten verwerflich und muss geahndet werden. Aber man muss auch nach den Gründen fragen: Warum tun sie das? Und: Wer verleitet denn diese Ärzte dazu, sich so zu verhalten? Nicht nur der unmittelbar Handelnde ist schuld. Schuld sind auch diejenigen, die für das System zuständig sind; auch sie, vor allem sie, sind für unnötige Operationen und ungerechte, fingierte Verteilung der knappen Transplantationsorgane verantwortlich. Verantwortlich, weil sie unwissenschaftlich und ungeprüft Grundlagen der Warenwirtschaft auf die Medizin übertragen. Und auch deshalb verantwortlich, weil sie im Medizinbetrieb vor allem einen Wirtschaftszweig sehen und nicht das, was Medizin eigentlich sein sollte: ein vorsichtiges, freundliches, patientenzugewandtes System, um Kranken zu helfen, ohne zu überlegen, wie viel dies an finanziellem Gewinn bedeutet. Vertrauen wird zerstört: Wie kann denn ein Patient sicher sein, dass eine Operation oder ein diagnostischer Eingriff wirklich notwendig ist und nicht aufgeschoben werden kann, wenn der Kranke gleichzeitig weiß, dass finanzielle Interessen bewusst oder unbewusst den Arzt beeinflussen!

Vielleicht ist gelegentlich sogar das Gegenteil der Fall? Vielleicht werden dringende Eingriffe fälschlicherweise nicht gemacht, weil dieses Vertrauen zwischen Ärzten und Patienten durch das Geld vergiftet wurde. Es ist ja vorstellbar, dass ein Kranker, der sein Vertrauen verloren hat, einen wirklich notwendigen Eingriff fälschlicherweise ablehnt und dadurch Schaden nimmt.

Das Selbstbild der Ärzte unterscheidet sich eben sehr von der Wahrnehmung in der Gesellschaft. In den Arzt wird immer noch ein Bild reinprojiziert, Held oder Messias. Die Patienten wollen das und sehen es auch so im Fernsehen. Professor Brinkmann. In meinen Vorlesungen zeige ich manchmal Teile aus der »Schwarzwaldklinik«, weil dort das gespiegelt wird, was der Arzt alles erfüllen muss. Er muss zuhören, ein bisschen väterlich, er muss Verständnis haben und klug urteilen. Andererseits muss er auch manchmal ein bisschen forsch sein: »Jetzt machen wir mal so! Jetzt ist gut!« Will man diesem Bild genügen, wird man fast zur multiplen Persönlichkeit. Kein Arzt kann das leisten! Und die Patienten, die manchmal zu mir kommen, beschweren sich zuweilen über andere Ärzte. Oder erklären: »Das ist der beste Arzt der Welt. Der hat mir zugehört, der hat sich endlich um mich ge-kümmert ...« Fünf Minuten später ist einer da und sagt vom sel-ben Kollegen, am selben Tag: »Nee! Da gehe ich nicht noch mal hin. Das ist doch völlig unmöglich, der hat mir überhaupt nicht zugehört, der hat in seinem Computer herumgetippt, und hin-terher hat er eine Frage gestellt, die hatte gar nichts mit dem zu tun, was ich ihn gefragt habe.« Derselbe Arzt! Wie kann das sein?!

Ärzte sollten durchaus etwas Besonderes für die Patienten sein. Man muss sich schon mit dem Patienten verstehen. Das ist an-ders, als wenn man sein Auto in der Werkstatt abgibt. Man muss sich mit den Mechanikern nicht unbedingt verstehen. Aber beim Arzt geht es um die eigene Existenz und um Vertrauen. Ich gebe mich ja in die Hand eines anderen Menschen und erlaube so-gar, dass er Eingriffe an mir vornimmt. Dass er mich aufschnei-det. Und dazu gehört natürlich auch, dass er mehr weiß über den Patienten als nur: Welche Laborwerte stimmen nicht?

Einen guten Arzt macht aus, dass er versucht, ein Freund der Patienten zu sein. Nicht sie irgendwo hin zu bewegen, sie zu zwingen, Medikamente unbedingt einzunehmen. Aber wenn der Patient sich wehrt, dann gilt er schnell als *non-compliant*, nicht kooperationsbereit, dann wird der Arzt schon mal sauer. Ja, die *non-compliance*! Das ist ja heutzutage der Hauptvorwurf an Patien-ten, wobei ich lieber »Ungehorsam« sage. Der Arzt ist eben oben: »Ich sage Ihnen als Arzt, was Sie zu tun haben, und wenn Sie nicht tun, was ich will, dann sind Sie *non-compliant* und selber schuld, wenn Sie hinterher Probleme haben.« Alles Unsinn, ein Patient hat doch das Recht zu sagen: »Mache ich nicht.« Das Grundgesetz gilt auch für Kranke.

Der Patient muss nicht gehorsam sein. Wenn er etwas nicht will, auch wenn das unvernünftig ist aus der Sicht des Arztes, so schützt unser Grundgesetz seine Unvernunft. Allerdings muss der Patient vorher vollständig, richtig und verständlich über die Voraussetzungen für seine Entscheidung informiert werden. Nur dann kann er oder sie wirklich entscheiden. Und das ist die eigentliche Pflicht der Ärzte. Sie müssen so informieren, dass die Patienten sich wissend frei entscheiden können. Ausnahme ist, wenn der Patient sagt: »Ich möchte es gar nicht wissen.« Solche Patienten gibt es auch, und man muss sie ernst nehmen, danach handeln und manchmal für sie entscheiden. Ganz besonders problematisch ist die fehlende Beteiligung an der Behandlung bei chronischen Erkrankungen, also Leiden, mit denen die Patienten ihr ganzes Leben lang zurechtkommen müssen. Wir haben chronisch kranken Patienten zum Beispiel beigebracht, wie sie sich selber behandeln können. Gerade bei chronischen, unheilbaren Erkrankungen können Patienten sehr häufig ihre Behandlung mit übernehmen und auch sehr viel für sich tun – unter bestimmten Bedingungen. Sie müssen zunächst ihren Zustand messen können. Also zum Beispiel den Atemwegswiderstand beim Asthma oder den Blutdruck beim Bluthochdruck oder das Gewicht bei der Herzschwäche oder den Blutzucker beim Diabetes. Dann müssen Patienten wissen, was sie selbst tun können, um Abweichungen auszugleichen. Sie können sehr viel machen, jeden Tag. Also zum Beispiel: das Insulin verändern und die Medikamente beim Bluthochdruck adaptieren. Oder die Schmerztherapie entsprechend selber anpassen.

Für mich war es immer schön, diese Prozesse zu größerer Unabhängigkeit zu fördern, weil die Patienten später kommen und sagen: »Seitdem ich selber Insulin dosiere, seitdem ich weiß, wie ich das selber machen kann, geht es mir viel besser. Und ich kann noch andere Dinge machen, ich traue mir mehr zu, ich bin freier, unabhängiger.« Ein Schritt hin zu mehr Mündigkeit, aber auch zu mehr Selbstverantwortung. Und die Ergebnisse sind objektiv auch besser. Dafür braucht man natürlich Zeit. Dies geht nicht bei akuten Erkrankungen wie zum Beispiel schweren Unfallverletzungen oder anderen schweren akuten Erkrankungen, bei denen der Patient nicht in der Lage ist mitzuentscheiden, oder wenn keine Zeit dafür verbleibt. Aber es geht häufiger, als man denkt.

Auch im Krankenhaus. Die Strukturen müssen dafür nur vorhanden sein, und die Bereitschaft der Ärzte, sich in dieser Art der Medizin ausbilden zu lassen und dafür Zeit zu investieren. Eine Zeit, die aber in unserem derzeitigen System nicht bezahlt wird. Der Patient kann nicht fordern, informiert mitzuentscheiden, der behandelnde Arzt muss ihm das anbieten.

Ich erinnere mich an meine eigene Zeit als junger Arzt im Krankenhaus. Es ging meist darum, auf eine Diagnose zu kommen, auf die kein anderer gekommen war. Dafür gab und gibt es das größte Lob. Und deswegen versuchen alle ein bisschen »Doctor House« zu sein, ja? Das gelang mir damals auch zwei, drei Mal, dafür kriegte man Anerkennung. Aber das ist nicht das Wesentliche, es macht keinen guten Arzt aus. Ein guter Arzt ist ein Arzt, dem die Patienten hinterher danken. Oder die Angehörigen von Verstorbenen, denn auch bei einem guten Arzt sterben Patienten. Erstrebenswert ist, dass gesagt wird: »Ich habe mich gut behandelt gefühlt, ich hab mich bei Ihnen aufgehoben gefühlt.«

So denkt man jedoch nicht am Anfang der Karriere. Am Anfang ist man der Held und kann scheinbar alles. Nach drei Jahren Ausbildung kommt die gefährlichste Zeit: »Gib mir ein Messer, ich kann alles.« Später wird man bescheidener und hat andere Erfolgserlebnisse, denn gerade dieser Beruf hat ein großes Potenzial für Erfolgserlebnisse. Und das ist bis heute unveränderlich. Man muss die Patienten nicht lieben, aber man muss sich für ihre Probleme interessieren. Dies ist schwierig und zeitaufwendig. Einfacher ist es, nur das vermeintliche Hauptproblem zu sehen, zum Beispiel nur den Tumor in der Bauchspeicheldrüse, den man dann hervorragend operiert. Aber wie ist später das Gesamtergebnis aus der Patientensicht? Solch reduzierte Fähigkeiten machen aber keine guten Ärzte! Sie sind vielleicht gute Operateure, können technisch sehr gut operieren, aber sie sind keine guten Ärzte. Ich spüre, ob Kollegen Interesse haben am Patienten oder ob sie Interesse haben am Befund. Das Wesentliche steht nicht in den Laborwerten.

Ein Beispiel: Eine Patientin wird zum dritten Mal nahezu bewusstlos ins Krankenhaus eingeliefert, eine Patientin mit Typ-1-Diabetes; sie hat das für sie lebensnotwendige Insulin nicht gespritzt. Dabei sie ist eigentlich eine vernünftige Frau, aber sie lebt in einfachen Umständen. Die Patientin ist blind. Das dritte Mal kommt sie wieder mit alarmierenden Symptomen. Ich frage mich, was ist denn da los, warum spritzt sie nicht regelmäßig? Wenn Patienten mit Typ-1-Diabetes kein Insulin spritzen, werden sie irgendwann bewusstlos und kommen in eine lebensgefährliche Situation. Irgendwas stimmt da nicht. Es kann doch nicht sein, dass diese 50-jährige Frau bewusst kein Insulin spritzt. Nach vielen Fragen kommt heraus, dass sie nicht selber Insulin spritzt, weil sie die Dosis nicht sehen kann, sondern dass ihr Mann spritzt. Und wenn er betrunken ist, lässt sie ihn halt nicht spritzen, weil er dann schon mal zu viel verabreicht und sie eine Unterzuckerung fürchtet. Wenn er ein paar Tage hintereinander betrunken ist, bekommt sie eben zu lange gar kein Insulin. Das erklärt, warum sie so oft im Koma ins Krankenhaus eingeliefert wird.

Ich habe über das Selbstbild der Ärzte gesprochen. Jetzt würde ich gerne etwas über andere Zwänge erzählen, die bewirken, dass Patienten sich manchmal als Ware, als Aktenzeichen empfinden.

Da ist der ewige Zeitmangel, die Orientierung an bezahlbaren Leistungen. Da ist die Verwechslung der Medizin mit einer marktwirtschaftlichen Branche. Medizin unterliegt in vielen Bereichen aber nicht den Gesetzen der Ökonomie. Zum Beispiel Angebot und Nachfrage. Sie würden sich doch nicht jetzt ein neues Mittel gegen Krebs oder Multiple Sklerose kaufen, nur weil es heute billiger ist als gestern. Und wenn Sie es brauchen, weil Sie verzweifelt sind, weil Ihre Existenz bedroht ist, dann zahlen Sie auch den dreifachen, vierfachen Preis – jeden Preis. Da funktioniert Marktlogik des Warenhandels schon mal nicht.

Der Verwaltungsdirektor will bestimmte Zahlen haben, also spricht er mit den leitenden Ärzten und setzt sie unter Druck.

Bewusst oder unbewusst neigt man dann dazu, mehr zu machen. Und »mehr« ist in der Medizin häufig »zu viel«; die Steigerung der Anzahl der erbrachten Leistungen ist häufig nicht gut, sondern schlechter. Jede Intervention in der Medizin hat immer auch Nachteile. Und wenn sie nicht notwendig ist, kann sie sehr schnell etwas Negatives bewirken. Das funktioniert anders als in der Warenwirtschaft. Dort gilt zum Beispiel: Je mehr iPhones ich verkaufe, umso mehr Erfolg habe ich. In der Medizin ist es aber nicht unbedingt besser, möglichst viele Bandscheibenvorfälle zu operieren.

Ich habe mal einen älteren Angehörigen aus einem Krankenhaus geholt, weil man ihm dort, ungefragt, eine neue Hüfte verpassen wollte. Auf dem Röntgenbild zeigte sich nur der normale Verschleiß, das konnte ich genau sehen. »Da ist nichts«, habe ich dem Kollegen gesagt. Antwort: »Das kann noch kommen.« Faktisch standen zwei Krankenhäuser im Ort im Wettbewerb, es war abzusehen, dass eins schließen sollte. Und so kam es zum total absurden Wettlauf um Patienten.

Die Ursache liegt in der Überversorgung. Es gibt zu viele Krankenhäuser, zu viele Krankenhausbetten. Wir müssen uns auf ein vernünftiges Maß zurückziehen, die vorhandenen Ressourcen bündeln. Es macht doch keinen Sinn, dass zum Beispiel in einer mittleren Stadt drei Krankenhäuser an einem Nachmittag Notdienst haben – warum? Warum kann man das nicht zusammenführen? Das würde die Anzahl der Dienste für die Ärzte reduzieren, das würde die Krankenhäuser effizienter arbeiten lassen. Stattdessen hat man die Krankenhäuser gegeneinander in einen ruinösen Wettbewerb getrieben, der auch Patienten schadet.

Es ist natürlich schwierig, ein Krankenhaus zu schließen. In einem solchen Fall müsste ein Bürgermeister öffentlich aussprechen, es ist nicht schlimm, dass die Bürger 30 Kilometer zur nächsten Stadt fahren müssen, wo vielleicht ein größeres Krankenhaus ist. Vielleicht wird er dann nicht wiedergewählt? Er müsste den Bürgern verständlich Zusammenhänge erklären, die er vielleicht selbst nicht versteht. Zum Beispiel, dass es in der Medizin nicht um Profit gehen sollte und auch nicht primär um das Ansehen eines Ortes. Es geht darum, Menschen möglichst gut zu versorgen. Das ist ein anderes Ziel. Es geht um Ergebnisqualität.

In einem ländlichen Gebiet kann man natürlich nicht einfach Krankenhäuser dichtmachen, aber man kann schon bestimmen, wie viele Krankenhausbetten wirklich nötig sind, sodass jeder ein Krankenhaus gut erreichen kann und nicht auf ein freies Krankenhausbett warten muss. Die Gesundheitsministerien der Länder zum Beispiel könnten das festlegen.

Ein großes Problem für die Qualität der Medizin ist, dass sehr viel Geld im Gesundheitssystem umgesetzt wird. Und dass viele Leute, die die Geschicke der Medizin lenken und die Entscheidungen treffen, primär an ihre Organisation, an ihre Klientel denken und eher sekundär an die Patienten – wenn überhaupt. Das heißt, wir brauchen eine Reform, wir brauchen eine richtige, tiefgreifende Reform, die das Gewinnstreben in der Medizin durch Patientenzuwendung ersetzt oder zumindest beides miteinander vernünftig und effektiv verknüpft. Aber dagegen werden alle aktiv Beteiligten sein, und die Patienten werden schweigen. Weil alle, außer den Patienten, momentan sehr gut am Status quo verdienen. Die Krankenhäuser, die Ärzte und die Pharma-Industrie letztendlich auch. Sogar die Krankenkassen. Alle verdienen und glauben, wenn man das Ganze anders ausrichtet – patientendienlicher – , dann werden ihre Verdienste unter Umständen geringer werden oder der Aufwand höher, natürlich. Niemand von denjenigen, die für die Struktur der Medizin in Deutschland verantwortlich sind, hätte etwas davon, wenn etwa Gelder für überflüssige Krankenhausbetten oder für zu viele Röntgengeräte und unnötige Medikamente woanders hingingen, anders verteilt würden. Etwa zu den Krankenschwestern und Krankenpflegern. Aber für die Interessensvertreter, die die Politiker beeinflussen, wäre das kein Wirtschaftsfaktor, wenn die Pflegeberufe mehr verdienen würden, wenn es mehr Pflegende gäbe. Im Gegenteil: Die medizinische »Leistung« würde dann »weniger wirtschaftlich« erbracht werden. Wir müssten endlich zu der Erkenntnis kommen, dass »weniger wirtschaftlich« gegebenenfalls für die Patienten besser sein kann. Wir machen aber leider das Gegenteil: Immer mehr Krankenhäuser werden privatisiert und zunehmend nach rein wirtschaftlichen Gesichtspunkten verwaltet. Die »Leistung« muss sich ja lohnen. Es geht vor allem darum, gut bezahlte Eingriffe so günstig wie möglich zu erbringen. Das Gespräch, die zeitintensive Sorge um Patienten, die Zuwendung, viele ethische Gesichtspunkte treten dabei in den Hintergrund. Die Zahl der OP-Minuten pro Eingriff wird zur bestimmenden Größe der Qualität. Nicht die Zeit, die mit wachen Patienten im Gespräch verbracht wird. Unwirtschaftlichkeit ist nicht selten notwendig für eine gute Medizin. Dazu gehört auch, auf »Leistungen« zu verzichten.

Wir brauchen einen Aufstand der Patienten und auch der Gesunden. Sie müssen sagen: »Wir akzeptieren das so nicht mehr. Diese neue Richtung der weniger und weniger menschlichen und dafür wirtschaftlicheren Medizin. Mit unseren hunderten Milliarden Euro pro Jahr bezahlen wir dieses System. Das akzeptieren wir nicht mehr.«

Erst wenn wir diesen Aufstand hinbekommen und Gesundheit tatsächlich zu einem politischen Thema wird, das den Wahlausgang beeinflussen könnte, erst dann ist eine Änderung möglich. So wie es eine Bewegung in Sachen Energie und Verkehr, in Ökologie gab. Die Medizin betrifft ja die Menschen ebenfalls und ganz besonders existentiell.

Es könnte dann eintreten, dass die Menschen sich allmählich für Gesundheitspolitik interessieren. Dass sie die Defizite sehen. Ich möchte, dass das zu einem politischen Problem wird. Ich möchte wissen: Was sagen die SPD, die FDP, die Grünen und auch die CDU und die CSU und die Linke dazu? Wie wollen sie etwas ändern? Oder sind sie mit dem derzeitigen Zustand zufrieden? Falls ja – warum? Und falls nein: Wie wollen sie das System konkret zum Besseren hin weiterentwickeln? Wie wird eine Reform zu mehr Hinwendung zu einer patientenorientierten Medizin von den Parteien umgesetzt? Wie wird eine Fehlerminimierungsstruktur verwirklicht? Wie sollen unnötige Eingriffe verhindert werden? Wie wird mehr Patientensouveränität gefördert? Wie und wann werden wir endlich mehr Kenntnisse über den patientenrelevanten Nutzen und Schaden der medizinischen Maßnahmen erhalten? Wie wird die Qualität der medizinischen Leistungen in unserem Land erhoben? Eine Institution, eine Industrie, eine Behörde kann sich nicht selbst kontrollieren, da müssen unabhängige Instanzen ran. Immer unabhängig, anders geht es nicht. Man lässt ja auch nicht Eltern die Klassenarbeiten ihrer eigenen Kinder bewerten. Schon die Androhung, unabhängige Qualitätskontrollen durchzuführen, würde die Lage verbessern.

Wann werden wir als Patienten in unserem Medizinsystem endlich als mündige Menschen mit dem Recht auf eigenständige, informierte Entscheidungen behandelt werden? Alle diese Fragen und noch mehr sollten wir unseren Abgeordneten stellen und uns nicht mit Allgemeinplätzen und nebulösen Schönwetterreden abspeisen lassen, sondern konkrete und verständliche Konzepte fordern, um sie dann kritisch zu diskutieren. Eine bessere Medizin braucht jeder.

»Menge gekloppt«

Politik und Krankenkassen: keine Ideen?

Ein kleiner Junge auf einem Krankenhausbett. Eine Ärztin, auf die Bettkante gestützt, beugt sich zu dem Kind. Beide lächeln sich an. Hat die Ärztin dem Kind etwas erklärt, ihm die Angst genommen? Der kleine Junge strahlt zufrieden und die Ärztin auch. Diese Ärztin hat offenbar Zeit für ihren Patienten, Zeit für Gespräche, Zuwendung, Fürsorge. Daran mangelt es unter DRG-Bedingungen am meisten.

Die Szene ist das Motiv für ein Plakat. Der Slogan: »Wir alle sind das Krankenhaus.« Die Deutsche Krankenhausgesellschaft nutzt das Plakat für ihre Kampagne, mit der sie im Wahljahr 2013 die Politik unter Druck setzen will. Sie verlangt zusätzliche Millionen für die Kliniken, wieder einmal. Es ist eisig kalt, als zwei Cheflobbyisten der Krankenhäuser dieses Plakat enthüllen, am 4. Februar 2013, auf Gleis 13 des Berliner Hauptbahnhofs. Frierend halten sie das Plakat in die Höhe, für die Objektive der Fotografen. »In den Krankenhäusern herrscht Alarmstimmung«, sagt der Präsident der Krankenhausgesellschaft. »Immer mehr Krankenhäuser schreiben rote Zahlen. Das ist ein Problem von nationaler Tragweite.«

Zwei Wochen später dann der Krankenhausgipfel: Aus ganz Deutschland sind Geschäftsführer, Ärztliche Direktoren und Betriebsräte nach Berlin gereist, der große Konferenzsaal im Hotel Estrel füllt sich schnell. Rund 1000 Mitarbeiter hat der Lobbyverband der Kliniken zusammengetrommelt. Vor allem kommunale, städtische und kirchliche Krankenhäuser, die Verlierer des von der Politik forcierten Verdrängungswettbewerbs, klagen ihr Leid.

Private Klinikbetreiber sind nicht darunter. Auf dem Podium die gesundheitspolitischen Sprecher aller Bundestagsfraktionen. Der Bundesgesundheitsminister hat seine Staatssekretärin Annette Widmann-Mauz geschickt. Die reagiert auf die Geldforderungen der Kliniken reserviert. »Nur mehr Geld, dann sind alle Probleme gelöst, diese Forderung ist mir zu platt«, kritisiert die Staatssekretärin. Die Stimmung ist gereizt. »Aufhören, aufhören!«, rufen einzelne laut aus dem Saal. Das Ministerium sei gesprächsbereit, habe den Handlungsbedarf erkannt, sagt Frau Widmann-Mauz schließlich.

Die Bundestagsabgeordneten erklären, dass kurzfristig geholfen werden müsse, mit zusätzlichen Geldern, um Lohnsteigerungen auszugleichen oder die Kostenerhöhung bei Haftpflichtversicherungen. Zu viel versprechen möchten sie aber nicht. Und sie betonen noch, es sei Zeit für grundlegende Reformen.

Es ist Wahljahr in Berlin, und diesen Umstand weiß die Krankenhaus-Lobby geschickt zu nutzen. Kein Bundestagsabgeordneter möchte in seinem Wahlkreis mit den finanziellen Nöten der Krankenhäuser konfrontiert sein. Also wird das Bundesgesundheitsministerium zusätzliche Finanzhilfen überweisen, da sind sich Insider sicher. Genauso wie vor der letzten Bundestagswahl im Jahr 2009. Auch da startete die Deutsche Krankenhausgesellschaft eine Kampagne, verlangte zusätzliches Geld für die Kliniken. Die damalige SPD-Bundesgesundheitsministerin Ulla Schmidt gab nach, legte ein großes Pflegesonderprogramm für die Neueinstellung von rund 20 000 zusätzlichen Pflegekräften auf. Es nutzte der SPD nichts. CDU und FDP gewannen die Wahl. An der Finanzierung der Kliniken und an den vielen Fehlanreizen veränderte die schwarz-gelbe Koalition jedoch nichts.

Jetzt soll sich das ändern. »Krankenhauspolitik muss zum Megathema der nächsten Legislatur werden«, versichert Jens Spahn, gesundheitspolitischer Sprecher der CDU-Fraktion. Rücken die Fehlentwicklungen im Krankenhaus nun tatsächlich ins Zentrum der Politik?

Wer sich unter den Gesundheitspolitikern in Berlin umhört, trifft auf ziemlich ratlose Gesichter. Ein schlüssiges Konzept liegt nirgendwo vor. Aber die Diskussion hat begonnen. Immerhin. Allein die Kostensteigerungen setzen die Politiker unter Druck: Die Ausgaben für die stationäre Versorgung verschlingen so viel Geld wie nie zuvor, auf 65 Milliarden Euro werden die Kosten in diesem Jahr sicherlich steigen, das sind über 40 Prozent mehr als in dem Jahr, in dem die Fallpauschalen eingeführt wurden. Und trotzdem stehen immer mehr kommunale und städtische Kliniken mit dem Rücken zur Wand.

Viel zu lange hat die Regierungskoalition wie das Kaninchen auf die Schlange gestarrt. Dass auf Kosten von Patienten und Beschäftigten im Krankenhaus »Menge gekloppt« wird, wie es Bundesgesundheitsminister Bahr (FDP) formulierte, zeigen die Daten schon seit etlichen Jahren. Kritik an den von der Deutschen Krankenhausgesellschaft empfohlenen Bonusvereinbarungen für Chefärzte gibt es seit 2007.

Und doch haben CDU und FDP erst Anfang 2013 eine Gesetzesänderung auf den Weg gebracht, mit der die schlimmsten Auswüchse bei diesen Bonusverträgen unterbunden werden sollen. Kliniken sollen mit ihren Chefärzten keine Bonusvereinbarungen mehr abschließen, die sich konkret auf Einzelleistungen, auf die Steigerung bestimmter Operationen beziehen. Kritiker halten diese Regelung allerdings für halbherzig und für einen symbolischen Akt. (vgl. Seite 91 in diesem Buch).

Noch etwas hat das Bundesgesundheitsministerium in Angriff genommen: Die Krankenhäuser, die mehr abrechnen als im Jahr davor, sollen zwei Jahre lang mit einem sogenannten »Mehrleistungsabschlag« bestraft werden. Das bedeutet: »Mehrleistungen« bekommen Kliniken nur zu 75 Prozent vergütet und das zwei Jahre lang. Das Ziel ist, Fallzahlsteigerungen weniger attraktiv zu machen. Ob das besser gelingt als bisher, ist unklar. Denn auch in den vergangenen Jahren wurde bereits versucht, die Krankenhäuser von der Mengenausweitung abzuhalten, indem »Mehrleistungen« nur zu 70 Prozent vergütet wurden. Allerdings war dieser Abschlag damals auf ein Jahr begrenzt, danach wurde den Kliniken alles wieder zu 100 Prozent bezahlt. Erst ab dem Jahr 2013 sollen die Krankenhäuser nun zwei Jahre lang solche Abschläge hinnehmen müssen. Ob Daniel Bahr die »Mengenausweitung« damit wirksam begrenzen kann, ist offen. Bisher haben sich Fallzahlsteigerungen für die Häuser trotz Abschlägen immer noch gelohnt, und zwar vor allem für die Häuser, die sich auf bestimmte Eingriffe spezialisiert haben. Das liegt an den Gesetzen der *economies of scale*, den sogenannten Skaleneffekten. Einfach ausgedrückt: Da der Operationssaal oder das Herzkatheterlabor ohnehin zur Verfügung stehen, lassen sich die »Stückkosten« senken, je mehr Operationen oder Herzkatheter-Untersuchungen mit denselben Geräten vorgenommen werden. Ob Daniel Bahr dieses ökonomische Kalkül aushebelt, wenn »Mehrleistungen« zwei Jahre lang nur noch mit 75 Prozent vergütet werden, muss sich erst noch zeigen.

Ansonsten kam von der Regierungskoalition bisher nicht viel. Die Koalition wartet auf ein Gutachten, das erklären soll, warum es zu dieser »Mengenausweitung« im Krankenhaus kommt, und welche Rezepte es dagegen geben könnte. Die Ergebnisse wolle man abwarten, heißt es im Bundesgesundheitsministerium auf Nachfrage. Ein Ausdruck ziemlicher Ratlosigkeit. FDP-Bundesgesundheitsminister Daniel Bahr gab das Gutachten nicht einmal selbst in Auftrag, sondern übertrug es zwei Akteuren der ärztlichen Selbstverwaltung, deren Standpunkte gegensätzlicher nicht sein könnten: Dem Spitzenverband der Gesetzlichen Krankenversicherung und der Deutschen Krankenhausgesellschaft. Während die Krankenkassen davon überzeugt sind, dass aus ökonomischen Gründen unnötig operiert wird, bestreitet das die Krankenhaus-Lobby vehement. Kein Wunder also, dass es Monate dauerte, bis das Gutachten europaweit ausgeschrieben wurde. Insider sagen, man könne froh sein, wenn es für die Koalitionsverhandlungen im Herbst 2013 zur Verfügung stehe. Wahrscheinlich klappe nicht mal das. Dabei hatte Bahr doch eine Frist gesetzt: Im Frühsommer 2013 sollten die Ergebnisse eigentlich schon vorliegen

Andererseits hat Bundesgesundheitsminister Bahr eine weitreichende Entscheidung getroffen: Das DRG-Abrechnungssystem soll ab dem Jahr 2013 auch in der Psychiatrie eingeführt werden. Bisher war dieser Bereich der Medizin aus gutem Grund ausgenommen. Denn der chronische, oft unabsehbare Verlauf seelischer Erkrankungen lässt sich nur schwer in das Korsett von Fallpauschalen pressen. Kein Land der Welt rechnet die Behandlungen in der Psychiatrie bisher mit DRGs ab. Aber die gründlichen Deutschen wollen nun auch dieses Experiment wagen – schwer nachvollziehbar, da sich gerade immer mehr Ärzte, Pflegekräfte und sogar Krankenhausmanager zu Wort melden, die bereits das erste DRG-Experiment für überzogen oder gar missglückt halten. Es wäre sicher besser gewesen, erst einmal innezuhalten und zu klären, wie den inzwischen deutlich gewordenen Auswüchsen des DRG-Abrechnungssystems wirksam begegnet werden könnte. Vielleicht wäre es sogar sinnvoll, die Zahl der DRGs wieder zu begrenzen, zum Beispiel auf jene 80 Prozent der Leistungen, die immer vergleichbar therapiert werden, und jene Erkrankungen anders zu vergüten, die hochkomplex sind, einen schweren Verlauf haben und nicht in das Raster einer genormten Abrechnungswelt passen?

Bisher war die Psychiatrie der einzige Bereich im Krankenhaus, in dem noch eine Mindestanzahl an Pflegekräften gesetzlich vorgeschrieben war. Diese Regelung wurde jetzt ersatzlos gestrichen. Auch die Personalausstattung in den psychiatrischen Krankenhausabteilungen will Bahr nun in das Ermessen der Kliniken stellen und dem Wettbewerb überlassen. Und das, obwohl offensichtlich ist, dass die Kliniken am Pflegepersonal so sehr sparen, dass die Patientensicherheit nicht mehr gewährleistet ist (vgl. Seite 120 in diesem Buch).

Gesetzlich verordneter Pflegeschlüssel?

Darf der Staat weiterhin tatenlos zusehen, dass in den Kliniken immer mehr Patienten mit immer weniger Pflegepersonal behandelt werden? Muss die Politik den Krankenhäusern einen Personalschlüssel gesetzlich vorschreiben, um dieser, für Patienten so gefährlichen, Entwicklung Einhalt zu gebieten? Diese Frage wird mittlerweile in der SPD heftig diskutiert und scheint von einigen mit ja beantwortet zu werden. Es ist ein heißes Eisen. Die ersten Überlegungen dazu kursieren in der SPD unter dem Siegel absoluter Verschwiegenheit. Eine unabhängige Pflege-Kommission einsetzen, die solche Standards krankenhausbezogen entwickelt? Sanktionen, wenn die Kliniken davon abweichen? Die Sorge ist groß, die Krankenhaus-Lobby könnte ein solches Vorhaben gleich im Keim ersticken. Denn ein gesetzlich verordneter Pflegeschlüssel würde viele Krankenhäuser empfindlich treffen, insbesondere auch die privaten Konzerne mit ihren hohen Renditeerwartungen.

Was tun gegen das Übermaß an überflüssigen Operationen? Gegen die vielen, medizinisch nicht begründbaren Behandlungen? In der SPD gibt es Bestrebungen, die Krankenkassen zu verpflichten, ihren Versicherten ein »Zweitmeinungsverfahren« anzubieten. Nicht für den Notfall, sondern bei planbaren Operationen und nur bei den Erkrankungen, mit denen Patienten ganz offensichtlich allzu häufig in den Operationssaal dirigiert werden. Eingriffe am Rücken würden dazu zählen oder auch Eingriffe am Herzen.

Alle Krankenkassen wären dann gleichermaßen verpflichtet, ihren Versicherten mitzuteilen, dass es bei bestimmten Eingriffen eine »Überversorgung« gibt, wie das Gesundheitswissenschaftler nennen, dass also wirtschaftliche Gründe bei der Indikationsstellung eine Rolle spielen könnten, und würden den Versicherten deshalb dazu raten, vor dem Eingriff eine zweite Meinung einzuholen. Alle Krankenkassen müssten für eine entsprechende

Infrastruktur sorgen, die »Zweitmeinungsärzte« müssten sich verpflichten, den Patienten in kürzester Zeit mit anderen, konservativen Methoden zu helfen, wenn ihnen von einer Operation abgeraten würde. Modellprojekte der Techniker Krankenkasse oder auch der AOK Baden-Württemberg, wo sich Versicherte vor einer Rückenoperation eine zweite Meinung einholen können, könnten dann flächendeckend Normalität sein (vgl. Operation Geldsegen, S. 172 in diesem Buch). Damit, so glauben viele in der SPD, könnte die Politik der Überversorgung wirksam begegnen. Die SPD-nahe Friedrich-Ebert-Stiftung hat eine Kommission ins Leben gerufen, die Vorschläge erarbeiten soll zur »Zukunft der stationären Versorgung in Deutschland«. Die Kommission steht ganz am Anfang ihrer Arbeit. Das Recht jedes Versicherten, sich in den Operationsgebieten, in denen sich eine nicht begründbare Mengenausweitung zeigt, eine »zweite Meinung« einzuholen, soll jedoch ein wesentlicher Baustein werden.

Heißes Eisen Überversorgung

An die größte Lebenslüge der Politik wagt sich bisher jedoch niemand öffentlich heran. Da geht es um die Krankenhauskapazitäten in Deutschland. Gesundheitspolitiker müssten ehrlich aussprechen, dass es in Deutschland zu viele Krankenhäuser und zu viele Krankenhausbetten gibt und dass es sinnlose Geldverschwendung und zum Schaden der Patienten ist, Krankenhäuser in einen ruinösen Wettkampf zu schicken. Die Idee, einen Teil der Krankenhäuser mit Hilfe des Wettbewerbs und des Fallpauschalensystems zum Aufgeben zu zwingen und darüber eine »Marktbereinigung« durchzusetzen, ist gescheitert. Eine Diskussion darüber scheint jedoch tabu; in allen Papieren, die derzeit in den Parteien im Umlauf sind, wird das Thema ausgespart. Es gilt in einem Wahljahr offenbar immer noch als politischer Selbstmord. Der CDU-Bundestagsabgeordnete Lothar Riebsamen wagte als

Einziger, dieses heikle Thema öffentlich anzusprechen, als er darauf hinwies, dass in Deutschland bis zu 400 Kliniken überflüssig seien und dass die Länder ihre Finanzmittel für Investitionen doch an den Abbau dieser Überkapazitäten knüpfen sollten.

Doch ist es wirklich so unmöglich, den Bürgern zu erklären, dass die Gesundheitsversorgung in jedem Krankenhaus besser sein könnte, wenn die Bundesländer die ohnehin knappen Finanzmittel für Investitionen in neue Gebäude auf weniger Kliniken konzentrieren könnten? Dass »weniger« wie so häufig in der Medizin »mehr« ist? Dass es sinnvoll wäre, das Überangebot an Krankenhäusern vor allem in den Städten abzubauen? Dass sich die Krankenhäuser dann nicht mehr ein sinnloses »Wettrüsten« liefern müssten, um am Markt bestehen zu bleiben? Ein klassisches Beispiel dafür ist das Operieren von Prostatakrebs mit einem Operationsroboter. Weil bei den robotergestützten Operationen angeblich weniger Männer mit schlimmen Nebenwirkungen wie Impotenz und Inkontinenz rechnen müssen, haben immer mehr Kliniken in Deutschland dieses teure Gerät angeschafft, in der Hoffnung, dass die Patienten sich nun in ihrer Abteilung operieren lassen und nicht in einem Nachbarkrankenhaus. Faktisch sind jetzt viel zu viele dieser Geräte in den Krankenhäusern aufgestellt, müssen ausgelastet werden, damit sich die Anschaffungskosten wieder amortisieren, und treiben so die Operationszahlen in die Höhe. Dabei ist bis heute nicht endgültig geklärt, ob tatsächlich weniger Patienten nach dieser robotergestützten Operation impotent und inkontinent sind. Und fraglich ist auch, ob das Herausoperieren von Prostatakrebs im Frühstadium – darum geht es in vielen Fällen – den Patienten wirklich nutzt, und ob es nicht besser wäre, abzuwarten und diesen extrem langsam wachsenden Tumor zu überwachen anstatt gleich zum Skalpell zu greifen.

Solche Beispiele kennen die meisten Politiker allzu gut. In vertraulichen Gesprächen, in nichtöffentlichen Sitzungen gibt es darüber auch keinen Dissens. Warum werben dann nicht mehr Gesundheitspolitiker öffentlich für mehr Vernunft in der Krankenhauspolitik? Der Bund könnte die Länder per Gesetz verpflichten, eine neue Bedarfsplanung aufzustellen, über die Ländergrenzen hinweg. Er könnte Kriterien vorgeben, wie eine solche Planung auszusehen hat. So machtlos, wie der Bund sich gibt, ist er nicht, auch wenn die Zuständigkeit für Krankenhausplanung formal bei den Ländern liegt.

Außerhalb der Politik gibt es viele, die diesen Missstand seit Jahren kritisieren. Dazu zählt Rüdiger Strehl, Repräsentant der deutschen Universitätskliniken. Ein hochgewachsener Mann Mitte sechzig, ein Insider. Über ein Jahrzehnt war er kaufmännischer Vorstand des Universitätsklinikums Tübingen, danach Chef des Verbands der Unikliniken. Jetzt geht er in den Ruhestand. Er kritisiert, dass die Politik dem Wettbewerb zwischen den Kliniken zuviel Raum lasse, Planung zu gering schätze und immer noch darauf setze, dass der Markt die hochgerüsteten Krankenhauskapazitäten schon »bereinigen« werde. »Warum benutzen die Politiker nicht ihren Kopf und die Daten, die wir haben, warum sollen wir das dem Markt überlassen?«, fragt er. »Jedes Krankenhaus strampelt sich ab, spart sich halbtot und der Leidtragende ist der Patient.« Er hat mit vielen Abgeordneten aus dem Gesundheitsausschuss des Bundestags gesprochen. Mit den meisten gab es keinen großen Dissens. Aber immer wieder hörte er den Satz: »Das ist sachlich richtig und überzeugend, aber politisch nicht durchsetzbar.« Rüdiger Strehl war nach den Gesprächen ziemlich frustriert. »Dieser Satz von Politikern sollte verboten werden«, sagt er.

Die den Grünen nahestehende Heinrich-Böll-Stiftung hat ebenfalls eine gesundheitspolitische Kommission einberufen. Der Bericht ist bereits fertig. Mitten im Karneval, am Rosenmontag, wurde er in Berlin vorgestellt. Das Interesse daran war enorm, der große Saal der Heinrich-Böll-Stiftung platzte aus allen Nähten. Wer allerdings auf Antworten zu den Fehlanreizen im Krankenhaus hoffte, wurde enttäuscht. Dazu ist der Kommission nichts Konkretes eingefallen. Auch die Experten, die von der Kommission befragt wurden, konnten zum Thema Krankenhaus keine Ideen oder gar Konzepte beisteuern, so der Vorsitzende Helmut Hildebrandt. Insgesamt empfiehlt die Kommission den Grünen, am Wettbewerbsgedanken festzuhalten – die Politik müsse allerdings andere Anreize setzen, einen Wettbewerb initiieren, der sich an der Qualität der Behandlung und am »Patientennutzen« orientiere und die »gute, gesundheitsstiftende Leistung belohne«. Das Ziel sei »Wert statt Menge«, »Value statt Volumne«. Das sind ehrenwerte Vorschläge – nur wie ein solcher Wettbewerb um Qualität genau aussehen könnte, das weiß derzeit auch bei den Grünen niemand so recht zu sagen.

Offenbar wollte die grüne Fraktion im Bundestag das so nicht stehen lassen. Denn ein paar Wochen später veröffentlichte sie erste Vorschläge für eine grundlegende Krankenhausreform. Die Ziele sind ehrgeizig: Die Grünen halten es für sinnvoll, die stationäre und ambulante Planung zusammenzuführen. Die Frage, wie viele Krankenhäuser und wie viele Fachärzte mit welchen Schwerpunkten und mit welcher Erreichbarkeit in einer Region tatsächlich notwendig sind – das alles soll fein säuberlich von einem »Versorgungsausschuss« in jedem einzelnen Bundesland überlegt werden, anhand bundeseinheitlicher Kriterien. Darüber wollen die Grünen mit den Bundesländern in einen »Dialog« treten. Die Gesundheitsminister der Länder sollten darauf eingehen.

Das höchste Gremium der Krankenkassen, der »Spitzenverband Bund«, hat zum Thema Mengenausweitung bisher ein Konzept vorgestellt, das eher Kopfschütteln ausgelöst hat: Um die Fallzahlsteigerung zu stoppen, soll eine Art Zertifikatehandel mit »Operationsmengen« eingeführt werden. Jedes Krankenhaus würde demnach eine bestimmte Menge an Zertifikaten zum Beispiel für Knieoperationen zuteilt werden. Später können die Krankenhäuser mit diesen Zertifikaten untereinander handeln, also beispielsweise Zertifikate für Knieoperationen verkaufen und im Gegenzug dafür Zertifikate für eine bestimmte Menge an Prostataentfernungen einkaufen. Die Gesamtmenge an Zertifikaten wäre zunächst gedeckt. Eine Art Regulierungsbehörde müsste geschaffen werden, um diesen Handel zu kontrollieren[99].

Die Idee ist nicht neu. 2005 wurde der Zertifikatehandel entwickelt, um den Ausstoß des Klimakillers CO_2 zu begrenzen. Ein Handel, der Spekulanten anlockt und offenbar schwer zu kontrollieren ist. Was, wenn auch auf dem Krankenhausmarkt mit solchen Operationszertifikaten spekuliert würde? »Das versteht keiner mehr«, sagt Franz Knieps, langjähriger Abteilungsleiter unter SPD-Ministerin Ulla Schmidt. Seit seinem Ausscheiden aus dem Ministerium verdient er als Berater sein Geld und würde gerne zurück ins Ministerium, falls Rot-Grün die Wahl gewinnt. Den Vorschlag der Krankenkassen, die Mengenausweitung im Krankenhaus über den Zertifikatehandel zu steuern, hält er für abwegig. »Was kommt von euch außer der Idee mit den Zertifikaten?«, wollte er von einem führenden Funktionär vom Spitzenverband der Krankenkassen wissen. Die Antwort war wohl nicht zufriedenstellend, denn Franz Knieps spottete anschließend über die »geistige Armut« an der Spitze der Krankenkassen.

Jetzt ist Knieps Mitglied der Krankenhaus-Kommission der Friedrich-Ebert-Stiftung. Geleitet wird sie von der Hamburger Gesundheitssenatorin Cornelia Prüfer-Storcks (SPD). Wie es heißt, sei der Gedanke, dass die Politik dem Wettbewerb Grenzen setzen und die Federführung übernehmen müsste, in diesem Kreis angekommen.

Als das neue Entgeltsystem vor über zehn Jahren eingeführt wurde, war den meisten Abgeordneten wohl nicht klar, wie gravierend sie die Krankenhauswelt damit verändern würden. Jetzt wissen es alle. Die Fakten liegen auf dem Tisch. Jetzt gilt es, Lehren aus diesem Experiment zu ziehen.

Werden die Gesundheitspolitiker die Rahmenbedingungen so verändern, dass die medizinische Versorgung wieder mehr auf das Patientenwohl ausgerichtet ist? Haben sie den Mut, der Veränderung des Krankenhauses hin zu einer »Produktionsstätte« Einhalt zu gebieten? Das ist noch längst nicht klar.

Verändern, nicht verharren

Eine Ermutigung

Nie zuvor ist mir aufgefallen, wie fein die Haut meiner Mutter ist; sie sieht puderweich aus, da, wo das Krankenhaushemd von der Schulter gerutscht ist. Von ihrer Seite hängt ein Drainagekasten herab. Die Messgeräte zeigen einen zu hohen Blutdruck, gleichzeitig einen mauen Puls. Und nach mehrtägiger Messung steht fest: Der Taktgeber des Herzens, der Sinusknoten, ist gestört, bis zu sechs Sekunden setzt der Herzschlag aus. Das ist sehr gefährlich. Nicht nur für eine Frau im Alter von 82. Vor der Krebstherapie ein Herzschrittmacher also.

Sie wirkt immerzu ein wenig erstaunt. Anfang November fuhr sie doch noch Auto, passte auf lärmende Enkelkinder auf, schmiss ihren Haushalt, beharkte und bezupfte ihren Garten. War sich einig mit mir über Peer Steinbrück und trennte ihren Müll. Las viel, lachte viel. Und nun todkrank. Passt nicht zusammen.

Als sie an einem Novemberabend zum wiederholten Mal Atemnot hatte und kaum schlucken konnte, nahm sie ein Taxi und lieferte sich im Krankenhaus ab, in der vagen Furcht vor einem bevorstehenden Herzinfarkt. Dann, nach einigen Untersuchungen in den üblichen Apparaten, tippte sie eine SMS: *Bad news. Mummy.* Ein Speiseröhrenkrebs, etwa vier Zentimeter groß. Noch keinerlei Streuung.

Beim Anlegen eines Ports für die vorgesehene Chemotherapie passiert den Ärzten ein Fehler: Sie punktieren die Lungenspitze, es kommt zum Pneumothorax auf der linken Seite, der Flügel kann sich nicht ausdehnen, meine Mutter hat größte Atemnot. Die Ärztin erklärt ohne Umschweife, was schiefgelaufen ist und wie man der Sache wieder Herr wird. Sie mindert dadurch die Angst vor Komplikationen. Dann, auf der Intensivstation, wo sie – geschlaucht und gebeutelt – diagnostiziert wird, lernt sie, dass ihr Herz nicht so gesund ist, wie wir immer dachten. Ein Herzschrittmacher soll sein.

Wirklich? Beginnt auch bei ihr die Inflation medizinischer Eingriffe? Ich umkreise die Familiengeschichte: Wer wurde wann von welcher Krankheit, welcher Schwäche erwischt? Wessen Gene wirken stärker bei ihr, die der kränkelnden Mutter oder des robusten Vaters, der sehr alt wurde? Angst keimt auf. Wir holen »die zweite Meinung«: Ein Freund der Familie ist Arzt und wird kurzzeitig zum Patientenlotsen. Fragt bei den Kollegen nach, liest die Werte ab, erklärt gründlich. Eine Pflegerin aus der Verwandtschaft schenkt der Schwerkranken Sicherheit und Durchblick. Ab diesem Zeitpunkt greifen alle Lehren, die ich aus der Arbeit an diesem Buch gezogen habe. Häufige, intensive Besuche, damit sie sich nie ausgeliefert fühlt. Sich bei den Ärzten und Pflegekräften im Krankenhaus bemerkbar machen, auf Rückrufe und laufende Informationen bestehen. Mit den Verwandten und Freundinnen vor Ort viel reden, viel verabreden, sich gegenseitig stärken. Die Patientenwünsche wahrnehmen, auch irrationale. Mit der Mutter Vollmachten, Patientenverfügungen, Kurzzeitpflege organisieren. Alternativen für die Zeit daheim besprechen, denn sie hat auf Maximaltherapie bestanden, trotz ihres Alters, und will ihre Unabhängigkeit nach der Chemo und Bestrahlung nicht aufgeben. Ihr Pfleger auf der Palliativstation findet den richtigen Trost: »Trauern Sie nicht den Dingen nach, die Sie nicht mehr können. Sondern freuen Sie sich über das, was noch geht.«

Tausendfach sind die schwarzen Stunden einer Krebsbehandlung beschrieben worden, und auch diese 82-Jährige geht durch die Hölle der Nebenwirkungen. Wenn sie manchmal von Angst und Aufgeben spricht, tut das weh, so fremd sind solche Worte bei ihr. Ich werde meiner Mutter, die ich liebe, eine Kampfgefährtin in dieser Katastrophe sein. So weit, so privat.

An die Journalistin treffen bis heute Briefe und Mails ein. Einladungen zu Diskussionen, Bitten um Stellungnahmen oder Erfahrungsaustausch. Sie feuern mich an, meine individuelle Geschichte zu erzählen, um eine Stimme für viele zu werden. Seltsam, ich verarbeite mich zu einer Aufklärungskampagne und will, mit Jan Schmitt und Ursel Sieber, die Kritik am jetzigen Gesundheitssystem vertiefen. Betroffene plus Akteurin – das ist im Journalismus etwas heikel. »Du sollst dich nicht mit einer Sache gemein machen, auch nicht mit einer guten.« Volontären wird der Rat des bekannten Publizisten Hanns-Joachim Friedrichs immer noch eingebimst – bis zur Haltungslosigkeit. Aber ich bin überzeugt vom Einmischen. WER will, dass ich WAS glaube und WARUM?

Eine Mär ist es, aus meiner Sicht, dass der Markt in existentiellen Bereichen der Daseinssicherung besser funktioniert als das Gemeinwesen. Der Staat kann menschenfreundlichere Maßstäbe für unsere Grundbedürfnisse anbieten als eine Aktionärsversammlung. Bildung, Gesundheit, aber auch Wasser, Strom oder eine gute Umwelt gehören in ein anderes Bewertungssystem. Quer durch alle Schichten reagieren inzwischen viele Menschen allergisch darauf, dass bei erfreulichen Wirtschaftsdaten und sinkenden Arbeitslosenzahlen die Schere zwischen »Haben« und »Nicht-Haben« weiter auseinandergeht. Sie sind nicht mehr gleichgültig, wenn es nur für wenige die superhohen Gehälter, die aussichtsreichste Ausbildung, die beste Medizin gibt. Sie stoßen sich an Raffgierigen und Lügnern. Sie zweifeln die Botschaften der asozialen Marktwirtschaft an: Ihr sollt kuschen! Ihr sollt konsumieren! Zu diesem Zweifel dürfen Journalisten gern beitragen.

Die Defizite im Gesundheitswesen werden von den Playern und ihren Interessensvertretern selten freiwillig zugegeben. Eingelullt in der jahrzehntealten Gewissheit, dass alle denken, das deutsche System sei ganz gut und im Übrigen sehr komplex, akzeptieren sie keine schmerzhafte Kritik. Wer von Werten oder Ethos spricht, gilt als vorgestrig, muffig. Wer auspackt, als unkollegial. Wer nicht auf Profitmaximierung schielt, als realitätsfern. Aber gerade im

Gesundheitswesen wären Störenfriede effektiv. Verändern, nicht verharren: Störenfriede widersprechen dem Anliegen mächtiger Gruppen und Eliten, die Welt in ihrem Sinne interpretieren zu lassen. Und als Kind meiner Zeit halte ich weiterhin die Erkenntnis hoch, dass das Private politisch ist.

Ja, ich nehme fehlendes Einfühlungsvermögen, das einem buchhaltergesteuerten Zeitdruck geschuldet ist, persönlich. Da schreibt ein Arzt, wie in einem Krankenhaus eine Patientin zur ambulanten Chemotherapie kommt und – bekannte Reaktion – sich wieder und wieder übergeben muss. Die Patientin bekommt keinen Raum zugewiesen, sondern sitzt auf dem Flur – mit Publikumsverkehr. Andere gehen vorbei, während sie elendig speit. Ihre Spuckschüssel wird ihr nicht abgenommen, nicht ausgewechselt. Seit Jahren bessert sich nichts an diesem so leicht korrigierbaren Missstand. Ja, da möchte ich mehr als Querulantin sein. Da möchte ich empfehlen, der Krankenhausverwaltung vor die Bürotür zu kotzen. Ein Frauenarzt bringt mir ein neues Wort bei: Nosokomiophobie. Er benutzt das Wort bei Brustkrebspatientinnen, die für die Chemotherapie ins Krankenhaus gehen:

Die unausweichliche Angst vor dem ebenso unausweichlichen Erbrechen, das mit der Medikamenteneingabe einherging, führte dazu, dass viele der bedauernswerten Frauen bereits am Eingang der Klinik mit Übelkeit und Erbrechen begannen. Die sich selbst erfüllende Prophezeiung: »Ich werde mich hier bald wieder übergeben ...« hatte diesen psychologisch ausgelösten Effekt.

Die Menschen, die dieses Buch in mein Leben gespült hat, sähe ich gern zusammen an einem Tisch. Arzt, Pfleger, Patient, Anwalt, Wissenschaftler, Engagierter, Seelsorger, Angehörige – eine etwas andere Zusammensetzung als die üblichen Round Tables der Institutionen oder Branchen. Sie müssten den gesellschaftlichen Auftrag haben, neu zu definieren, was Gesundheit ist, nämlich keine Ware. Und wie eine medizinische Daseinsvorsorge aussehen könnte, die sich von Marktmechanismen befreit. Sie dürften Ansprüche formulieren, was das Zeug hergibt.

Kurz vor Manuskriptabgabe bekomme ich Post von M. B.; sie ist Pädagogin, im Internet finde ich ihr Foto, sie hat Feuer in den Augen, sie strahlt. Der Frau, die mir Anfang Januar gegenübersitzt, steht ein großer Kummer in den Gesichtszügen; sie reißt sich sichtlich zusammen, um die Geschichte ihrer Tochter C. zu erzählen. Burnout, nicht enden wollende Bauchschmerzen, ein gewaltiger Gewichtsverlust standen am Anfang der medizinischen Behandlungen. C. mäanderte in einer Großklinik zwischen der internistischen Station und der Station von Essstörungen, dazwischen die Psychiatrie.

Die Tochter hatte ein glänzendes Medizinexamen abgelegt, hatte schon promoviert, war angehende Krankenhausärztin, und sie verzweifelte dann am eigenen Fachwissen und am System, dem sie so gern in ihrem Traumberuf als Rechtsmedizinerin angehören wollte. Ich lese die Eigendiagnose der jungen Ärztin, mit unsteter Hand geschrieben:

... Durch den Anamnesebogen sowie die aktuellen ärztlichen Diagnosen wird meine aktuelle Krankheitsproblematik zu einseitig betrachtet. Um das vorliegende Krankheitsbild in seiner Komplexität adäquat behandeln zu können, sind mir die folg. Erläuterungen wichtig. (...) leide ich mit zunehmender Zuspitzung im Jahr 2012 unter chron. Verstopfung, Blähungen und Schmerzen im gesamten Verdauungstrakt. Folge dessen waren ein ungewollter Gewichtsverlust und das reaktive Entstehen einer panischen Angst vor genannter Problematik (...) Angst vor Verschlimmerung sowie einer Depression (...) Ich möchte das erläutern, da ich mich durch die aktuellen ärztlichen Diagnosen (atypische Anorexie) missverstanden fühle (...)

Ein Hilfeschrei. Gerne hätte C. Magengeschwüre als Krankheitsursache genannt. Etwas Handfestes. Ein Etikett. Stattdessen kam noch die Angst, womöglich für instabil erklärt zu werden, ausgerechnet am Anfang ihrer Klinikkarriere. Angst vor der Stigmatisierung. Die Schmerzen nahmen zu.

Nachdem sie in völliger Ratlosigkeit und ungeheilt das Krankenhaus verlassen hat, tötet sich die junge Ärztin wenig später –

im Alter von 28 Jahren. Die Eltern und befreundete Ärzte sind überzeugt, dass der Selbstmord der Tochter Ergebnis einer Kette von Fehldiagnosen und unterlassener ärztlicher Hilfeleistung war.

Komplexe Krankheitsbilder, die weit in die Psyche eines Menschen reichen, brauchen Mediziner, die den ganzen Menschen wahrnehmen. Das Fallpauschalensystem beruht aber auf Kategorisierung. Die Behandlung zielt auf ein Körperteil oder Organ, kaum auf die Seele. »Sie begreifen nicht, dass die Teile nicht auseinanderfallen, sondern da ist ein Mensch«, sagt M. B. dazu. Nun könnten in diesem Jahr psychische und psychosomatische Krankheiten auch noch ins DRG-Raster gepresst werden. So lassen sie sich besser bewerten. Die Kassen befürworten diese Veränderung des Entgeltsystems, Ärzte, Psychotherapeuten und Selbsthilfegruppen protestieren.

Wie viel »Relativgewicht« können Controller und Buchhalter wohl aus C.s Krankheit ablesen? Ein trostloser Gedanke, dass in Deutschland die Seele nun auch Preisschilder bekommt.

Dank

Ich danke Dr. Sven Shafizadeh. Er ist einzigartig.

Ich danke meinem Mann Detlef Bock und meiner Freundin Diana Kischkel. Sie machen mich reich. Als ich drohte in kleine Stücke auseinanderzufallen, haben diese drei mich wieder zusammengesetzt.

Anmerkungen

1   Prof. Neubauer, Günter; Nowy, Roland: Analyse der DRG-Fallkostenkalkula-
    tion, der Vergütungsfindung und der Zu- und Abschläge in Australien. Gut-
    achten im Auftrag der Deutschen Krankenhausgesellschaft, Institut für Ge-
    sundheitsökonomik München, November 2000, vgl. insbesondere S. 27 ff.
2   Busse, Reinhard; Geissler, Alexander, Wörz, Markus: Deutsche Kranken-
    hauskapazitäten im internationalen Vergleich, in: Krankenhausreport 2009,
    Koch, Volker; Mohrmann, Matthias: Selektivverträge im Krankenhaus-
    bereich, in: Krankenhausreport 2011, S. 64 ff.
3   Koch, Volker; Mohrmann, Matthias: Selektivverträge im Krankenhaus-
    bereich, in: Krankenhausreport 2011, S. 64
4   vgl. Beschlussprotokoll des 104. Deutschen Ärztetages vom 22.–25. Mai in
    Ludwigshafen, 2. Ablehnung der DRGs in der jetzigen Form. Entschließung.
5   9,8 Tage dauerte 2001 im Durchschnitt eine Behandlung, 2011 waren es
    7,7 Tage; vgl. Statistisches Bundesamt, Fachserie 12, Gesundheit, erschie-
    nen am 25.10.2012
6   Braun, Bernhard; Buhr, Peter; Klinke, Sebastion; Müller, Rolf; Rosenbrock,
    Rolf: Pauschalpatienten, Kurzlieger und Draufzahler – Auswirkungen der
    DRGs auf Versorgungsqualität und Arbeitsbedingungen im Krankenhaus.
    Verlag Huber 2010
7   Arthur Andersen: Krankenhaus 2015, Wege aus dem Paragrafendschungel,
    Kurzfassung. Vorgestellt auf der Medica-Messe im November 1999
8   2007 wurden nur noch 2,66 Mrd. Euro in ganz Deutschland für Investitio-
    nen in die Gebäude von Krankenhäusern gezahlt, 1991 waren es noch
    5 Mrd. Euro; vgl. Augurzky, B., et al.: Krankenhaus Rating Report 2009,
    S. 55 ff, RWI: Materialien 53. Essen, RWI 2009
    vgl. Simon, Michael: Das deutsche Fallpauschalensystem. Kritische Anmer-
    kungen zu Begründungen und Zielen, in: Jahrbuch für Kritische Medizin,
    44, S. 41–63
9   vgl. Augurzky B., et al.: Krankenhaus Rating Report 2009, S. 55 ff, RWI:
    Materialien 53. Essen, RWI 2009, S. 57
10 vgl. ARD-Magazin Kontraste: Steikrecht ausgehebelt, Sendung vom
    6.9.2012
11 vgl. Wirtschaftswoche vom 28.6.2012: Warum Helios-Kliniken erfolgrei-
    cher sind
12 vgl. IHK-Magazin 12/2006

13 www.helios-kliniken.de/index.php?id=29588&type=123 oder Helios, Rückblick und Ausblick, Helios Jahreshauptversammlung 2009

14 vgl. Malzahn, Jürgen; Wehner, Christian: Von der Mengenorientierung zur
qualitätsorientierten Kapazitätssteuerung, in: Krankenhausreport 2013,
S. 224 f.

15 Bundestags-Drucksache 14/1254: S. 54

16 vgl. Malzahn, Jürgen; Wehner, Christian: Von der Mengenorientierung zur
qualitätsorientierten Kapazitätssteuerung, in: Krankenhausreport 2013,
S. 229

17 Beatmungszeiten: bis zu 4 Tagen zum Beispiel: DRG A13G , bis zu 11 Tagen:
DRG A11G, Oktober 2011

18 vgl. dazu: Schulte-Sasse, Uwe: Der Täter hinter dem Täter. Persönliche
Verantwortung der »patientenfernen« Entscheider bei der gerichtlichen
Würdigung von medizinischen Katastrophen in Zivil- und Strafprozessen,
in: ArztRecht 8/2010

19 Deutsches Ärzteblatt, 19.9.2008: Wolfgang Storm: Aus dem Abschiedsbrief
eines Krankenhausarztes. Von Ärzten und Hampelmännern

20 Deutsches Ärzteblatt, 19.9.2008: Aus dem Abschiedsbrief eines Krankenhausarztes: Von Ärzten und Hampelmännern

21 DRG kommt aus dem Amerikanischen und heißt »diagnosis related
groups«, übersetzt: diagnosebezogene Fallgruppen. Abgerechnet wird nicht
mehr nach Liegetagen, sondern mit Fallpauschalen, siehe auch Produktionsstätte Krankenhaus, S. 52 in diesem Buch

22 Und in § 8 des Mustervertrags heißt es: Gegenstand der Zielvereinbarungen könnten insbesondere die Vereinbarung von »Zielgrößen nach Art und
Menge« sein.

23 Frankfurter Rundschau vom 24.7.2012: »Arzt sollte Bonus für Operationen
bekommen«
vgl. auch Stuttgarter Zeitung vom 25.7.2012: »Manipulationen erschweren«

24 Erklärung der Deutschen Krankenhausgesellschaft vom 4.9.2012: »Mani-
pulationsvorwürfe in der Transplantationsmedizin . Zielvereinbarungen in
Chefarztverträgen«

25 vgl. Malzahn, Jürgen; Wehner, Christian: Von der Mengenorientierung zur
qualitätsorientierten Kapazitätssteuerung, in: Krankenhausreport 2013,
S. 229

26 vgl. Reinhard Busse, RN4Cast, Prognosemodell für das Pflegepersonal, TU
Berlin, S. 6

27 Institut für Qualität und Wirtschaftlichkeit in der Medizin (IQWiG):
Arbeitspapier. Systematische Übersicht Pflegekapazität und Ergebnisqualität, Stand 7. August 2006

28 »Menschen würdig pflegen? Das Recht auf qualifizierte Pflege«. Eine
Diskussionsschrift, resultierend aus der Veranstaltung: »Menschen wür-
dig pflegen – wohin führt uns die zunehmende Rationierung?« der Konrad
Adenauer Stiftung am 27./28. Oktober 2011

29 vgl. Pflege-Thermometer 2012 – Intensivpflege. Ein Konsortium der führenden britischen Intensivpflegeorganisationen spricht sich dafür aus,

dass für einen beatmeten Patienten eine Pflegekraft zur Verfügung stehen sollte.

30   Die Kliniken haben stattdessen mehr Ärzte eingestellt. Ein Grund ist die Arbeitszeitverordnung EU, ein anderer Grund, dass die Ärzte gebraucht werden, um die Fallzahlen zu steigern.

31   Sämtliche Namen in diesem Kapitel wurden geändert.

32   Leschner, Georg; Klauber, Jürgen: Einführung, in: Krankenhausreport 2013 Büscher, Georg; Lüngen, Markus: Mengensteigerungen in der stationären Versorgung: Wo liegt die Ursache? In: Krankenhausreport 2013

33   Rheinisch-Westfälisches Insitut für Wirtschaftsforschung, Mengenentwicklung und Mengensteuerung stationärer Leistungen. Endbericht. Forschungsprojekt im Auftrag des GKV-Spitzenverbands

34   Presseerklärung Deutsche Krankenhausgesellschaft vom 7.12.2012: »Leistungsentwicklung in den Krankenhäusern ist gut begründet«

35   Ostermann, Herwig, Prof.: Effizienzerhöhung im Gesundheitswesen durch Einsatz webbasierter Technologie zur Beurteilung operativer Eingriffe. Noch unveröffentlichtes Manuskript

36   »Spine Patient Outcome Research Trial«, 2006, vgl. http://patients.dartmouth-hitchcock.org/spine/sport.html

37   Informationsdienst Wissenschaft: »Neue Studie: Vorteil von Bandscheiben-Operation nicht belegt«, idw-online vom 24.11.2006

38   Wiley, John; Sons, LTd: Surgical Interventions for lumbar disc prolapse (review) 77, The Cochrane Colloboration 2007

39   Friedrich, Jörg, Wissenschaftliches Institut der AOK (WIDO), Immer mehr Bandscheibenoperationen, GGW 2012, Jg. 12, Heft 3 vgl. Neithard, Uwe: Woher kommen die unterschiedlichen Operationszahlen? Die Steigerung von 38 % bei Bandscheiben-Operationen bezieht sich auf AOK-Patienten, ist aber auf die Ersatzkassen und Betriebskrankenkassen übertragbar

40   Wissenschaftliches Institut der AOK, Krankenhausreport 2013, Trends und regionale Unterschiede in der Inanspruchnahme von Wirbelsäulenoperationen, Seite 111–133, RWI-Gutachten

41   ebd., S. 127

42   vgl. Klemperer, David: Steuerung im Gesundheitswesen

43   Friedrich, Jörg, a. a. O.

44   Hamburger Morgenpost, Kreuz ist Trumpf im Wirbelsäulenzentrum 2.9.2006

45   Schäfer, Torsten et al: Trends und regionale Unterschiede in der Inanspruchnahme von Wirbelsäulenoperationen, in: Krankenhausreport 2013, S. 111 ff.

46   Für eine Renaissance der konservativen Orthopädie und Unfallchirurgie. Interview mit Fritz Uwe Niethard, in: Orthopädische und Unfallchirurgische Mitteilungen, April 2012

47   Das Institut für das Entgeltsystem im Krankenhaus (InEK) wurde im Rahmen des DRG-Systems geschaffen, vgl. Produktionsstätte Krankenhaus in diesem Buch, S. 52

48 vgl. Institut für Qualität und Wirtschaftlichkeit im Gesundheitswesen
    (IQWiG): Antikörperbeschichtete Stents, rapid report, 7.9. 2012
49 Dettloff, Matthias; Klein-Hitpass, Uwe; Schmedders Mechthild: Innovation
    im Krankenhaus. Mengenentwicklung versus Nutzenbewertung, in: Kran-
    kenhausreport 2013
50 Ende 2012 hat die amerikanische Zulassungsbehörde FDA die Zulassung
    für TAVI etwas erweitert: Mit TAVI behandelt werden dürfen auch Patien-
    ten mit einem mehr als 15 %igen Risiko, an einer solchen Operation zu
    sterben. Gleichzeitig wurde dem Hersteller allerdings auferlegt, das damit
    verbundene höhere Schlaganfallrisiko in einer weiteren Studie zu prüfen.
51 Dettloff, Matthias; Klein-Hitpass, Uwe; Schmedders Mechthild: Innovation
    im Krankenhaus. Mengenentwicklung versus Nutzenbewertung, in: Kran-
    kenhausreport 2013
52 vgl. ARD-Magazin Panorama vom 23.9.2010: Herzklappe: Wie
    Krankenhäuser mit riskanten Operationen Kasse machen
53 vgl. http://www.sqg.de/ergebnisse/leistungsbereiche/aortenklappenchirur-
    gie-kathetergestuetzt.html,
54 Laut der Statistik des AQUA-Instituts führten 18 Krankenhäuser diesen
    Eingriff ohne Herzchirurgie durch.
    vgl. Döbler K.; Boukamp K.; Mayer E-D.; Indikationsstellung, Strukturen
    und Prozesse für kathetergestützte Aortenimplantation, Zeitschrift für
    Herz-, Thorax- und Gefäßchirurgie 2. 2012, S. 86–93
55 zitiert nach Döbler, a. a. O., S. 92
56 Dettloff, Matthias; Klein-Hitpass, Uwe; Schmedders, Mechthild: Innova-
    tion im Krankenhaus: Mengenentwicklung versus Nutzenbewertung, in:
    Krankenhausreport 2013, S. 157–174
57 siehe dazu: www.vorsicht-operation.de
58 Koch, Volker; Mohrmann, Matthias: Selektivverträge im Krankenhaus-
    bereich als Instrument zur Verbesserung von Qualität und Effizienz, in:
    Krankenhausreport 2011, S. 66
59 Bitzer, Eva Maria (Prof.): Barmer GEK Report Krankenhaus 2010
    Schwerpunkt: Trends in der Endoprothetik von Hüft- und Kniegelenk.
60 Bitzer, Eva Maria (Prof.): Barmer GEK Report Krankenhaus 2010
    Schwerpunkt: Trends in der Endoprothetik von Hüft- und Kniegelenk
61 Inzwischen vom Gesundheitskonzern »Fresenius« übernommen
62 Roland Koch, Plenarsitzung im Hessischen Landtag 16/55 am 14.12.2004
63 Augurzky, B.; Beivers, A.; Neubauer, G.; Schwierz, C.: Bedeutung der Kran-
    kenhäuser in privater Trägerschaft. Rheinisch-Westfälisches Institut für
    Wirtschaftsforschung. RWI Materialien Heft 52, Februar 2009
64 Dr. George J. Arnaoutakis, American Association for Thoracic Surgery 2011,
    Annual Meeting
65 Ross, J.S. M.D., M.H.S. Sharon-Lise T. u. a.: 30-Day Mortality for Three Com-
    mon Medical Conditions, in N Engl J Med 2010; 362, Seiten 1110–1118
66 Roland Koch, Plenarsitzung im Hessischen Landtag 16/55 am 14.12.2004
67 ebd.
68 Protokoll Gesellschafterversammlung Rhön Klinikum AG vom 12.März 2012

69 Offener Brief des Medizinischen Fakultätentags vom 7.6.2012

70 Eva Kühne-Hörmann, in: Deutschlandfunk, »Privatisierte Unikliniken –
Droht in Gießen-Marburg das Scheitern« vom 1.8.2012

71 Eugen Münch, Vortrag: »DRGs – prägen Leistungsprozesse und Versor-
gungskonzepte neu – Veränderung ist angesagt« gehalten im Rahmen der
Tagung »Swiss DRGs als Herausforderung für Spitäler, Ärzteschaft und
Pflege«, Zürich, 22.01.2009

72 Name geändert

73 Sauerland, D.; Kuchinke, B.A.; Wübker, A.: Warten gesetzlich Versicherte
länger? Zum Einfluss des Versichertenstatus auf den Zugang zu medizinischen Leistungen im stationären Sektor, Lahr 2008. Danach müssen Versicherte aus dem Bereich der Gesetzlichen Krankenversicherung (GKV)
bei ausgewählten Krankheitsbildern – Krebs wurde hier ausgenommen –
»durchschnittlich etwa 20 % (d. h. etwa 1,6 Tage) länger auf einen Behand-
lungstermin warten als Privatpatienten«

74 ebd. 25 % der Krankenhäuser fragen dieser Untersuchung zufolge aktiv den
Versichertenstatus nach. Während dann 42 % der Privatversicherten auch
bei kurzfristig erforderlichen stationären medizinischen Leistungen innerhalb einer Woche einen Termin bekommen sind es bei gesetzlich Versicherten nur 28 %.

75 Peter T. Sawicki, Qualität der Gesundheitsversorgung in Deutschland, Ein
randomisierter simultaner Sechs-Länder-Vergleich, in: Medizinische Klinik
Nr. 11, Seite 765, München 2005. Das zeigt eine Untersuchung aus dem
Jahr 2005. Danach werden privat versicherte deutsche Patienten mit 62 %
deutlich häufiger stationär behandelt als nicht privat Versicherte mit 47 %.
In den Folgejahren haben sich diese Zahlen noch weiter auseinander-
entwickelt.

76 Im Jahr 2006 betrugen die Ausgaben der GKV für Röntgendiagnostik
27 Euro pro Versichertem, der PKV 99 Euro. In: Dr. Thorsten Keßler,
Radiologie – Analyse ambulanter Arztrechnungen zu Abschnitt O. Der
GOÄ, Wissenschaftliches Institut der PKV Diskussionspapier 11/09, S.6

77 Für Laborkosten geht die Schere noch weiter auseinander. Hier waren es
in 2008 für jeden gesetzlich Versicherten durchschnittlich 26 Euro, für
Privatversicherte aber das Fünffache, nämlich 129 Euro. In: Dr. Thorsten
Keßler, Ausgaben für Laborleistungen im ambulanten Sektor, Vergleich
zwischen GKV und PKV 2007/2008, Wissenschaftliches Institut der PKV
Diskussionspapier 4/2010, S.6–7

78 Während die Steigerung für Arzneimittelkosten im Bereich der GKV
zwischen 1995 und 2007 60 % ausmachte, war dies bei der PKV im gleichen
Zeitraum 130 %, eine Steigerung also auf fast das Zweieinhalbfache. In:
Albrecht, Martin et al.: Die Bedeutung von Wettbewerb im Bereich der
Privaten Krankenversicherung vor dem Hintergrund der erwarteten
demographischen Entwicklung, Forschungsprojekt des BMWT, Berlin 2010,
S. 95

79 Nach Zahlen des Statistischen Bundesamtes (2009) 48 % innerhalb der
Privaten Krankenversicherungen in Deutschland.

80   In der Regel 50 % der Versicherungsprämien, haben sie mindestens
     zwei Kinder 70 %, darüber hinaus für Ehegatten 70 % und Kinder 80 %.
     Pensionäre erhalten eine Barausschüttung, wenn sie über einen vertraglich
     vereinbarten Zeitraum hinweg keine Leistungen in Anspruch nehmen. In:
     Zahlenbericht der privaten Krankenversicherung 2010/2011

81   siehe Seite 5

82   Die Ausgaben der privaten Krankenversicherungen betrugen im Jahr 2001
     ca. 17,6 Mrd. €. Im Jahr 2008 waren es 25,5 Mrd. €. Pro Versichertem stie-
     gen die Ausgaben zwischen 2001 und 2008 um 30 % von 2343 Euro auf
     3047 Euro. In: Frank Niehaus, Der überproportionale Finanzierungsbeitrag
     privat versicherter Patienten im Jahr 2008, WIP Diskussionspapier 5/10,
     Köln 2010, Seite 3

83   Die Beitragseinnahmen der GKV sind zwischen den Jahren 2000 und
     2010 von 133,8 Mrd. auf 175,6 Mrd., also um 31 % gestiegen. In: Fort-
     laufende Gesundheitsberichterstattung des Bundes, Berlin 2012. Die
     Beitragseinnahmen der PKV sind im gleichen Zeitraum von 18,7 Mrd.
     auf 31,2 Mrd., also um 67 % gestiegen. In: Verband der Privaten Kranken-
     versicherung, Zahlen der Privaten Krankenversicherung 2010/2011,
     Seite 92 f., Köln 2011

84   vgl. Tim Rödinger, Sind PKV-Versicherte die Sozialhilfeempfänger von
     morgen? In: Barmer GEK, Gesundheitswesen aktuell, Auswirkungen der
     Gesundheitsreform, Wuppertal 2008, S. 92

85   Eine Studie aus dem Jahr 2010, die im Auftrag des damaligen Bundeswirt-
     schaftsministers Brüderle (FDP) vom IGES-Institut angefertigt wurde,
     sollte eigentlich die Vorteile der Privaten Krankenversicherungen belegen.
     Als sie in vielerlei Hinsicht zu genau dem gegenteiligen Ergebnis kam,
     wurde sie zunächst unter Verschluss gehalten. Ihre Ergebnisse wurden erst
     durch Veröffentlichungen der Internetplattform Wikileaks bekannt. Und
     ihr Inhalt war durchaus brisant. Die Autoren kommen zu dem Schluss, dass
     man in der PKV mit »deutlichen Ausgabensteigerungen bei älteren Patien-
     ten« zu rechnen habe. Gerade wenn Neuversicherte sich anfangs über be-
     sonders niedrige Tarife freuen könnten, führe das zu »überdurchschnitt-
     lichen Prämienzuwächsen in der Folgezeit« In: Albrecht, Martin et al.: Die
     Bedeutung von Wettbewerb im Bereich der privaten Krankenversicherun-
     gen vor dem Hintergrund der erwarteten demographischen Entwicklung,
     Berlin 2010, Seiten 30 und 125.

86   Bis Ende 2010 158 Mrd. Euro. In: PKV-Zahlenbericht 2010/2011, Seite 3

87   ebd.

88   vgl. Frank Niehaus: Der überproportionale Finanzierungsbeitrag privat ver-
     sicherter Patienten im Jahr 2008, WIP Diskussionspapier 5/10, Köln 2010,
     Seite 3

89   Albrecht, Martin et al.: Die Bedeutung von Wettbewerb im Bereich der
     privaten Krankenversicherungen vor dem Hintergrund der erwarteten
     demographischen Entwicklung, Berlin 2010, Seite 125

90   Insgesamt sind die Beatmungszahlen in intensivmedizinischer Behandlung
     zwischen 2002 und 2010 um mehr als 76 000 Fälle oder fast 27 % gestiegen.

Vgl. Isfort, M. Weidner F., Gehlen, D. 2012: Pflege-Thermometer 2012, hg. von: Deutsches Institut für angewandte Pflegeforschung e.V. (dip), Köln 2012, S. 16f.

91   Zwar handelt es sich bei der Spezialisierten ambulanten Palliativversorgung (SAPV) um eine ambulante Leistung, aber sie funktioniert zum einen nur in enger Verzahnung mit der Versorgung im Krankenhaus, zum anderen geht diese ambulante Versorgung auch oftmals von den Kliniken aus, die dazu spezielle Versorgungsteams bilden und bereithalten.

92   § 37b, SGBV, Abs. 1

93   Der Gemeinsame Bundesausschuss entscheidet darüber, was in den Leistungskatalog der Gesetzlichen Krankenversicherung aufgenommen wird. Dazu gehören fünf Mitglieder des Spitzenverbands der Gesetzlichen Krankenversicherung GKV, fünf Mitglieder der Leistungserbringer (zwei der Kassenärztlichen Bundesvereinigung, eines der Kassenzahnärztlichen Bundesvereinigung und zwei der Deutschen Krankenhausgesellschaft) sowie drei unparteiische Mitglieder. Weitere fünf Patientenvertreter dürfen beratend teilnehmen, haben jedoch kein Stimmrecht.

94   Zahlen der Kassenärztlichen Bundesvereinigung, KBV Dezernat 4, Referat 4.3

95   Namen geändert

96   Nach dem Bundesgesundheitsministerium betrugen die Ausgaben der GKV in den ersten drei Quartalen 2012 138 Mrd. Euro.

97   Bundesministerium für Gesundheit, Überschüsse der GKV im 1. bis 3. Quartal 2012

98   Apotheker-Zeitung, 1/2012; gegenüber 2011 entspricht das einem Umsatzplus von 1,7 %, während in den Vorjahren »das Umsatzplus in diesem Segment noch regelmäßig bei 5 %« gelegen hatte.

99   Das Konzept wurde in einem Gutachten entwickelt, das im Auftrag des Rheinisch-Westfälischen Instituts für Wirtschaftsforschung erstellt wurde. RWI: Mengenentwicklung und Mengensteuerung stationärer Leistungen. Endbericht, Mai 2012.

Namens- und Sachregister

Abrechnungssystem 52, 64 ff., 79, 83, 167 ff., 178, 326

Aiken, Linda 122

Altersrückstellung 238, 245

Andersen, Arthur 65

Angst 11 ff., 22 ff., 45 ff., 80, 109 f., 163, 189 ff., 234, 256, 308 f., 394 ff.

AOK 53, 168, 173, 176, 328

Apparatemedizin 71, 295

AQUA (Institut für Angewandte Qualitätsförderung) 183

Arbeitsverdichtung 27, 64, 113, 125, 216 f., 222 f.

Arbeitszeitgesetz 44 ff., 112

Ärztemangel 113

Asklepios-Konzern 65, 177, 200, 228

Aufklärung 12, 92, 103, 107, 299, 335

Augustin, Cathleen 175

Bahr, Daniel 85, 89, 130 f., 168, 260, 324 ff.

Bandscheiben 168 ff., 318

Barmer GEK 186

Bauer, Hartwig 87 ff.

Baum, Georg 85, 90, 130

Beatmung 72 f., 89, 144, 251, 261

Beimel, Karin 170 ff.

Benchmark 24 ff., 214, 270

Bertalanffy, Helmut 216 f.

Beschleunigung 267 f.

Betreuungsvollmacht 289

Beziehung 10, 43, 268 f., 279

Bitzer, Eva 186 f.

Bonus 64, 76 ff., 83 ff., 172, 221, 324

Böttcher, Bettina 213 f., 218, 222 ff.

Bouffier, Volker 221 ff.

Braun, Bernhard 123

Bundesfreiwilligendienst 147 f., 165

Bundesvereinigung der Kassenärzte 88

Bürokratie 100 f.

Cages 177 ff.

Cancer Cooperative Group 294

Case mix 64, 80

Cash cow 247

Chefärzte 44 f., 54, 73, 77 ff., 87 ff., 116 ff., 161, 173, 293 f., 311, 324

Cochrane Collaboration 170

Controller 71, 270, 338

Daseinsvorsorge 67, 227 ff.

Defizit 11, 38, 93, 114, 157, 212 ff., 220, 246, 262, 273, 320, 335

Dettloff, Matthias 184

Dienstpläne 38, 128, 133, 151 ff., 216

DRG (Diagnosis Related Groups) 55 ff., 65 ff., 71 ff., 79 f., 105 f., 123, 129 ff., 174, 178 f., 182 ff., 322, 326, 338

Druck 33, 51,64, 72, 74 ff., 82, 87, 92, 101 ff., 110 f., 119, 124 f., 210, 217, 220, 259, 279, 305, 311

Duales System 67

Eckert, Hendrik 212, 218

Economies of Scale 71, 325

Effizienz 62, 66, 70 ff.

Enteignung 10, 276, 297

Entmündigung 10, 13

Erlössteigerung 92

Essen 17, 25 ff.

Ethikkommission 144, 271
Ethos 11, 78, 271 f., 335
Evidenz 87, 170

Fachstationen 63, 122
Fallpauschale 26, 37, 52 ff., 61, 65 ff.,
    108 f., 112, 119 ff., 154, 167, 200 ff.,
    250, 324 ff., 338
Fehler 11, 22, 36, 39 f., 45 f., 75, 103,
    110 ff., 128 f., 139 ff., 155, 189, 195,
    280, 297 f., 302 ff., 309 f., 321
Fehlerkultur 280, 309
Fortbildung 91, 95, 100, 189
Frauenquote 100
Fresenius-Konzern 68, 227 f.
Friedrich, Jörg 173
Friedrichs, Hanns-Joachim 335
Friedrichs, Martin 290 ff.
Fürsorge 78, 126, 295, 322
Fusionen 60, 198, 200 ff.

Gehorsam 118 f., 314
Gemeinwohl 10, 46
Gesundheitsausschuss 74, 330
Gesundheitspolitik 11, 52 ff., 122, 187,
    274, 312, 320, 324, 328
Gesundheitssystem 11 f., 15, 25, 38,
    49, 56, 95, 108 f., 134, 139, 247,
    255, 267, 269, 278, 282, 319, 335
Gesundheitsversorgung 85, 88, 129,
    185 ff., 230, 243, 249, 329
Glück 13, 95, 142, 144, 202, 255, 268
Gmünder Ersatzkasse 186
Gorbatschowa, Raissa 240, 295
Gutachter 11, 171, 298, 301, 304 f.
Guttenberg, Karl-Theodor zu 147

Hanschur, Klaus 204, 207
Hausarzt 29, 40, 118, 290 ff.
Helios-Konzern 68 f., 91, 200, 227 f.
Hengsbach, Friedhelm 266 ff.
Hermann, Christopher 176
Herzkatheter 52 ff., 71 ff., 167, 182 ff.,
    295, 312, 325
Hierarchie 87, 110, 139, 280
Hippokratischer Eid 102 f.

Hirsch-Faktor 98
Honorare 33, 237
Hospizbewegung 258
Hüftgelenk-OP 38, 46, 81, 91, 96 f.,
    105 ff., 112, 186 f.,
Hygiene 25, 43, 128, 137

Ibsch, Siegfried 284 ff.
Impact-Punkte 99
Indikation 72 ff., 82, 174, 295, 305,
    312, 327
InEK (Institut für das Entgeltsystem
    im Krankenhaus) 64, 179
Infektionen 122, 137, 212
Intensivstation 74, 124 ff., 130 f., 134,
    143 ff., 268, 281, 289
Investition 66 f., 203 ff., 209, 222 ff.,
    329
IQWiG (Institut für Qualität und Wirt-
    schaftlichkeit im Gesundheitswesen)
    122, 238, 307
Isfort, Michael 127 ff.

Jonitz, Günther 60 ff.

Kassenpatienten 162, 237, 286
Klinikkonzern 44, 67, 84, 198 ff., 219
Klinikpfarrer 276 ff.
Knieprothesen 46, 52, 131, 186 ff., 331
Knieps, Franz 59, 331 ff.
Koch, Roland 198 ff., 204, 209 f., 221 ff.
Kollegialität 298, 301, 304 f.
Kommerzialisierung 10, 76, 101, 267
Kommunikation 11, 21, 30, 110, 157,
    225, 272, 279, 288
Kompetenz 36, 43, 156, 225, 268
Komplikationen 20 ff., 30, 45, 112,
    122 ff., 171, 174 ff., 182, 251, 334
Konkurrenz 47, 52, 292
Kontrolle 27, 33, 48, 82, 134, 145, 192,
    252, 255, 297, 312, 321
Korpsgeist 115
Korruption 110
Krankenhausgesellschaft, Deutsche
    85 ff., 90 ff., 123, 127 ff., 168, 185,
    322 ff.

Krankenhauskeime 26, 38
Krankenkassen 10, 40, 44, 52 ff., 58 ff., 65 ff., 88, 136, 168, 175, 179, 187, 201, 257 ff., 304 ff., 322 ff.
Krankenkassen, Gesetzliche 70, 236 ff., 250, 262 ff.,
Krankenkassen, Private 238 ff., 245 ff.
Krause, Katharina 225
Krebs 16, 18 f., 29, 112, 162, 192 f., 234, 251, 256, 295, 317, 329
Kritik 38, 55, 60, 114, 119, 140 ff., 298, 307 ff., 335
Kühne-Hörmann, Eva 225 f.
Küster, Michael 172 f.

Leonhard, Joachim-Felix 205 ff.
Liegetag 55, 105 ff., 120, 123, 154, 175, 201
Lohnsenkung 81

Marianowicz, Martin 173
Maximalversorger 201, 218
Maximalversorgung 59, 200, 218
MDS (Medizinischer Dienst der Krankenkassen) 11
Medizin, evidenzbasierte 87, 250
Menger, Martin 199, 225, 229
Menschlichkeit 30, 35, 50, 152, 268, 274
Meo, Francesco De 69, 91
Missmanagement 33, 62
Misstrauen 15, 219
Motivation 100, 108, 113, 135
Müller, Norbert H. 84 ff.

Nachfrage 33, 58, 187, 317
Nachtdienst 42, 45 ff., 135 ff.
Nebenwirkungen 22, 32, 59, 112, 168, 328, 334
Neubauer, Andreas 199 ff., 209, 218 ff.
Neubauer, Günter 56
Niethard, Fritz 178
Noruf 113 210 f., 218
Notaufnahme 40 ff., 110, 292
Notstand 120 ff., 135 ff., 151

Ökonomisierung 51, 60 ff., 77, 86
Outsourcing 25, 48, 96, 104, 159

Palliativ-Care-Team 257
Palliativmedizin 255 ff.
Pässler, Hans 186
Paternalismus 276
Patientenakquise 108
Patientenlotse 290 ff., 334
Patientenrechte 298, 304, 306
Patientensicherheit 75, 127 ff., 309, 326
Patientenverfügung 305, 334
Personalmangel 40, 153
Pflegenotstand 151
Pflege-Thermometer 127 f.
Pharma-Industrie 23 ff., 49, 307, 318
Piek, Jürgen 174 ff.
Pillen-TÜV 307
Prisille, Karl-Heinz 215 ff.
Privatisierung 10, 62, 196 ff., 213 ff., 225, 228 f., 267 ff.
Privatpatienten 80 ff., 101, 161 ff., 237 ff.
Profit 51, 78 f., 92, 210, 269, 319, 335
Prozessoptimierung 76 ff.

Qualitätsmanagement 24
Querulant 114 ff., 134, 336

Rationalisierung 46, 67 ff., 200 ff., 215, 219
Relativgewichte 39, 46, 64, 70, 80, 338
Rendite 44, 68 f., 85, 130, 225, 239, 269, 327
Respektlosigkeit 100
Rhön-Konzern 65,68, 199 ff., 208 ff., 214 ff., 220 ff.
Rhönwatch 210
Risiko 64, 73, 92, 122, 129, 140, 181 ff., 217 ff., 245, 268, 309
RN4Cast-Studie 121
Rosenbrock, Rolf 57
Rothmund, Matthias 199, 229

Sana-Konzern 62, 68, 200
Sawicki, Peter 238, 307 ff.
Schadensersatz 280
Schlichtungsstelle 298
Schmidt, Ulla 57, 59, 260, 323, 331
Schnabel, Karl 206 f.
Schulte-Sasse, Hermann 53, 59, 75,
    132
Schulte-Sasse, Uwe 75
Schweigekartell 114, 141, 298 ff., 305
Seeger, Werner 212, 215
Selbsthilfegruppen 284 ff., 338
Selbstkostenanteil 246
Selbstverwaltung, ärztliche 55 ff., 85,
    89, 259 ff., 325
Servicegesellschaften 80
Sitte, Thomas 256 ff.
Slots 64
Solidarität 275
Solidarprinzip 51, 238
Sozialstaat 267, 269
SPORT 169
Staphylococcus Aureus 38
Stellenabbau 214 ff., 224
Stellenschlüssel 112
Stents 80, 180 f.
Sterben 11 f., 48 ff., 126, 144, 163, 218,
    232 ff., 255 ff., 280, 306
Storm, Wolfgang 77 ff.
Stress 48, 94, 136 f., 142

Taktung 25, 42, 61 f., 64 ff., 101,
    153 ff.
Techniker Krankenkasse 172 f., 328
Transparenz 55, 134
Transplantation 49, 74, 80, 89 ff.,
    116 ff., 217, 285 ff., 313
Transplantationsskandal 89

Überkapazitäten 59, 329
Überlastung 26, 124, 214, 222, 226,
    282

Überstunden 100, 125, 155
Überversorgung 129, 318, 327, 329 ff.
Ulrich, Bernward 62 ff.
Unique selling point 270
Unternehmensberater 40, 46
Unterversorgung 129

Vaupel, Egon 199, 229
Verbotsvorbehalt 178
Verdrängungswettbewerb 59, 75, 322
Vertrauen 10, 12, 32, 50, 109, 172,
    229, 270, 274, 278, 286, 313 f.
Verweildauer 61, 75
Visite 17, 31, 35, 41 f., 50, 64, 73, 133

Wachstum 35, 272
Waerder, Ulrike 124, 126 ff.
Weißbach, Lothar 73 f.
Wertschätzung 112, 117, 273, 291
Wettbewerb 25, 52, 59, 66 f., 75, 79,
    131, 176, 185, 205, 244, 269, 279,
    318, 327 f., 330 f.
Wirbelsäule 68, 168 ff., 312
Wut 12, 14, 19, 78, 129, 194, 282, 302

Zeit 9, 13, 35, 40 ff., 61 ff., 76 ff., 105,
    112 f., 121 ff., 136 ff., 145, 153 ff.,
    158 ff., 165, 172 f., 189, 210, 217,
    221, 241, 255 ff., 260 ff., 275, 310,
    315 ff.
Zeitrebellen 267
Zielvereinbarungen 44, 79, 83, 88,
    90 ff.
Zivilcourage 115
Zivildienst 148 ff., 163 f.
Zukunft 61, 98, 164, 202, 206, 214 f.,
    272, 304, 328
Zuwendung 78, 126, 129, 274, 277 ff.,
    319 f., 322
Zweite Meinung 16, 18, 170 f., 186,
    193, 296, 305, 327 f.
Zynismus 48, 94